审思斋幼幼论丛

汪受传

儿科医案

汪受传 著

中国中医药出版社
·北京·

图书在版编目（CIP）数据

汪受传儿科医案 / 汪受传著 . —北京：中国中医药出版社，2020.8
（审思斋幼幼论丛）
ISBN 978 - 7 - 5132 - 6099 - 2

Ⅰ.①汪… Ⅱ.①汪… Ⅲ.①中医儿科学—医案—汇编—中国—现代 Ⅳ.① R272

中国版本图书馆 CIP 数据核字（2020）第 008640 号

中国中医药出版社出版

北京经济技术开发区科创十三街 31 号院二区 8 号楼
邮政编码　100176
传真　010-64405750
保定市中画美凯印刷有限公司印刷
各地新华书店经销

开本 787×1092　1/16　印张 19.75　彩插 0.5　字数 324 千字
2020 年 8 月第 1 版　2020 年 8 月第 1 次印刷
书号　ISBN 978 - 7 - 5132 - 6099 - 2

定价　81.00 元
网址　www.cptcm.com

社 长 热 线　010-64405720
购 书 热 线　010-89535836
维 权 打 假　010-64405753

微信服务号　zgzyycbs
微商城网址　https：//kdt.im/LIdUGr
官 方 微 博　http：//e.weibo.com/cptcm
天猫旗舰店网址　https：//zgzyycbs.tmall.com

如有印装质量问题请与本社出版部联系（010-64405510）
版权专有　侵权必究

《审思斋幼幼论丛》简介

《中庸·第二十章》曰:"博学之,审问之,慎思之,明辨之,笃行之。"是故"幼幼论丛"以"审思斋"名之。

向古今中医前辈医家取经,向当代儿科同道求宝,以现代儿科临床问题为标的,谨慎思考,有得而后施。《中庸·第二十章》又云:"有弗问,问之弗知,弗措也;有弗思,思之弗得,弗措也……果能此道矣,虽愚必明,虽柔必强。"《审思斋幼幼论丛》集萃了汪受传教授及其弟子传承弘扬江育仁中医儿科学术流派,问道求是的心灵思考和实践历程。有跟师学习心得,有理论求新探索,有辨证论治思路,有方药应用体会,有以中医药处治当代儿科各类疾病的系统总结。五十载学术探求的成果,以 13 个分册集中奉献给中医儿科人,希望对推进中医儿科学术进一步发展产生积极的影响。

"审思斋幼幼论丛"是汪受传教授从医 50 年学术研究和临床实践的系统总结,丛书集中了汪受传教授博学、审问、慎思、明辨、笃行的学术成果。丛书共包括 13 个分册:《江育仁儿科流派》是汪受传教授对于业师江育仁教授学术建树的系统整理;《汪受传儿科求新》反映了汪受传教授儿科理论和实践探求的主要成就;《汪受传儿科医案》选辑了汪受传教授临证医案;《儿科古籍撷英》是寻求古训采撷精华的积淀;《儿科本草从新》《儿科成方切用》分别介绍了应用中药、古方于现代儿科临床的经验体会;《儿科肺病证治》《儿科脾病证治》《儿科心病证治》《儿科肝病证治》《儿科肾病证治》《儿科温病证治》《儿科杂病证治》则对于儿科各类常见疾病的病因病机、治法方药、防护康复及临床心得作了全面的介绍。

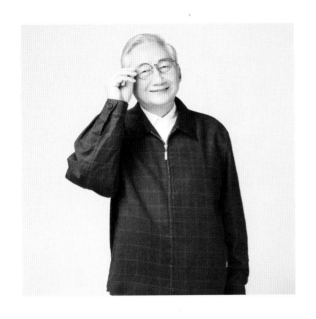

汪受传教授
（2019 年）

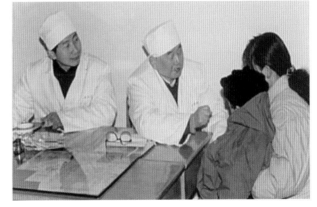

跟随导师江育仁教授出门诊
（1990 年）

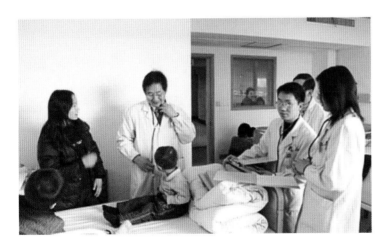

病房指导学术继承人
（2008 年）

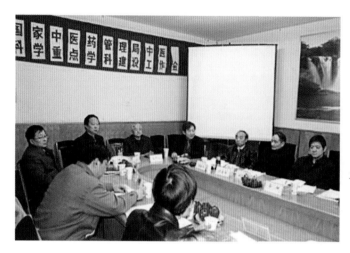

主持国家中医药管理局重点学科
建设工作会（2002 年）

与研究生坐而论道
（2010 年）

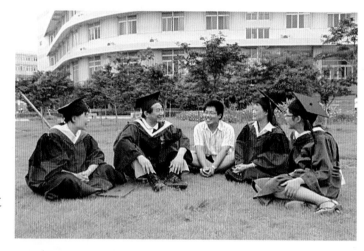

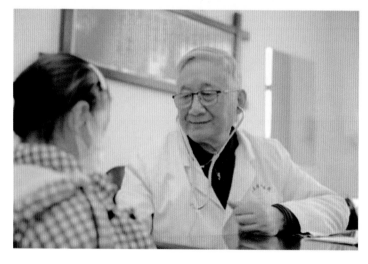

门诊诊治患儿
（2019 年）

自　序

余踏入岐黄之路已半个世纪。自 1964 年进入南京中医学院（现南京中医药大学），历经六年本科苦读、九载乡里摸爬，1979 年再回母校，先后以研究生、学术继承人身份两次跟师江育仁教授，方得步入儿科殿堂。

每思及历代先贤，之所以学有所成、造福社会，无不出于心系普罗众生。昔扁鹊入赵为带下医、入秦为小儿医，皆为黎民百姓之计；钱乙初辞翰林医学、再请免太医丞，盖为乡里小儿救厄。"老吾老，以及人之老；幼吾幼，以及人之幼。"（《孟子·梁惠王上》）视患者如家人，方成精诚之大医。

仲景六经论伤寒、脏腑论杂病，叶桂卫气营血辨温病传变，吴瑭三焦析温病证候，皆属留神医药、精究方术之得。吾师江育仁教授 20 世纪 30、40、50 年代潜心痧、痘、惊、疳，60、70 年代悉心肺炎、脑炎、泄泻、疳证，80 年代后又专心厌食、复感，是为应时顺势，尊古求新之典范。时代更易、儿科疾病谱不断变化，前辈医家发皇古义、融会新知、与时俱进，值得我辈效仿。

余 20 世纪 60 年代踏入医门，70 年代行医乡间，叠进大小、中西医院，无知无畏，已经独立处治流行性乙型脑炎、流行性脑脊髓膜炎、肝脓肿、麻疹肺炎合并心力衰竭等危重病症，深感前人留下的珍贵医学遗存，若是运用得当，确有回天再造之功。而且小儿虽为孱弱之躯，但脏气清灵，辨证施治得当，随拨随应绝非妄言。再经回校随大家深造，遂立志以弘扬仲阳学术为己任，应对临床新问题，博采各学科新技术，革故鼎新，献身幼科。

老子《道德经·第二十五章》云："人法地，地法天，天法道，道法自然。"一句"道法自然"揭示了"道"的最高境界，就是遵循"自然而然"的客观规律。上古几十万年的探索，5000 年的文明记录，载入了我们中华民族与疾病做斗争的历史成就。时至今日，虽然我们已经能够九天揽月、五洋捉鳖，但正确认识和处理危害人类健康的疾病仍然任重道远，儿科尤其如此。面对临床新情况、新问题，我们需要不断去探索其发生发展的规律，寻求治未病、治已病之道，这是我们中医儿科人的历史使命。

我们这一代中医儿科人，传承于 20 世纪中医儿科大家，有一定的中医理论与临床积累，又接受了现代相关学科的知识，经历了 20 世纪下半叶以来的社会变化、儿科疾病谱转变，刻苦求索，形成了承前启后的学术积淀。希望本套丛书作为我和我的门生在学术道路上"博学之，审问之，慎思之，明辨之，笃行之"（《中庸·第二十章》）的真实记录，留下一代中医儿科人问道求是的历史篇章。其是非曲直、璧玉瑕疵，恳请同道惠鉴。

南京中医药大学附属医院

汪受传

戊戌仲秋于金陵审思斋

前　言

　　医案，是临证医事的实录，历来为中医学者研习前人经验的主要路径。两汉时期儿科已经有了最早的医案记载，如西汉名医淳于意（仓公）曾以"下气汤"治婴儿"气鬲病"，东汉名医华佗曾以"四物女宛丸"治2岁小儿"下利病"。北宋《小儿药证直诀》卷中"记尝所治病二十三证"，包括惊风、疮疹、咳喘、吐泻、汗证等多种病证，留下了"儿科鼻祖"钱乙诊治皇家子弟、民间百姓重症、难症的可贵资料。明代医家万全的儿科著作中除理论阐述外，间有所列方药临床验案录于其中，使学者更易于联系实际理解方义指导应用。薛铠、薛己父子所著《保婴撮要》论儿科病证221种，每种病证皆列举若干医案以作为临床所见不同证候的治疗实例，共列医案1540则，包括了小儿内科、外科、皮肤科、骨伤科、眼科、耳鼻咽喉科、口齿科、肛肠科病证220种，脏腑、经络辨证用药，内治、外治、手术兼备，尤其是对中医小儿外科学的形成作出了重要贡献。清代至民国时期，如夏禹铸《幼科铁镜》有药物内治、外治、推拿、针灸等配合应用的医案记载；《临证指南医案》记录了叶天士的大量临床医案，包括小儿温病的许多案例示人以法；《续名医类案》《吴鞠通医案》《儿科名家徐小圃学术经验集》等著作均有大量切合实用的医案示例。现代更有《江育仁学术经验选集》等大批学术著作中关于众多名老中医的医案介绍，反映了他们在现代临床上应用中医药治疗儿科疾病的经验。

　　历代医家给我们留下的儿科医案多文字简练，然意蕴深厚，需要仔细揣摩，方得其要领。否则若浮光掠影、不求甚解，则不能领会其真谛。如钱乙治黄承务2岁子案，"便泻，众医止之，十余日，其证便青白，乳物不消，身凉，加哽气、昏睡，医谓便笃矣。钱氏先以益脾散三服、补肺散三服。三日，身温而不哽气，后以白饼子微下之，与益脾散二服，利止。"就是一个教导我们不能见泻止泻，而应审其病机及时给予温运脾阳、补肺益阴治疗的验案。正如国学大师章太炎所说："中医之成绩，医案最著，欲求前人之经验心得，医案最有线索可循，循此钻研，事半功倍。"

中医临证医案是各个时代的医家对其临床诊病治疗的真实记录，体现了他们应用中医药理论认识和处理疾病的实践，是他们为后代留下的弥足珍贵的历史资料。学习前人医案，首先要认识和领会前辈医家的临证思维，在其简约记载中体会他们是如何寻求古训、独创新路的。其次要细心揣摩他们的辨证思路，是如何不囿套路自辟蹊径的。其三要分析他们是如何活用古方，创立新方，以应对不同病证的证候变化的。其四要学习他们的用药特色，是如何精细辨证，精准用药的。我们学习前人医案的终极目的还是为了自己的临床应用。若能有前人医论、医案在胸，今日的新知、新识在手，取精撷要传承发展，则可以使自己达到中医临证的新境界。

基于此，我们一代代中医儿科人应当将自己临证识病诊治的医案如实地记录下来，这样不仅可以使自己温故而知新，并且可以示之以人，使大家在不同专家的医案记载中掌握本学科学术发展的脉络，得到借鉴和启发，同时也可以相互对照，在不同学术流派、专家经验的分析对比中获得灵感，悟出道理，产生联想，提出自己的学术观点和临床诊法治方，在自己的医疗实践中进行检验，辨别真伪，获得真知。若能有众多学者究心于此，必能对中医学这门独具特色的学科学术发展产生不同于其他学科的发展动力。

本分册共选择了本人历年蒐集的儿科病案 211 则，其中大部分系首次面世。每则病案均列出患者年龄、性别、初诊时间、主诉，以及历次诊疗的四诊诊查、辅助检查、诊断、辨证、治法、方药资料，案末以按语提纲挈领介绍诊治心得体会。其中有儿科临床各种常见病证，亦有部分疑难杂症。有治验的总结，也有难以取得良效的体验。希望保留自己在一定历史时期儿科临床的实录，供今后进一步思考，温故而求新。也希望儿科同道共同研讨，如何更好地在因地、因人、因病制宜的原则下，灵活地应用中医临证整体观点、辨证论治的思维方法，发挥个体化诊疗的特色，为每个患者找到更为合适的治疗方案，取得更好的疗效。

本分册撰写过程中，弟子陈慧、刘莉、李湛、樊惠子、李维薇分别协助整理了部分医案，专此致谢！

汪受传

己亥仲秋于金陵审思斋

目 录

第二章　脾系病证医案

第四章　肝系病证医案

第五章 肾系病证医案

第六章　小儿温病医案

第七章 小儿杂病医案

临证诊病的真实记录

从我进入儿科临床算起，至今已经 50 多年了。1966 年我在附属医院见习，跟儿科曹颂昭老师抄方。曹老是无锡祖传曹氏儿科名医十四代传人，临床经验丰富，我随她门诊所抄病案至今珍藏在家中。其病案记录简明扼要、处方用药精炼，每方只有 8 味药上下，但亲眼所见确实是药简效宏，见识了名中医的临证功力。1967 年夏天，借"复课闹革命"之机，几个同学联系到了南京儿童医院实习，我被安排在流行性乙型脑炎病房，跟随比我大几岁的陈大庆医师管一个病区的患者，陈医师就鼓励我为患儿开中药，居然收到效果，受到陈老师的表扬。后来我又陆续去了泰兴县人民医院、高淳县东坝医院、高淳县人民医院、徐州医学院附属医院、徐州专区医院和省中医院等多个大大小小的中西医院实习。有机会跟随不同年资的中医、西医老师临床，见到了城市、农村的不同病种。在那个特殊的年代，因为医院人手很缺，老师们便让我们这些实习医师担起了住院医师的职责。在跟师学习的同时，很多情况下我们这些实习医师往往独立处理患者，得到了大胆实践的机会。当时除了向老师请教之外，更多的是自己找书学习。除了温习教科书，我还有机会就到图书馆借书看。新中国成立前后的各种杂志，以及《小儿药证直诀》《保婴撮要》《临证指南医案》《温疫论》《丁甘仁医案》等书当年就已经粗读，虽属一知半解、囫囵吞枣，但总是有些收获，那几年的临床处方用药就有不少是借鉴了其中的吉光片羽。

大学后期到各医院实习以及毕业后到基层工作期间，我养成了用笔记本记录典型病案的习惯，曾先后记满了好几个笔记本，只可惜后来因屡次搬家散失不少。直到再回到母校攻读硕士学位，一本记有许多麻疹肺炎、流行性脑脊髓膜炎、胆道蛔虫病、肝脓肿、阑尾周围脓肿等若干重症病例的笔记本，在一次听课时放在课桌抽屉里忘了带走而丢失，造成了难以弥补的损失。现在手头留存的当年病案已经很少了。所幸自研究生毕业留校工作后，尤其是近十几年来，医院在名医堂电脑中设置了病案录入系统，才使临证病案得以大量保存。至今，我的病案库中已经载入约6000 名患儿数万次的就诊记录。我的弟子们在总结分析这些病案的基础上，发表了几十篇学术论文，完成了多篇学位论文。

现在的学习、工作条件大为改善，我的工作室也有了 2000 册藏书，学校图书馆有数以十万计的图书可供借阅，而网络图书情报系统更为我们查阅中外文资料提供了海量的文献资源。尽管如此，古今名医医案永远是我们学习中医临证思维的不竭源泉，个人的医案积累则是自己临证诊病的真实记录。

《旧唐书·魏徵传》曰："夫以铜为镜，可以正衣冠；以古为镜，可以知兴替；以人为镜，可以明得失。"今天我说：学习前辈医家医案，可以醍醐灌顶；检阅现代学者医案，可以借石攻玉；审视个人积存医案，可以温故知新。医案之于医者，不可或缺也。

1. 从古代医籍学习中医临证思维

中医儿科医案的古籍记载始于《史记·扁鹊仓公列传》中仓公（淳于意）诊治齐国二太子诸婴的儿子"珍籍"。淳于意诊脉后曰："气鬲病。病使人烦懑，食不下，时呕沫。病得之心忧，数忔食饮。"随即处下气汤治疗，一日气下，二日能食，三日即病愈。从文中分析，诸婴子所患的"气鬲病"是情志怫郁造成烦闷而不思进食、时呕涎沫的病症。淳于意所用下气汤原方已佚，但可以分析为疏肝解郁、降气开胃的处方。这一医案为我们处治小儿肝胃不和之厌食提供了辨证论治的思路。

北宋钱乙《小儿药证直诀》为我们留下了"记尝所治病二十三证"的珍贵记录。钱氏临证以五脏辨证见长，他的病案充分体现了从五脏及其生克乘侮关系辨证的功力。如东都张氏孙"病肺热。他医以犀、珠、龙、麝、生牛黄治之，一月不愈。其证嗽喘，闷乱，饮水不止，全不能食。"钱氏认为，前医用凉药过久，使脾胃虚寒而不能进食，先用使君子丸消积清热、益黄散补益脾土，使患儿恢复正常饮食，然后再用泻白散泻其肺。此乃明辨患儿肺热不清是由于脾胃虚寒，土不生金，正不敌邪，所以先用使君子丸消积清热、益黄散温补脾胃，待胃气来复之后再予泻白散泻其肺热，使患儿获得痊愈。钱氏的众多案例告诉我们，既要熟谙五脏所主的病机特点，更要从五脏相关的整体观点认识疾病的病机，这样才能恰当地分清标本先后缓急，获得更好的疗效。

明代医家万全认病识证自有独特见解。如《幼科发挥·客忤似病》载："一儿半岁，忽日惨然不乐，昏睡不乳。予曰：形色无病。将谓外感风寒，则无外感之证；将谓内伤乳食，则无内伤乳食之证。此儿莫有所思？思则伤脾，乃昏睡不乳也。其父母悟云：有一小厮相伴者，吾使他往，今三日矣。乳母亦云：自小厮去后，便不欣喜，不吃乳。父急命呼之归，儿见其童嬉笑。父曰：非翁之妙术不能知也。"此案成为婴儿也有情志病的典型案例。《幼科发挥·肝经兼证》载："一小儿痰壅而发搐，气促而喘，予用礞石滚痰丸，桑白皮煎汤，碾碎调服之。喘定痰下，搐亦止矣。"实录了他重剂攻克气促、痰壅、发搐重症的案例。《幼科发挥·胎疾》又载："一儿解颅，未一岁认字念书，父母甚爱之。予曰：此儿胎禀不足，肾虚颅解，真阳弱矣；聪慧早发，真阳泄矣。恐遗父母忧。未一岁而发搐死。"给我们提供了临床对疾病诊断、预后判断重要性的案例。

明代薛铠、薛己父子著《保婴撮要》，论儿科病证 221 种，每病先论病因病机诊法治则，继列"治验"，共录医案 1540 则，是中医儿科古籍中蒐集医案为数最巨者。其所录病案虽然文字简洁，但叙证简明清晰、分析切中肯綮、方药处理恰当，因而能示人以为范。举例说，《保婴撮要·发热》："一小儿夜间发热，天明如故，或小腹作痛，饮食少思，面色萎黄，热时面赤，不时饮食，此食积所致。用下积丸，治之而消。又用白术散，调理而安。"是从消积理脾治疗食积发热的典型案例。《保婴撮要·大便不通》："一小儿大便不通，审乳母饮食厚味所致，用清胃饮以治母热，儿间饮以一二匙而愈。后乳母感寒腹痛，食姜酒之物，儿大便秘结，兼便血，仍用清胃散，每日数匙而愈。"给我们提供了母病及子、审证求因、母子同治的典型案例。更值得惊叹的是，薛氏父子兼通儿科、外科，因而能采用内治、外治、手术等多种方式处理小儿外科病。《保婴撮要·腹破肠出》载："一小儿持碗跌仆，腹破肠出，即纳入，以麻线缝完，敷花蕊石散而愈。"当今儿科医师，能兼精于小儿内科、外科者又有几人？薛氏经验告诉我们，即使我们作为只是小儿内科的儿科医生，至少也必须懂得小儿常见外科病的诊断，并且清楚哪些情况可以用内科方法治疗、哪些情况是需要采用外科手术方法治疗的，必要时要及时转科处理，这样才能保证医疗安全。

清代夏禹铸擅长选用汤剂、针灸、推拿等疗法配合随证施治，值得我们学习效仿。如《幼科铁镜·呆笑》记载："儿无甚病，忽然见人呵呵而笑，即不见人亦然，每日如是。治用桔梗三钱、半夏五钱、木通一钱、甘草五钱，煎服。随于顶心百会穴艾灸二壮，即愈。"《幼科铁镜·迅雷所惊》记载："穿山林宅讳祥者，一子四岁，腊月被爆竹惊死，拿苏。"

据考证，《临证指南医案·幼科要略》可能是唯一由叶天士亲自撰写而传世的作品。书中所举病案对于后来吴瑭《温病条辨》的温病治疗系列方药形成起了先导的作用。例如，其中所载"某：温邪发痧不透，热毒内陷深藏。上熏肺为喘，下攻肠则利。皆冬温火化之症。经云：火淫于内，治以苦寒。幼科不究病本，不明药中气味，愈治愈剧，至此凶危。热邪内陷，川连、黄芩、飞滑石、炒银花、连翘、甘草、丹皮、地骨皮。""王：痧后，及暮加，喉痛，咳。元参、犀角、鲜生地黄、连翘、花粉、丹皮。"如此等等，银翘散、清营汤等方就已现出端倪。

古人强调医师处方还要考虑到异法方宜。如《活幼口议·议张氏方》说："宋朝徽宗太子寿王聪慧，幼时常发痫疾，诸大名医莫之安愈。时有草泽医生张涣挟盩货药于都下，召之入内，用药即效，官至翰林医正。"曾世荣分析张氏之所以获效，奈因张氏为北方人，所用方药符合北方地气天时形成的儿童体质特点。这也就是《素问·异法方宜论》所说的"黄帝问曰：医之治病也，一病而治各不同，皆愈，何也？岐伯对曰：地势使然也。"

古代医家给我们留下的儿科医案为数庞大，值得我们终生不断学习，审问领会，方能得其精华，化为己有，获得博采众方的实际效果。余以为，我们今天研读古代医案，既要学习前辈医家如何审证求因、识病明证、处方用药的经验，更要由此形成我们自己应用整体观点、辨证论治的中医思维去认识和处理儿科疾病的方法，这才是学习前人医案得其所哉的真谛。

2. 留下珍贵的现代临床诊治实录

我从 20 世纪 60 年代开始接触儿科临床，最早抄方于曹颂昭老，只是初涉门槛。后来在临床工作和随导师江育仁教授学习期间，才逐渐领会到现代中医病案撰写必须具备的一些基本要求，既要资料信息完整，又要体现中医学科特色，还要可追溯可随访，便于分析总结。具体说来，现代中医儿科门诊病案至少应做到三点。一要体例规范，如当年设计的《师承工作门诊病历》就包括一般项目（姓名、性别、出生时间、住址、就诊日期、联系人及联系办法）、主诉、病史、望闻切诊、理化检查、辨证分析、诊断（中医病、证，西医病）、治法、方药、医嘱，体会各项。二要体现中医特色，显示中医学整体观点、辨证论治、理法方药的完整性。三要资料齐全，包括完整的历次门诊记录、辅助检查报告、相关的出院报告、体检报告等。

学习前辈医家的医案是我们不可忽略的功课。前人医案是他们在一定历史条件下临证诊病的真实记录，让我们看到了他们如何出神入化地应用传统医学处治当时儿科临床疾病的场景。从古至今，儿科疾病谱的变化最大，仅是我从医以来的半个世纪，就经历了从烈性传染病肆虐、营养不良性疾病流行，到饮食失调性疾病滋生、行为障碍性疾病多发的巨大变化。所以，当代不少疾病很难从古人医案中找到现成的答案，尤其是现代出现的新病种，如手足口病、艾滋病、注意缺陷抽动障碍、多动障碍、性早熟等，但这并不是说我们今天不需要学习古人医案了，相反，前辈医家的医案积存是我们中医药宝库中最有实用价值的瑰宝。只要认真阅读、细心体会，我们就能从古代医案中吸取前人的辨证思路和珍贵经验，获得打开诊治当今临床常见病的钥匙。当然，这里还有博学、审问、慎思、明辨治学途径的把握，尊古不盲从，师古不拘泥，采撷精要，领悟要领，才是我们学习和应用古人医案的正确方法。

研习前人医籍，留下自己的临证实录，几十年的临床实践，留存至今和惜未留存的医案，使我的临床思维、处理能力不断提高。多年临床医案的整理，如治疗流行性脑脊髓膜炎、麻疹、小儿厌食、积滞、泄泻、肺炎、哮喘、癫痫等疾病形成的有效的辨证论治方法，至今仍在相关疾病的临床治疗中应用，并为弟子们所传承。治疗疑难病的医案，如儿童肿瘤、脑积水、幼年类风湿病、肝脓肿、孤独症谱系障碍、复杂性室性期前收缩等虽然不多，但回顾分析这些医案，也为我们探索这些疾病的诊治方法提供了思路，使认识得以深化，疗效得到提高。

我以为，医案记录务必真实，原始的客观资料不可以随意更改，理论分析则可在事后进一步思考的基础上再作加工，写下心得按语。医案留存主要是给自己看的，回顾阅读，审问慎思，必能看到自己之前处理的得失，如能参阅前辈、同道的医案，则有助于我们再治疗同类患者时临床思路和治疗方法得以提高。当然，同代人之间的医案交流、学术争鸣、效验共享，对于整个行业临床水平的提高更有着不可小视的潜在而深刻的影响。

时至今日，对于临床医案的记录、整理及总结分析有了更高的要求，提供了更广泛的应用前景。个案可以给人诊断辨证思路启发、治法处方用药借鉴，尤其是在少见病、疑难病，其价值更是不可轻视的。但是，今天循证医学又希望我们有更多大样本、多中心、随机对照的临床研究资料产生，为临床指南的研制提供高级别的循证证据，以便更广泛地指导临床应用。循证的临床研究要求首先按照研究目的设计标准病案，准确的一般资料，公认的诊断和纳入标准、排除标准，客观的疗效评价标准，明确的试验组和对照组治疗方法等都是研究的基本要求，也是病案设计的规范模式。通过大样本规范化医案的信息录入，再经过数理统计处理，就可以比较可靠地得出治疗方法的有效性、安全性结论。进一步通过数据挖掘，还可以总结分析各家辨证论治、处方用药的规律及其特色、优势所在，做出在真实世界基础上的可靠经验总结，为读者提供有价值的推荐诊治方案。近年来，我的弟子们已经在这方面做了不少有益的尝试。借助我的临床病案库，他们整理治疗当今临床常见病和部分少见病的临床经验，发表了很多学术论文，并有应用频数统计、关联规则、聚类分析等数理统计方法总结而中标的科研项目，以及诸多博士、硕士学位论文。

为了应用现代电子计算机技术和数理分析手段，提高临床病案总结分析的水平，自 21 世纪以来，我们还与有关技术人员合作，设计了肺炎等科研病案的数据录入系统，保存了国家科技攻关计划项目等完整而客观的信息资料，为进行数据分析总结成果、数据挖掘发现新的规律做了成功尝试。近年来，我们又在研究设计病案信息录入系统，并边使用边逐渐完善，希望能形成保留海量门诊诊治的客观资料，可用于名中医经验总结的病案库。有了这样的病案信息库，可以对数据进行分析，总结名中医独特的学术思想、临证思路和处方用药特色。相信通过现代技术方法的学习和应用，我们的中医儿科医案记录、整理、总结和分析水平会得到新的提升，为有效临床经验的推广应用提供更多资料。

以上临床科研资料的总结已在《汪受传儿科求新》中提供了一些案例，这本《汪受传儿科医案》只采录本人多年临床积累的一些个案。其范围大体涵盖了目前儿科临床多数常见病和部分少见疾病，也有极少数早期我作为全科医生时的成人案例，目的是将自己临床诊治的真实记录奉献给同道，如实报告本人的临证思路和方法。"大道至简"，医案总结不是为了猎奇，而是期望从中得到简明有效的临证启示。本书是否能为中医儿科临床提供杯水之润，其中不足甚至失误，还望同道评判。

第一章

肺系病证医案

一 感 冒

1. 风热感冒案

雷某，女，4岁。2007年2月10日初诊。

主诉：发热1天。

患儿昨日下午发热，昨晚体温39.5℃，今晨40℃，服退热药2次，体温下降后随即上升。刻诊：体温38℃，喷嚏连作，咳嗽声作，大便偏干，形体瘦，咽红，舌苔薄黄。心肺听诊阴性。血常规：白细胞总数 5.3×10^9/L，中性粒细胞41.3%、淋巴细胞53.5%。有哮喘病史。诊断为感冒（急性上呼吸道感染）。证属外感风热，肺卫失宣。治以疏风解表清热，银翘散加减。

处方：金银花10g，连翘10g，薄荷6g（后下），荆芥10g，牛蒡子10g，蝉蜕5g，野菊花10g，蚤休10g，桔梗5g，桑叶10g，甘草3g。3剂。每日1剂，水煎服。

3剂后热退，感冒治愈。继服调理药剂。

按语： 患儿急起高热，喷嚏、咳嗽、咽红、舌苔薄黄，余无他证，按风热感冒治以疏风解表清热，3日痊愈。患儿有哮喘病史，家长担忧，辛凉解表同时注意消风，夙疾未发为幸。

小儿感冒以风热感冒居多，辛凉解表为常法，但需注意在大队辛凉解表药物中适当配合辛温解表药物，辛温药温散透泄力强于辛凉药。表证发热总以解表为要，而解表必须以腠理开泄汗出为前提，此即吴瑭银翘散中用荆芥之旨。本人临床对辛凉解表方中选加辛温解表药法：高热选荆芥，暑热选香薷，鼻塞流涕选防风，全身酸痛选羌活，恶心呕吐选紫苏叶。又小儿感冒病因以病毒感染占大多数，银翘散为基本方，考虑为病毒感染者，余常在方中据证选加贯众、蚤休、拳参、虎杖、板蓝根、野菊花之类清热解毒之品。

2. 热结肺咽案

张某，男，5岁。2015年4月13日初诊。

主诉：发热1天。

患儿昨日游玩受风，回家后出现夜寐不安、翻身、磨牙，今晨患儿面部色红、精神不振，测腋温为39.1℃。刻诊：患儿发热，体温38.6℃，精神不振，伴有口干、咽痛，无咳嗽、鼻塞、流涕，纳差，大便今日未解，小便可，无汗，咽部充血，扁桃体Ⅱ度肿大，未见脓点，舌苔薄黄。心肺听诊阴性。血常规：白细胞总数：17.43×10^9/L，中性粒细胞82.1%、淋巴细胞10.3%。CRP：44mg/L。患儿平素易于外感，有湿疹病史，纳差，多汗，刚服中药汤剂调理1周。诊断：感冒（急性上呼吸道感染）。辨证为外感风邪、热结肺咽，治以疏风解表、清热利咽。以银翘散为基础方加减。

处方：金银花10g，连翘10g，薄荷6g（后下），牛蒡子10g，蝉蜕6g，荆芥10g，胖大海5g，生大黄5g，虎杖12g，蒲公英15g，败酱草15g，芦根12 g。4剂。每日1剂，水煎服。

4月16日二诊：患儿服用上药1剂后体温即降，热峰37.8℃，咽痛已轻，无咳嗽、鼻塞，纳食欠佳，无腹泻，二便调，夜寐尚可，汗出多，精神好转，咽稍红，扁桃体肿大已消，舌苔薄白。心肺听诊阴性。血常规：白细胞总数：8.19×10^9/L，中性粒细胞48%、淋巴细胞36.9%、单核细胞11.2%。CRP：21mg/L。患儿热峰下降，血象恢复正常，治疗以前法再进，以巩固疗效。

处方：金银花10g，连翘10g，薄荷6g（后下），牛蒡子10g，蝉蜕6g，淡豆豉10g，胖大海10g，虎杖12g，败酱草12g，焦山楂12g，焦六神曲12g，甘草3g。3剂。每日1剂，水煎服。

4月20日三诊：患儿服用上药当天体温即下降至正常，昨日出现咳嗽偶作，自述喉中有痰，清嗓，喷嚏，流少量清涕，纳食量少，汗出较多，夜寐不宁，磨牙，精神尚可，咽稍红，舌苔薄白。心肺听诊阴性。证属正虚邪恋、风痰留伏、肺气失宣，治以益气固表、消风止咳、运脾化痰，以金屏散为基础方加减。

处方：炙黄芪15g，白术10g，防风5g，煅龙骨15g(先煎)，煅牡蛎15g(先煎)，党参10g，茯苓10g，炙百部10g，桔梗6g，辛夷6g，浙贝母6g，黄芩10g，虎杖

12g，焦山楂 12g，焦六神曲 12g。7 剂。每日 1 剂，水煎服。

患儿服用上药 2 剂后，咳嗽渐平。后继续于门诊调理，以固护肺卫、助运脾胃为主，患儿外感次数明显减少。

按语：本案患儿平素脾胃虚弱，纳食量少，以致气血生化乏源，肺卫不固，易罹外感，调理一周为时尚短，又调护不当，复感外邪。初起邪热搏结肺咽，治以疏风解表、清热利咽为主，虽乳蛾尚未成脓，但患儿热势炽盛，故予银翘散加减，加用生大黄、蒲公英、败酱草、胖大海等利咽败毒、釜底抽薪，同时佐荆芥、蝉蜕等平和之品以疏解表邪而防郁遏卫阳。服用 3 剂，热峰下降，乳蛾肿大消退，及时去生大黄、蒲公英等苦寒之品，加用焦山楂、焦六神曲消食运脾，调治而安。该患儿初诊时血白细胞总数及中性粒细胞分类计数均高，单纯中药取效，可见治疗小儿急性上呼吸道细菌感染类疾病，并非必用抗生素，中医药治疗同样能取得良好的疗效。

3. 肺热失宣案

杨某，女，2 岁。2009 年 4 月 2 日初诊。

主诉：发热 1 天。

患儿昨日起无明显诱因下出现发热，无寒战，喷嚏频作，咳嗽，饮食正常，二便调，夜寐欠安。体温 37.6℃，神志清，精神可，舌质淡，苔薄白，脉数。咽红，扁桃体Ⅰ度肿大，无脓性分泌物。两肺呼吸音清。诊断为感冒（急性上呼吸道感染）。证属外感风热，肺卫失宣。治以疏风解表，清热宣肺，银翘散加减。

处方：金银花 10g，连翘 10g，薄荷 6g（后下），辛夷 6g，牛蒡子 10g，荆芥 10g，桔梗 6g，蚤休 10g，贯众 10g，甘草 3g。4 剂。每日 1 剂，水煎服。

4 月 6 日二诊：服上药 2 剂后热退。现仍有鼻塞，流白黏涕，咳嗽声作，少痰，纳可，寐安，咽部淡红，扁桃体不肿大，舌质淡，苔薄白，脉细。两肺呼吸音清。证候如前好转，表热已解，肺气失宣，治以宣肺止咳。

处方：桑叶 10g，菊花 10g，桔梗 6g，百部 10g，辛夷 6g，牛蒡子 10g，连翘 10g，蚤休 10g，甘草 3g，枇杷叶 10g。每日 1 剂，水煎服。

服药 5 剂，诸症俱除。

按语：外感风热，经疏风解表清热利咽治疗随即好转，但鼻塞、流涕、咳嗽肺气失宣之证随之显现，此种证候演变在感冒常见，及时调整治法一般可以较快转愈。

但若是发热不退、咳嗽加重者，则需防表热入里，肺气郁闭之变。

4. 热犯肺脾案

诸某，女，5岁。2006年11月18日初诊。

主诉：发热两天。

患儿前日起发热，昨日咳嗽、呕吐，泄泻3次。刻诊：体温37.8℃，未流涕，咳嗽，纳差，腹部不适，咽红，舌苔薄黄。心肺听诊未闻异常。证属外感风热、肺脾失调，治以解表宣肺、清热和胃，银翘散、杏苏散加减。

处方：金银花10g，连翘10g，紫苏叶10g，淡豆豉10g，杏仁10g，前胡10g，竹茹4g，薄荷6g（后下），牛蒡子10g，陈皮3g，焦山楂10g，焦六神曲10g。4剂。每日1剂，水煎服。

11月22日二诊：服药后患儿热退，呕吐、泄泻皆止，饮食转佳，仍有声咳。再予宣肺止咳方5剂而愈。

按语： 外感风热犯肺，常见有殃及脾胃者，此时当肺脾同治，清肺、和胃兼施，方能安宁。紫苏叶一味解表和中，于此证常用。

5. 暑邪感冒案

杨某，男，2.5岁。2010年7月5日初诊。

主诉：发热伴咳嗽1天。

患儿昨晚开始发热，热峰39℃，伴咳嗽声作，无汗，少量流涕，有鼻塞，喷嚏时作，无喘息。现仍有发热，体温37.7℃，咳嗽，流涎，略有鼻塞，纳可，二便调，寐安，咽红，舌苔薄黄。心肺听诊无异常。血常规：白细胞总数8.91×10^9/L，中性粒细胞33.8%、淋巴细胞55.6%。CRP＜14mg/L。证属冒受暑邪、肺气失宣。治以解表清暑、宣肺止咳，新加香薷饮加减。

处方：金银花10g，连翘10g，薄荷6g（后下），香薷6g，蝉蜕6g，淡豆豉10g，板蓝根12g，桑叶10g，桔梗6g，前胡10g，辛夷6g，甘草3g。4剂。每日1剂，水煎服。

7月10日二诊：患儿服药1剂后咳嗽渐平，热退。7月7日受凉后又发热，体温38.0℃，咳嗽加剧，流清水涕，继服上方，又愈。现偶咳几声，流涕少量，略鼻塞，无喷嚏，出汗不多，纳可，二便调，寐安。予前方减其剂调治而安。

按语： 本案发于盛夏，急起发热，咳嗽流涕，咽红，舌苔薄黄。认证为冒受暑热、肺气失宣，治以解表清暑、宣肺止咳，以新加香薷饮加减合宣肺止咳之品治疗随即取效。但因暑邪未肃，冒风又起，再予前方治疗而愈。故暑邪着人，务必驱邪务尽方安。

6. 痰热复感案

陆某，女，4岁。2010年5月29日初诊。

主诉：咳嗽1月，发热1天。

患儿1月来反复咳嗽，晨起、晚间较重，可闻痰声，偶咯吐黄脓痰。近1月先后因发热就诊，诊断为"肺炎""急性肠炎"等。今日再次发热，体温38.4℃，咳嗽间作、痰嘶，流清涕，喷嚏偶作，鼻塞不显，咽痛，口干，纳欠佳，二便调，寐中打鼾，平素汗多，咽红，舌苔薄黄，两肺呼吸音粗，偶闻及干啰音。血常规：白细胞总数：9.99×10^9/L，中性粒细胞64.9%、淋巴细胞24.6%。CRP < 1mg/L。诊断为感冒（急性上呼吸道感染）。证属痰热内蕴、复感外邪，治以疏风解表、清热宣肺，银翘散、桑菊饮加减。

处方：金银花10g，连翘10g，薄荷6g（后下），荆芥10g，蝉蜕6g，牛蒡子10g，桑叶10g，桔梗6g，前胡10g，蚤休10g，焦山楂10g，焦六神曲10g。每日1剂，水煎服。

患儿服药两天后热退。上方稍作加减再进，继而咳嗽渐平，一周痊愈。

按语： 患儿本来病已一月，痰热内蕴未解，今又复感外邪，风热犯表。宗急则治标之旨，予疏风解表，清热宣肺。居然随表热疏解，肺经痰热亦得以清化而平，获标本兼治之效。

7. 风寒夹滞案

范某，男，1岁。2000年2月2日初诊。

主诉：发热1天。

患儿昨天饮食过多，晚间沐浴着凉。今晨起发热，体温38℃，微恶寒，无汗，流清涕，偶咳无痰，纳呆，腹胀，大便干，咽不红，舌质淡红，舌苔白厚，指纹淡红在风关。心肺听诊未闻及异常。诊断为外感风寒夹滞，治以疏风散寒、消食导滞，予杏苏二陈汤加减。

处方：杏仁5g，苏叶5g，陈皮2g，清半夏5g，茯苓5g，荆芥5g，桔梗5g，枳壳5g，六神曲10g，甘草3g。2剂。每日1剂，水煎服。

2月4日二诊：患儿服药1剂热退，2剂咳止，纳增，便调，舌质淡红，舌苔薄白，指纹淡紫。给保和丸加减收功。

按语： 本例患儿食伤而又感风寒，成感冒风寒夹滞之证。予杏苏二陈汤加减外散风寒、内消食滞，收效迅捷。

8. 风热夹惊案

孙某，男，4岁。2018年6月28日初诊。

主诉：反复感冒2月，发热抽搐1次。

患儿近2月来反复感冒，并发急性喉炎、急性中耳炎，予常规对症处理后好转。6月19日曾高热抽搐1次，体温39℃。刻诊：患儿无恶寒发热，咳嗽偶作，清涕少许，喷嚏偶作，汗多，纳少，进食较多时腹痛易作，伴呃逆，寐多翻身，大便2～3日一行，质地偏干，睡眠较浅，咽稍红，舌苔薄白。心肺听诊阴性。辅助检查：①血常规：白细胞总数9.28×10^9/L，中性粒细胞40.6%、淋巴细胞48.2%、嗜酸性粒细胞3.6%。CRP＜8mg/L。②脑电图检查未见明显异常（2018年6月26日南京市某医院）。患儿2017年7月曾有高热抽搐1次，体温40℃。2018年急性喉炎发作4次。辨证为肺卫不固，肝风妄动。治法：补肺固表，平肝运脾。治以玉屏风散加味合羚珠散。

处方1：炙黄芪15g，白术10g，防风5g，制黄精10g，煅龙骨15g（先煎），煅牡蛎15g（先煎），蝉蜕6g，百部10g，钩藤10g（后下），虎杖12g，焦山楂15g，焦六神曲15g。14剂。每日1剂，水煎服。

处方2：羚珠散0.6g×8支。每服0.6g，1日2次，连服2日。感冒发热初起时即服。

7月15日二诊：患儿服上药后发热未起，咳嗽几平，仅声咳偶作，未闻痰音，流涕不显，喷嚏偶作，时有揉眼揉鼻，出汗减少，食欲较前改善，食量仍偏少，大便间日一行，质地偏干，偶诉腹痛，片刻可自行缓解，夜寐尚安，咽稍红，扁桃体Ⅱ度肿大，舌苔薄黄。近期证候稳定，治以前方出入。

9月2日三诊：患儿近期未罹患外感。现咳嗽偶作，每咳1～2声，干咳无痰，无流涕、喷嚏，偶有揉眼揉鼻，汗多，纳食欠佳，挑食明显，进食较多较急时腹痛易作，嗳气时作，大便间日一行，质调，夜寐鼻塞，张口呼吸，伴有打鼾，咽稍红，扁桃体Ⅱ度肿大，舌苔薄黄。心肺听诊阴性。证候稳定，治疗仍用前法加减。

10月28日四诊：患儿10月22日受凉后发热，体温38.5℃，予羚珠散口服，身热渐退，抽搐未作。前日起咳嗽加重，痰黏难咳，伴有流涕，自予小儿栀翘清热颗粒加川贝止咳糖浆口服，诸症稍有减轻。刻诊：患儿咳嗽仍作，可闻痰音，晨起鼻塞偶作，伴有流涕，时有揉眼，汗出仍多，纳食一般，大便日行一次、质调，夜寐鼻塞，张口呼吸，轻微打鼾，咽红，扁桃体左侧Ⅱ度肿大、右侧Ⅰ度肿大，舌质红，舌苔薄黄。心肺听诊阴性，颈下淋巴结肿大。辨证为复感外邪，肺气宣肃失司。治法：宣肃肺气，清金化痰。

处方：桑叶10g，桑白皮10g，辛夷6g，前胡10g，远志6g，桔梗6g，胆南星6g，黛蛤散10g（包煎），浙贝母6g，黄芩10g，蒲公英12g，甘草3g。14剂。每日1剂，水煎服。

2019年6月23日家长来诊，欲增强患儿体质。其母诉患儿自上次就诊至今曾有2次发热，即给服羚珠散，未惊。患儿既往有2次热惊，自2018年6月28日来诊后近1年间虽有感冒发热，热惊迄未再作。

按语： 感冒夹惊在儿科临床常见，其因总由外感风邪引动肝风妄动而作，且有反复发作的倾向，殊为家长担忧。羚珠散由羚羊角粉、珍珠粉、牛黄、僵蚕、朱砂、琥珀、胆南星、冰片、石菖蒲油组成，具有解热、镇静、抗惊等作用。近年来余用于既往有热性惊厥史的儿童，嘱家长在下次患儿发热初起时便可使用，疗程2天（若2天后仍有发热惊厥则必须就诊，由医生作相关检查以明确诊断再作处理），临床观察有明显的镇惊兼解热作用。需注意的是，方中朱砂为有毒药材，根据本药用法用量计算得出羚珠散中朱砂日服用量最高约0.24g，符合药典规定的朱砂日服用量0.1～0.5g范围。但尽管如此，我们通常并不建议患儿久服此药，只是在有热性惊厥既往史的患儿发热时临床服用，临床观察有效且未见到毒副反应发生。

二 鼻鼽

1. 风寒束窍案

戴某，男，6 岁。2017 年 7 月 15 日初诊。

主诉：喷嚏频作，伴鼻塞流涕鼻痒 8 月余。

患儿 8 月前起出现鼻痒，揉鼻频作，每日晨起喷嚏时作，1 次 2～3 个，间歇性出现鼻塞，凉风吹后流清涕。经冷空气后症状加重。查鼻咽部 X 线片提示：腺样体肥大。家长未予重视，期间未就诊。刻诊：晨起喷嚏明显，1 次连作 5～8 个，时流清涕，间歇性鼻塞，夜寐时明显，鼻痒、眼痒，频频揉鼻、揉眼，夜间打鼾，无咳嗽咳痰，无皮疹身痒，畏风，盗汗，纳食尚可，寐安，二便调，舌质淡红，苔薄白，脉和缓。辨病为鼻鼽，辨证属风寒束肺、肺窍不利，治以温肺散寒、消风宣窍，方用消风宣窍汤。

处方：炙麻黄 3g，桂枝 3g，辛夷 6g，苍耳子 6g，胆南星 6g，广地龙 6g，炙乌梅 6g，五味子 6g。14 剂。每日 1 剂，水煎服。

7 月 29 日二诊：家长诉患儿揉鼻揉眼明显减少，鼻痒、眼痒已平，日间无鼻塞，夜寐仍张口呼吸，流少量清涕，晨起喷嚏 1 次 3 个，纳食可，寐安，打鼾，二便调，盗汗较前好转，舌淡红，苔薄白，脉和缓。证候如前，继以消风宣窍汤原方续服，14 剂。

8 月 12 日三诊：患儿晨起偶作喷嚏 2～3 个，偶有揉鼻、揉眼，无鼻塞，无流涕，夜寐打鼾，纳寐可，二便调，汗调，舌淡红，苔薄白，脉和缓。患儿鼻鼽症状显著缓解，标本兼顾，治以补益肺脾，消风宣窍，原方加入黄芪、白术、防风、煅龙骨、煅牡蛎等补肺固表御风。

按语：本案初诊时病史 8 月余，具有鼻塞、鼻痒、喷嚏、流清涕的鼻鼽典型症状。辨证风寒束窍，其风既有外风、又有伏风，其寒既有外感风寒、又有肺气虚寒，束于肺窍，以至出现鼻窍不利诸症。所用方剂消风宣窍汤为本人验方，由四个药对组成，其中炙麻黄、桂枝宣肺通阳利窍，辛夷、苍耳子散寒消风通窍，胆南星、广地龙消风化痰解痉，炙乌梅、五味子敛肺收涩固表。全方散寒与通阳并举，宣散与收敛同用，消逐风痰，通利鼻窍。多年临床应用于肺气虚寒、伏风内潜、风寒犯肺之证，有良好的效果。

2. 肺气虚寒案

王某，男，4岁。2016年10月5日初诊。

主诉：过敏性鼻炎发作10天。

患儿10天前出现发热、鼻塞清涕、鼻痒喷嚏、咳嗽，外院诊断为呼吸道感染，经治疗后热退咳止，但鼻鼽仍作。刻诊：鼻塞，流清涕量多，时有喷嚏，揉鼻频繁，偶感咽痒，无痰，无发热畏寒，纳食可，寐安，二便调，舌质淡，苔薄白，脉弱。既往有鼻鼽病史，每遇受寒或感染则发，每次发作时长约3周至1月，近半年来发作频繁，每1～2月发作1次，程度轻重不一。辨证为肺气虚寒，外风犯肺，引动伏风，肺窍不利。治以消风宣窍，予消风宣窍汤加味。

处方：炙麻黄3g，桂枝3g，辛夷6g，苍耳子6g，炙乌梅6g，五味子6g，胆南星6g，广地龙6g，细辛3g，甘草3g。14剂。每日1剂，水煎服。

10月19日二诊：服药14剂后诸症暂解，肺气虚寒体质需要改善，改予补肺温阳调理。

处方：炙麻黄3g，桂枝6g，白芍10g，炙甘草3g，细辛3g，辛夷6g，蝉蜕6g，五味子6g，防风6g，干姜3g，大枣10g。14剂。每日1剂，水煎服。

1月后患儿因冒受风寒鼻鼽再发，继服10月5日方加减，服药5日症状明显缓解，7剂后尽除，继予10月19日方调理。一年多后因病来诊诉鼻鼽未再发。

按语：麻黄为肺家专药，既能散外风又能抑伏风，取其发汗解表用生，消风利窍、宣肺止咳平喘则用蜜炙。本人验方消风宣窍汤以蜜炙麻黄为君，即取其消风之功，再与诸药配伍，共奏散寒通窍、驱逐风痰、敛肺御风之效。本案辨为鼻鼽之肺经虚寒证，发作时加细辛温通宣窍以治其标，缓解后以黄芪桂枝五物汤补肺温阳以治其本。急则治标、平时治本，使鼻鼽夙疾得以长期缓解。

3. 寒热转化案

戴某，男，10岁。2018年12月2日初诊。

主诉：鼻塞、流涕、喷嚏、清嗓病史3年，发作1月。

患儿鼻塞、流涕、喷嚏、清嗓病史已3年，近来发作1月，鼻塞，流黄涕，喷嚏，自觉喉间有痰，不易咯出，清嗓时作，无咽痒咽痛，纳可，寐安，大便1～2日一行，质调，小便正常，恶热，咽红，扁桃体Ⅱ度肿大，舌苔薄白。辨证为肺咽结热、风束肺窍，治以清肺利咽、消风宣窍，泻白散加减。

处方：桑白皮10g，地骨皮10g，白芷10g，辛夷6g，苍耳子6g，胆南星6g，广地龙6g，浙贝母6g，虎杖12g，金银花10g，紫花地丁15g，甘草3g。14剂。每日1剂，水煎服。

12月16日二诊：患儿服上药后清嗓减少、咽红肿减轻，鼻鼽症状尚未明显好转，常有鼻塞，清涕较多，每晨喷嚏连作3、4个至7、8个，无揉眼揉鼻，无咽部不适，纳可，寐安，大便1～2日一行，质调，小便正常，汗可，无明显口气，手心易出汗，身无皮疹，不痒，咽稍红，舌苔薄白。辨证为肺咽结热已减，肺经风寒束窍，治转温肺散寒宣窍。

处方：炙麻黄4g，桂枝6g，辛夷6g，苍耳子6g，苍术10g，川芎6g，五味子6g，黛蛤散10g（包煎），鱼脑石10g，徐长卿10g，甘草3g。21剂。每日1剂，水煎服。

2019年1月6日三诊：患儿服上药后鼻鼽症状较前明显好转，近期无外感，晨起鼻塞不显，偶有流涕，喷嚏减少，无揉眼揉鼻，无咽部不适，纳可，寐安，二便调，汗可，稍有口气，咽稍红，舌苔薄白。上药服后，鼻鼽大减，治以前法出入巩固。

处方：炙麻黄3g，桂枝6g，辛夷6g，苍耳子6g，川芎10g，炙乌梅6g，五味子6g，细辛3g，鱼脑石10g，徐长卿10g，甘草3g。21剂。每日1剂，水煎服。

按语： 本案初诊鼻塞、流黄涕、清嗓时作、恶热、咽红、扁桃体Ⅱ度肿大，因而认证为肺咽结热、风束肺窍，以清肺利咽、消风宣窍法治疗。服药14剂后黄涕转清涕、清嗓减少、咽红肿减轻，肺热证候已轻，而风寒证象显露，因而改用消风宣窍汤治疗，使鼻鼽症状缓解。由此案可见，诊治本病不可固守专方，要在以消风宣窍法为主治疗时，区别寒热、表里、虚实及其转化，随时调整思路，辨证论治。

4.肺经伏热证

赵某，男，6岁。2012年10月13日初诊。

主诉：反复鼻痒、流涕、喷嚏半年，发作3天，伴咳嗽。

患儿半年前无明显诱因出现鼻塞、流清涕、晨起喷嚏，喜揉鼻目，曾于外院诊断为"过敏性鼻炎"，每次发作时口服氯雷他定，疗效欠佳。3天来再次发作加重，鼻塞、流清涕量多，晨起喷嚏连作，咳嗽时作，喉中有痰，偶可咯吐少量黄黏痰，纳寐可，二便调，咽红，双侧扁桃体Ⅱ度肿大，舌质红，苔薄黄。心肺听诊阴性。9月28日曾在本院查血清过敏原示：总IgE阳性，尘螨/粉螨阳性。诊断：鼻鼽，咳嗽。分析病机原有肺气虚寒，现又外感风热，当先予清宣肺气、消风利窍治疗，以辛夷清肺饮加减。

处方：炙麻黄3g，辛夷6g，苍耳子6g，菊花10g，前胡10g，胆南星6g，五味子6g，黄芩10g，蒲公英12g，拳参12g，炙枇杷叶10g，甘草3g。7剂。每日1剂，水煎服。

10月20日二诊：咳嗽已平，鼻塞渐通，流少量清涕，纳食不香，大便2日1行。治以原方加减。

处方：炙麻黄3g，辛夷6g，苍耳子6g，菊花10g，胆南星6g，五味子6g，黄芩10g，莱菔子10g，焦山楂10g，焦六神曲10g，甘草3g。7剂。每日1剂，水煎服。

10月27日三诊：鼻塞、流涕已消，揉鼻揉目减轻，仅偶冒凉风时喷嚏发作，纳食增加，大便不成形，小便调，稍活动及初寐时汗出湿衣、汗出身凉。证属营卫失调、肺卫不固、风痰未楚，治以调和营卫、补肺固表、宣窍祛风。

处方：炙黄芪15g，桂枝4g，白芍10g，炙甘草3g，菊花10g，辛夷6g，苍耳子6g，五味子6g，煅龙骨20g（先煎），煅牡蛎20g（先煎），炒谷芽10g。每日1剂，水煎服。

后以此方加减服用2月余，随访半年，未见复发。

按语：本案病史半年，发作加重3天，与新感风热有关，据症判断为肺经伏热证，予清宣肺气、消风利窍治疗，取辛夷清肺饮加减。辛夷清肺饮在《医宗金鉴》

用治肺热鼻痔，现多用于鼻䶎肺经伏热证，随症加减有较好疗效。患儿二诊时肺热已减，纳食不香，故减清肺之剂、加行气消食之品。三诊鼻䶎显著好转，卫阳不足之象显露，用黄芪桂枝五物汤加减收功。其证病位始终在肺，而初诊标在风热及时清解，后期标证除而肺经虚寒之象显现，处方用药从寒凉为主转为温补，其处治标本先后缓急可见。

5. 肺脾气虚案

刘某，女，6 岁。2012 年 6 月 21 日初诊。

主诉：鼻痒、流涕、喷嚏 1 月。

患儿近 1 个月来，鼻痒难忍，如蚁行感，频繁揉鼻，流清稀涕，擤涕，鼻塞间作，喷嚏时作，以日间为主，尤遇冷空气、受凉时频作，偶有目痒，常有全身瘙痒，咳嗽偶作，咳时喉中痰嘶。刻诊：鼻痒，流涕，喷嚏，面色少华，形体偏瘦，精神不振，疲乏少力，纳食可，二便调，睡眠轻度障碍，汗出多，活动时尤甚，咽红，双侧扁桃体不肿大，舌质红，苔薄黄，鼻黏膜淡红，鼻甲轻度肿胀。心肺听诊阴性。既往有湿疹、哮喘史。其父有过敏性鼻炎史。诊断为鼻䶎（变应性鼻炎），肺气亏虚、风痰束窍证。治疗以补肺固表、消风宣窍为法，方取玉屏风散增消风宣窍之品。

处方：炙黄芪 15g，白术 10g，防风 5g，煅龙骨 20g（先煎），煅牡蛎 20g（先煎），辛夷 6g，苍耳子 6g，五味子 6g，胆南星 6g，黄芩 10g，虎杖 12g，芦根 15g。14 剂。每日 1 剂，水煎服。

7 月 7 日二诊：服上药后患儿鼻痒较前好转，现仅间作，揉鼻次数减少，无流涕擤涕，鼻塞仅有意识吸气时似有感觉，喷嚏少作，未诉目痒，肤痒偶作，无咳嗽，面色红润，精神可，纳食佳，二便调，汗出减少，活动时仍作，咽部淡红，双侧扁桃体不肿大，舌质红，苔薄黄，鼻黏膜不充血。心肺听诊无异常。证候如前略减，治以前法出入再进。

处方：炙黄芪 15g，白术 10g，防风 5g，煅龙骨 20g（先煎），煅牡蛎 20g（先煎），辛夷 6g，胆南星 6g，五味子 6g，碧桃干 10g，地肤子 10g（包），虎杖 12g，甘草 3g。21 剂，每日 1 剂，水煎服。

7 月 28 日三诊：鼻痒、流涕、喷嚏偶作，证情显著好转。继予前方加减增健脾益气之品治疗。每日 1 剂，水煎服。

患儿服药 21 剂后，症状基本消失。随访半年，身体抵抗力增强，发病次数明显减少，仅着凉后偶有流涕、喷嚏。

按语：本案患儿一向体弱，肺脾气虚，刻下以肺气亏虚、风痰束窍为主，治疗以补肺固表、消风宣窍为法，病情得到较快缓解。现代研究玉屏风散对于机体免疫系统具有双向调节作用，既有增强呼吸道免疫力、减少呼吸道感染的功效，又有抗应激所介导的免疫抑制作用，即益气固表与消风抗敏的双重效应，对于气虚卫表不固、易为外风所感而引动伏风发病的鼻鼽患儿最为适宜。

三 鼻窒

肺咽结热案

张某，女，19 个月。2019 年 2 月 25 日初诊。

主诉：鼻塞半年。

患儿半年前出现鼻塞，予中药煎剂口服，症状好转但时而反复。刻诊：患儿时有鼻塞，呼吸气粗，张口呼吸，夜寐打鼾，鼾时憋醒，鼻腔分泌物较多，偶有喷嚏，揉鼻偶作，无畏寒发热、无咳嗽咯痰、无喘息气促，纳食尚可，二便正常，夜寐欠安，咽红，舌质红，舌苔薄黄。诊断为鼻窒（慢性鼻炎）。辨证为肺咽结热、风束肺窍，治以清肺利咽、消风宣窍。

处方：金银花 6g，连翘 6g，薄荷 4g（后下），防风 5g，辛夷 4g，苍耳子 4g，黛蛤散 6g（包煎），白芷 6g，徐长卿 10g，土牛膝 10g，甘草 3g。14 剂。每日 1 剂，水煎服。

3 月 11 日二诊：患儿服上药后鼻塞显著好转，现仅夜间或偶尔着凉后作，有时揉鼻、少涕，偶有夜间打鼾，夜寐易醒、醒后不易再睡，日间喜哭闹，纳佳，大便质调，咽稍红，舌质淡红，舌苔薄白。肺热鼻窒减轻，心火内亢，治以前方出入，加清心安神之品。

处方：淡竹叶 6g，生地黄 6g，牡丹皮 6g，连翘 6g，栀子 4g，麦冬 6g，辛夷 5g，五味子 5g，土牛膝 10g，合欢皮 6g，炒枣仁 6g，甘草 3g。14 剂。每日 1 剂，水煎服。

3 月 25 日三诊：服上方后，鼻塞鼻痒仅偶作，哭闹减少，打鼾已止。再以前方加减治疗，两周后获愈。

按语： 本例诊断为鼻窒，同时有咽红、打鼾症状，先以清肺利咽解其结热，后因心火内亢心神不安加用清心安神之品，但鼻窒日久总有邪滞鼻窍，故治疗始终不离祛邪宣窍。

四 鼻 渊

1. 肺经风热案

张某，男，8 岁，2019 年 6 月 2 日初诊。

主诉：鼻塞、鼻流黄涕半月余。

患儿 5 月 16 日因天气变化后出现鼻塞流涕，遂至南京某医院就诊，予鼻渊舒治疗 2 周，症状稍有好转。6 月 1 日前往该院复诊，专科检查示：双侧鼻黏膜充血、下鼻甲肿大，有脓性分泌物；X 线摄片检查上颌窦黏膜肿胀增厚，窦腔变小。予欧龙马滴剂、内舒拿外用。刻诊：患儿时有鼻塞夜间为重，少量黄黏涕，偶有揉鼻，无咳嗽咳痰，有时头痛，纳食欠佳，夜寐呼吸音重，伴寐前汗出，二便尚调，咽部红，扁桃体 II 度肿大，舌苔白。血常规：白细胞总数 $9.19 \times 10^9/L$、中性粒细胞 47.4%、淋巴细胞 44.5%、嗜酸性粒细胞 3%。C- 反应蛋白 < 8mg/L。诊断：鼻渊（急性鼻窦炎）。证属肺经风热、邪热循经蒸于鼻窍，治以疏风清热、宣肺利窍，苍耳子散加减。

处方：白芷 6g，辛夷 6g，苍耳子 6g，薄荷 6g（后下），牡丹皮 10g，鱼脑石 10g，胆南星 6g，苍术 10g，金银花 10g，鱼腥草 15g，黄芩 10g，甘草 3g。7 剂。每日 1 剂，水煎服。

6月9日二诊：患儿鼻塞、流涕、头痛已止，现仅晨起偶作喷嚏，无咳嗽咳痰，纳差，二便尚调，出汗较多，咽稍红，舌苔黄腻。证属湿热困脾，治以清化湿热、利窍助运。

处方：藿香6g，苍术10g，辛夷6g，青蒿10g，黄芩10g，桑白皮10g，佩兰10g，土牛膝15g，牡丹皮10g，焦山楂15g，焦六神曲15g，荷叶15g。14剂。每日1剂，水煎服。

药后鼻部症状解除，食欲增进，舌苔薄白，诸症悉解。

按语： 鼻渊一病，以鼻塞、流涕、头痛等为主证，X 线检查见鼻窦炎症，儿科常见。其因多起于外感，邪滞鼻窍而成。本例起病时间不长，证候以风热滞于肺窍为主，及时给予疏风清热、宣肺利窍得以清解。若急性期未能及时治疗，则易于转为慢性而难解。

2. 肺虚风束案

汤某，男，8岁。2019年7月1日初诊。

主诉：鼻塞流涕病史数年。

患儿既往有"副鼻窦炎"病史，曾摄片证实，去年7月在某医院作过穿刺治疗。近来患儿偶有鼻塞，伴少许黄黏涕，喷嚏不多，时感头痛，伴鼻痒、目痒，平时多汗易感，每于着凉后则鼻症加重，纳可，二便调，寐安，四肢散在皮疹色红、伴瘙痒，咽红，扁桃体Ⅲ度肿大，舌质红，苔薄白。诊断：鼻渊（副鼻窦炎）。证属肺虚不固、风热束窍，治以补肺固表、消风通窍、清金利咽。

处方1：黄芪15g，白术10g，防风5g，煅龙骨20g（先煎），煅牡蛎20g（先煎），白芷10g，辛夷6g，苍耳子6g，胆南星6g，黄芩10g，鱼腥草15g，甘草3g。14剂。每日1剂，水煎服。

处方2：解毒搽剂250mL×1瓶。外用。

7月14日二诊：患儿皮疹已消。近日鼻塞仍作，黄黏涕，喷嚏不多，偶尔咳嗽，自觉咽部有痰，揉鼻揉眼已止，纳食可，多汗，咽红，扁桃体Ⅱ度肿大，舌质红，苔薄白。证候如前，治以前方减消风之品再进。

处方：黄芪15g，白术10g，防风5g，煅龙骨20g（先煎），煅牡蛎20g（先煎），辛夷 6g，胆南星 6g，浙贝母 6g，金银花 10g，黄芩 10g，蒲公英 15g。14 剂。每日 1 剂，水煎服。

7月28日三诊：患儿近 2 周鼻塞流脓涕症状已消，自觉咽中有痰，纳食可，二便调，出汗减少，四肢皮疹已消、双手足轻度脱皮，上唇角口疮，咽红，扁桃体Ⅱ度肿大，舌苔薄白。患儿鼻渊症状已平，继予前方巩固，增利咽消肿之品治疗。

处方：黄芪 15g，白术 10g，防风 5g，桑白皮 10g，白芷 10g，辛夷 6g，胆南星 6g，菊花 10 给，黄芩 10g，金银花 10g，蒲公英 15g，生甘草 3g。14 剂。每日 1 剂，水煎服。

按语： 鼻渊一症，本属久疾，而该患儿肺虚多汗卫表不固，反复外感，又兼有风束肺窍，则更使鼻渊迁延难愈。因而在治疗时予补肺固表、消风通窍、清金利咽兼施，随症加减，使鼻渊得以缓解。

五 鼻衄

1. 肺热阴伤案

孟某，女，7 岁。2013 年 10 月 19 日初诊。

主诉：反复鼻衄 2 年余。

患儿系足月剖宫产儿，母乳喂养，按时添加辅食。近 2 年经常鼻衄，于天气干燥时频繁发作。家长诉曾查血常规正常，压迫后可自行止血，未予治疗，近期鼻衄较前频繁、血色鲜红、夜间尤著，因而来诊。刻诊：患儿无鼻塞、鼻痒、流涕，自觉鼻干，时有鼻衄，无其他出血现象，纳食可，大便日行 1 次，质偏干，夜寐梦多易醒，喜翻身，咽稍红，舌质红，舌苔薄黄。诊断：鼻衄（鼻出血），证属阴伤肺热，治以清肺养阴和络止血。

处方：桑白皮 10g，地骨皮 10g，南沙参 10g，麦冬 15g，生地黄 10g，瓜蒌皮 6g，玉竹 10g，牛膝 10g，黄芩 10g，焦栀子 6g，仙鹤草 10g，白茅根 15g。14 剂。

每日 1 剂，水煎服。

11 月 9 日二诊：患儿服药 2 周，只在服药 5 天时鼻衄 1 次，鼻干减轻，咽痒，余无明显不适，咽红，舌质红，舌苔薄黄。继予前方出入，增利咽药物再进。

处方：桑白皮 10g，地骨皮 10g，南沙参 10g，麦冬 15g，生地黄 10g，瓜蒌皮 10g，牛膝 10g，蝉蜕 6g，玄参 10g，虎杖 12g，败酱草 15g，芦根 12g，白茅根 12g。14 剂。每日 1 剂，水煎服。

此后患儿未来复诊。数月后因腹痛来诊时，家长诉鼻衄未再发作。

按语：鼻衄一证，为儿科常见病之一。对以鼻衄主诉前来就诊者，应首先询问有无其他出血症状，以及作血常规及必要时的出凝血功能等甚至骨髓象检查，以排除全身性疾病包括血液系统疾病引起的鼻出血。儿童鼻腔疾病引起出血，最常见于各种鼻炎引起的鼻黏膜损伤，以及小儿揉鼻挖鼻、鼻外伤，也有极少数为患儿塞进了鼻腔异物甚至鼻咽部肿瘤产生者。

在排除了全身性疾病及鼻腔异物、鼻咽部肿瘤等疾病之后，临床最常见的鼻出血原因在于鼻窒、鼻鼽和鼻渊，如《万氏家藏育婴秘诀·治鼻》所说："鼻流清涕者，其症有二。或外因伤风得之，喷嚏流涕，风属阳，其病为热……内因脑热，鼻流浊涕不止，名曰鼻渊。久而不已，必衄血。"以余经验，鼻衄可分为肺热熏窍、风束肺窍、阴虚血热、气不摄血等证，其中亦有兼而有之者，如本案即兼有肺热、阴虚二证，因而取泻白散、沙参麦冬汤意合方加减取效。

2. 血热妄行案

周某，男，7 岁。2018 年 4 月 16 日初诊。

主诉：鼻衄 4 年，皮肤血肿块 1 年。

患儿近 4 年来无明显诱因下反复出现鼻衄，片刻可自止，秋冬季频发。1 年前始出现皮肤肿块，主要位于双下肢胫前侧，初红后紫，高出皮肤，压之疼痛，运动后加重，予相关活血化瘀药口服后可有所缓解，但易反复发作。患儿近 3 月来鼻衄次数增多，出血量较多，夹血块，无鼻塞、流涕、鼻痒等不适。曾查血常规、出凝血功能等未见明显异常。平素好动，注意力不集中，近日喜叹息，纳食一般，大便偏溏，夜寐轻微打鼾，寐后下肢易抽筋，下肢散在紫红色肿块，咽红，舌苔薄黄。既往有"荨麻疹、腺样体肥大"病史，每年患"支气管肺炎"1 ～ 2 次。诊断：鼻衄

（鼻出血），辨证为血热妄行生风，治以清热凉血消风。

处方：水牛角片20g（先煎），生地黄15g，赤芍10g，牡丹皮10g，紫草10g，蒺藜10g，玄参10g，仙鹤草10g，牛膝10g，焦栀子6g，板蓝根12g，茅根15g。14剂。每日1剂，水煎服。

5月27日二诊：患儿服上药期间，患支气管肺炎1次，鼻衄1次，皮肤肿块仍有，急则治标，中药转从宣肃肺气，清金化痰治疗。刻诊：患儿皮肤肿块已消，伴色素沉着，不痒不痛，近日鼻衄未作，自觉咽部有痰，无咳嗽、鼻塞、流涕等不适，纳食改善，有时嗳气，稍有口气，大便成形酸臭，小便量少色黄，寐多翻身易醒，偶有打鼾、龋齿，咽红，舌苔薄白。既往有"HP（＋）"病史。辨证为血热络伤、肺热阴虚，治以清热凉血，养阴活血。

处方1：水牛角片20g（先煎），生地黄15g，牡丹皮10g，赤芍10g，白芍10g，玄参10g，紫草10g，仙鹤草10g，牛膝10g，忍冬藤10g，焦栀子6g，茅根15g。14剂。每日1剂，水煎服。

处方2：参三七粉100g。每服1g，1日3次。

6月10日三诊：患儿服上药期间，诸症有减，鼻衄2次，量中，有血块，皮肤血肿未现，夜间鼻塞，口干喜饮，纳食尚可，二便尚调，夜寐改善，咽红，咽后脓痰，舌苔薄黄。辨证为血热未清、肺热熏窍，继治以清肺凉血止血。

处方：桑白皮10g，地骨皮10g，牛膝10g，水牛角片20g（先煎），牡丹皮10g，生地黄12g，赤芍10g，仙鹤草10g，侧柏叶10g，焦栀子6g，生甘草3g，茅根15g。14剂。每日1剂，水煎服。

6月24日四诊：患儿服上药期间，皮肤血肿未出，鼻衄3次，遗尿2次。刻诊：患儿一般情况可，口干喜饮，纳食尚可，稍有口臭，大便正常，小便偏少，夜寐稍有打鼾，偶有梦吃，咽稍红，舌苔薄黄。近期血肿未出，鼻衄仍作。治宗前法。另予参三七粉，每服1g，1日3次。

7月8日五诊：患儿服上药期间，鼻衄1次，量少，片刻自止，皮肤血肿未现，遗尿未作。刻诊：患儿一般情况可，纳食一般，二便正常，夜寐轻微打鼾，咽稍红，舌苔薄黄腻。患儿鼻衄已少、血肿已消。治疗继取前法加减。

7月22日六诊：患儿服药期间鼻衄未作，皮肤血肿未出，余症皆平。继取前法加减治疗巩固。后患儿未再来诊。2019 年 3 月患儿因咳嗽来诊，诉鼻衄未再发作。

按语： 本案患儿鼻衄病史已经 4 年，伴见皮肤血肿，无明显鼻渊等病史，辨证为血热妄行，予清热凉血法为主治疗，以犀角地黄汤加味。又因有多次肺炎史，认为有肺热熏窍，加用泻白散。坚持治疗 4 个多月，方才使鼻衄得以控制。

六　乳　蛾

1. 风热犯咽案

张某，男，4 岁。2008 年 11 月 15 日初诊。

主诉：发热 2 天。

患儿 2 天前无明显诱因下出现发热，热峰 38.5℃，无寒战，无咳嗽，无鼻塞流涕，无喷嚏，进食时诉咽痛，二便调，夜寐安，舌质淡，苔薄白，脉数。平时汗多，活动后尤甚。刻诊：神志清，精神可，面色正常，咽充血，两侧扁桃体Ⅱ度肿大，未见异常分泌物。两肺呼吸音清，未闻及明显异常。诊断为乳蛾（急性扁桃体炎），辨证外感风热犯咽，治法疏风清热利咽。

处方：金银花 10g，连翘 10g，薄荷 6g（后下），白芷 10g，牛蒡子 10g，桔梗 6g，胖大海 5g，野菊花 10g，贯众 10g，甘草 3g。3 剂。每日 1 剂，水煎服。

患儿当时未见复诊。2008 年 12 月 4 日因反复呼吸道感染来要求调理，追述服上药 1 剂后热退，咽痛解，药服 3 剂，除汗出较多外，诸症皆除。查体扁桃体无红肿。给补肺固表之剂调治。

按语： 乳蛾之名，较早见于《儒门事亲·喉舌缓急砭药不同解二十一》："单乳蛾、双乳蛾……结薄于喉之两旁，近外肿作，以其形似，是谓乳蛾。"本病在儿科常见，且以急症居多，可由病毒或链球菌感染而致，若不及时治疗遏其邪势，往往迅速化脓而成烂乳蛾。本案急起发热、乳蛾肿痛，并无其他外感内伤证候，故诊断为乳蛾风热犯咽证，采用疏风清热利咽治法，病情迅速得到缓解而痊愈。

2. 热炽腐脓案

朱某，女，6岁。2013年4月25日初诊。

主诉：发热2天。

患儿2天前受凉后出现流涕，继则发热，最高体温39.5℃。遂就诊于某中医院，查血常规未见明显异常，予依托红霉素、小儿感冒颗粒口服，发热仍作，因来就诊。刻诊：发热不退，体温39.0℃。咳嗽偶作，流涕不显，服依托红霉素后胃脘不适，大便1～2日一行，质地偏溏，小便偏黄，纳眠尚可，咽红，扁桃体Ⅱ度肿大，两侧均有脓点，舌苔薄黄，颈部淋巴结肿大。血常规：白细胞总数 10.34×10^9/L。C反应蛋白＜1mg/L。诊断为烂乳蛾（急性化脓性扁桃体炎）。辨证为外感风热，结于咽喉，腐化成脓。治法：清咽解毒，消痈排脓。嘱停用依托红霉素。

处方：金银花10g，连翘10g，白芷10g，薄荷6g（后下），牛蒡子10g，蝉蜕6g，淡豆豉10g，薏苡仁10g，败酱草15g，紫花地丁15g，虎杖12g，芦根15g。2剂。每日1剂，水煎服。

4月27日二诊：患儿服上药后，发热已退。刻诊：患儿无畏寒发热，无咳嗽咯痰，无鼻塞流涕，喷嚏偶作，咽痛不显，胃脘不适已平，纳可眠安，大便日行一次，质地偏溏，小便正常。查体：体温36.5℃，咽稍红，扁桃体Ⅱ度肿大，脓液已消，舌苔淡黄薄腻。证候显著好转，热退脓消，继予清咽解毒治疗。

处方：金银花10g，连翘10g，薄荷6g（后下），白芷10g，木蝴蝶4g，蝉蜕6g，玄参10g，牡丹皮10g，虎杖12g，薏苡仁10g，败酱草15g，芦根15g。5剂。每日1剂，水煎服。

药后诸证悉解而愈。

按语： 本案患儿发热2天，乳蛾已经腐化成脓，服红霉素后胃肠道副作用显现，予中药清咽解毒、消痈排脓，迅速热退、脓消，继给清咽解毒治疗，得到痊愈。扁桃体化脓者多因链球菌感染而成，西药常用青霉素、红霉素治疗，多数敏感，但前者易于过敏、后者易于产生胃肠道反应。中药治疗则不仅有解热、抗菌、凉血、消痈、排脓、消肿的多重效应，且副作用少见，因而值得推荐使用。

3. 肺胃热炽案

耿某，男，5岁。2010年4月22日初诊。

主诉：发热1天。

患儿昨日夜间起发热，体温38.2℃，咳嗽不显，无明显鼻塞流涕，纳欠佳，大便日行，质偏干，寐尚安。舌苔薄黄，咽充血，扁桃体Ⅱ度肿大，右侧可见脓性分泌物2处。血常规：白细胞总数9.48×10⁹/L，中性粒细胞65.8%、淋巴细胞25.1%、单核细胞8.6%。诊断为烂乳蛾（急性化脓性扁桃体炎），证属风热邪毒犯肺入胃、蒸腐乳蛾成脓，治以解热利咽、清胃解毒，予牛蒡甘桔汤、五味消毒饮加减。

处方：金银花10g，牛蒡子10g，桔梗6g，薄荷6g（后下），皂角刺10g，生大黄5g（后下），连翘10g，紫花地丁12g，蒲公英12g，芦根12g，甘草3g。每日1剂，水煎服。

4月29日二诊：患儿服药3日后热退未再起，脓液消，服药7日诸症全消而愈。

按语： 本案患儿发热、乳蛾肿腐化脓，兼便干、纳差，辨证为肺胃热炽蒸腐成脓，给牛蒡甘桔汤、五味消毒饮合生大黄两清肺胃，得以缓解而愈。其中大黄一味，清胃通腑泻火解毒，在乳蛾肺胃热炽证常用，只要患儿无泄泻皆可取之，便干者后下、便调者同煎，釜底抽薪，用之得当可助病情迅速缓解。

4. 气虚毒结案

刘某，女，5岁。2014年12月25日初诊。

主诉：反复发作烂乳蛾3年，再发3天。

患儿自3年前首次患烂乳蛾后，每于发热39℃左右即发生烂乳蛾，每年发作6～7次，每次均需至当地医院输液抗感染治疗。今年发作更加频繁，每月均作，自9月份至今已经4次住院治疗。3天前患儿无明显诱因出现发热，热峰40.2℃，咽痛，家长自予阿莫西林克拉维酸钾、蓝芩口服液、布洛芬等药口服，病情未见好转，发热反复。刻诊：患儿发热，体温38.7℃，咽痛剧烈，口渴而不欲饮水，咽痛影响进食，纳差，口臭，咳嗽时作，痰稠色黄不易咳出，寐欠安，小便稍黄，大便秘结。查体：咽部充血，双侧扁桃体Ⅱ度肿大，可见数个脓点。舌质红，舌苔黄，脉数。血常规：白细胞总数15.14×10⁹/L，中性粒细胞65.1%、淋巴细胞24.7%、单核细胞8.8%。诊断烂乳蛾（急性化脓性扁桃体炎）。辨证外感风热，毒结咽喉，腐化成脓。治以利咽解毒，消痈排脓。银翘散合五味消毒饮加减。

处方：金银花10g，连翘10g，薄荷6g（后下），牛蒡子10g，桔梗6g，蒲公英

15g，紫花地丁15g，皂角刺10g，生大黄6g（后下），败酱草15g，冬瓜子12g，芦根15g。4剂。每日1剂，水煎服。

12月29日二诊：患儿服上药期间，仅高热时予布洛芬口服，未再服其他药物，次日体温降至正常。刻诊：患儿无发热，咽痛较前明显减轻，咳嗽偶作，咯黄痰，口微渴，纳可，寐尚安，二便调，咽淡红紫，双侧扁桃体Ⅰ度肿大，未见脓性分泌物，舌质红，苔黄厚，脉数。查血：白细胞总数5.68×10^9/L。CRP 9mg/L。余未见异常。患儿急乳蛾腐脓已消、乳蛾减小、咽热未清，证属毒恋咽喉。治以利咽消肿，解毒散结。

处方：桑白皮10g，地骨皮10g，桔梗6g，玄参10g，浙贝母6g，胖大海6g，金银花10g，蒲公英15g，土牛膝12g，虎杖12g，牡丹皮6g，芦根15g。9剂。每日1剂，水煎服。

2015年1月8日三诊：患儿服药期间未再发热，咽痛渐消，无咳嗽咯痰，偶觉咽中如有物阻，活动后多汗，且汗出不温，精神佳，纳可，夜寐正常，二便调，咽部色淡，双侧扁桃体Ⅰ度肥大、无脓，舌质淡，苔薄白，脉平。刻下乳蛾肿痛已平，证属肺卫不固，气虚失敛，当予调理，兼以利咽，以肃余邪。

处方：炙黄芪15g，白术10g，防风5g，煅龙骨20g（先煎），煅牡蛎20g（先煎），党参10g，茯苓10g，五味子6g，胖大海6g，虎杖12g，土牛膝12g，芦根15g。21剂。每日1剂，水煎服。

1月29日四诊：患儿一般情况良好，无发热，无咽痛及咽部不适，汗出较前明显减少，胃纳、夜寐正常，二便调，咽部色淡，双侧扁桃体无肿大，舌质淡，苔薄白，脉缓。患儿服中药已月余，未见乳蛾再发，然其体质素虚，当予进一步调理巩固，拟前方加减出入继服。

2015年5月11日：患儿因咳嗽10余天就诊，自诉之前继续服调理药3周，至今乳蛾已4个多月未发，感冒亦较前明显少发。后随访至2015年9月，再未因乳蛾就诊。

按语：本例患儿烂乳蛾反复发作3年，严重时每月均作，且需住院用抗生素静脉滴注治疗方能好转。此次急性化脓时来我处诊治，仅服中药煎剂4剂，未伴服其他药物，即热退脓消肿减，继服中药调理巩固近2月，随访8个月乳蛾未再发。余治疗乳蛾用药，急性期烂乳蛾多以银翘散合五味消毒饮加减。方中金银花、连翘清热解毒、消肿散结，脓已成、未成均可用之；桔梗利咽排脓、皂角刺消肿排脓乃专药，若脓已成此二味为必用之药；生大黄泻火解毒、凉血化瘀，只要患儿无泄泻者皆用之；玄参解毒养阴，蒲公英、败酱草、芦根清热解毒、消痈排脓，虎杖活血散瘀、解毒消肿，无论急慢乳蛾均常使用。本案虽起病急、热势炽、血象高、乳蛾肿痛化脓，但采用利咽解毒、消痈排脓中药能够迅速得到缓解，可见此类患儿不必因白细胞总数及中性粒细胞升高而以为非抗生素不可，中药治疗同样可以取得良好疗效。对于慢乳蛾反复发作者，急性发作控制之后，常取黄芪、白术、防风补气固表，丹参、赤芍、牡丹皮活血化瘀，有利于乳蛾消减并防止复发。

5. 气阳不足案

刘某，女，6 岁。2006 年 7 月 28 日初诊。

主诉：急性扁桃体炎治疗后低热不退两月。

患儿今年 5 月中旬患"急性扁桃体炎"，高热达 39.6℃，经治疗后高热退而持续低热不减，已有两月，每日最高体温（口温）在 37.9℃左右。精神欠振，倦怠乏力，易于出汗、汗出不温，食欲不振，二便尚调，面色少华，形体略瘦，咽部淡红，扁桃体Ⅱ度肥大，舌苔薄腻。作血常规、尿常规、大便常规、血培养、X 线全胸片、肝功能、肝炎病毒学等多种检查均正常。

诊断：慢乳蛾营卫不和证（感染后功能性低热）。分析患儿起病于急乳蛾，但经治疗邪热已平，其低热延绵 2 月不退，乃因素体本虚，又邪热伤气损阳所致。因而虽有低热，而神疲倦怠、面色少华，易于出汗而不温。时值夏季，纳差苔腻，为兼暑湿困脾之象。辨证属气阳不足，营卫不和，复为暑湿困脾。治以温卫和营，益气固表，化湿和中。予黄芪桂枝五物汤加清暑化湿之品

处方：炙黄芪 15g，桂枝 4g，白芍 10g，炙甘草 3g，煅龙骨 15g（先煎），煅牡蛎 15g（先煎），白薇 10g，淡豆豉 10g，焦六神曲 10g，荷叶 15g。7 剂。每日 1 剂，水煎服。

嘱每日 8 时、14 时、20 时测体温，若另有感到发热时再加测，详细记录。

8 月 4 日二诊：服药 7 剂，患儿体温已正常，每日最高体温在 37.4℃以下。

继服上方加减 1 周巩固，体温未再上升，获得痊愈。

按语： 本例患儿低热 2 月不退，虽起病初为邪毒结于咽部之急乳蛾，但此时乳蛾热毒已消，各项检查均正常，邪盛之象不再，其低热延绵、汗出不温，同时神疲倦怠、面色少华、纳差苔腻，综合诸证分析，乃卫阳不足、营阴外泄之营卫不和为其长期低热之主因，兼有气虚、湿困之象。其热象已消而低热不解、化验检查正常，乃是小儿体温调节功能紊乱所致，属于感染后功能性发热范畴，若再过用苦寒败毒的中药或西药，非但于事无补且愈加伤正。故以黄芪桂枝五物汤为主方，取桂枝温卫阳、白芍敛营阴以调和营卫；加黄芪、甘草益气，煅龙骨、煅牡蛎固表，白薇、淡豆豉、荷叶、焦六神曲祛暑化湿和中。是为"甘温除热"又一法门，临证取之治疗营卫不和之长期发热，屡试不怠。

6. 阴虚瘀滞证

裴某，男，7 岁。2007 年 3 月 17 日初诊。

主诉：反复发作扁桃体炎 5、6 年。

患儿自 1 岁以来，经常扁桃体炎、发热。近来未发热，但扁桃体反复肿大，晚间影响入睡、憋气，时有清嗓"咯咯"声，胃纳欠佳，口干，大便偏干，扁桃体 Ⅱ 度肿大。证属热结咽喉，阴虚瘀滞。治以清咽消肿，养阴活血。甘桔汤加味。

处方：桔梗 6g，全瓜蒌 10g，玄参 10g，青果 10g，土牛膝 15g，蒲公英 15g，蝉蜕 5g，丹参 10g，罗汉果 10g，焦山楂 10g，焦六神曲 10g，甘草 3g。7 剂。每日 1 剂，水煎服。

药后患儿睡眠稍有好转，清嗓有减。加减服用 1 月，晚间睡眠可，憋气未见，清嗓已消。继予调理，服药近 2 月，患儿很少生病，咽部再无不适。

按语： 患儿扁桃体炎病史已经 5、6 年。近期虽未有急性发作，但扁桃体肿大，且晚间影响入睡、憋气、时有清嗓"咯咯"声，是毒瘀阻滞；口干、大便偏干，是阴虚之证。因而辨证为热结咽喉、阴虚瘀滞，同时治以清咽消肿、养阴活血。取甘桔汤加养阴、活血、利咽、消食之品，加减服药近 2 月，使长期困扰患儿诸症悉解。

七　喉痹

1. 风热喉痹案

王某，男，5 岁。2010 年 4 月 19 日初诊。

主诉：发热 1 天。

患儿昨日外出后出现鼻塞，发热（热峰 38.6℃），服君尔清、蓝芩口服液后身热暂退。刻诊：体温 36.8℃，鼻塞，喷嚏偶作，声咳，咽痛明显，纳差，大便偏干，小便正常，寐欠安，舌质淡，苔薄黄，咽红，扁桃体不肿大。两肺呼吸音清。诊断：喉痹（急性咽炎）。证属外感风热、肺咽不利，治以疏风清热、宣肺利咽。

处方：金银花 10g，连翘 10g，薄荷 6g（后下），荆芥 10g，桔梗 6g，牛蒡子 10g，蝉蜕 6g，桑叶 10g，板蓝根 12g，野菊花 10g，炙枇杷叶 10g，焦六神曲 10g。5 剂。每日 1 剂，水煎服。

2010 年 9 月 24 日因他病来诊，诉 4 月 19 日来诊服药后热势未起，咽痛消除，咳嗽、鼻塞流涕均止而愈。

按语：喉痹一词，最早见于《素问·阴阳别论》："一阴一阳结，谓之喉痹。"本泛指咽喉部红肿疼痛为主证的咽喉部病症。后世《喉科心法·单蛾双蛾》则提出了鉴别诊断："凡红肿无形为痹，有形是蛾。"现代专指急、慢性咽炎。据病因病机的不同，急喉痹又可分为"风热喉痹"、"风寒喉痹"，但在儿科，以风热喉痹居多，治以疏风清热、宣肺利咽收效良好。

2. 热结阴伤案

刘某，女，9 岁。2012 年 7 月 13 日初诊。

主诉：咽痒、清嗓 3 月。

患儿今年 4 月份外感后流涕、喷嚏、咽痒、偶尔咳嗽、喉中有痰，先后使用感冒、咳嗽中成药及阿奇霉素、阿莫西林、顺尔宁后，流涕、喷嚏、咳嗽逐渐好转，但咽痒、清嗓不止。刻诊：患儿清嗓时时发作，自诉咽干作痒，偶尔干咳，无发热，纳可，二便正常，余无明显不适。咽部充血，扁桃体不肿大，舌苔薄白。诊断为喉痹（慢性咽炎）。证属肺热结咽伤阴，治以清肺利咽养阴，取泻白散加减。

处方：桑白皮 10g，地骨皮 10g，蝉蜕 6g，玄参 10g，生地黄 10g，胖大海 5g，青果 6g，虎杖 12g，紫花地丁 15g，败酱草 15g，芦根 15g。7 剂。每日 1 剂，水煎服。

7 月 20 日二诊：服药后咽痒、清嗓、咽部充血减轻，余无明显不适。予原方加减再进。

处方：桑白皮 10g，地骨皮 10g，蝉蜕 6g，玄参 10g，生地黄 10g，木蝴蝶 2g，牛蒡子 10g，虎杖 12g，紫花地丁 15g，土牛膝 12g，罗汉果 10g。14 剂。每日 1 剂，水煎服。

8 月 3 日三诊：患儿咽痒已止，清嗓偶作，咽部淡红。再以上方加减，就诊两次，服药 28 剂，证情已愈。

按语： 本案患儿病程 3 月余，肺热结咽未解，肺阴已伤，因而咽痒、清嗓不止。治以清肺利咽养阴。选桑白皮、地骨皮、蝉蜕、胖大海清肺利咽，玄参、生地黄、青果、芦根养阴生津，虎杖、紫花地丁、败酱草清咽解毒，缓解后按原治法加减用药，使之获愈。

八 聤耳

热毒壅结案

茅某，男，8 岁。2007 年 1 月 27 日初诊。

主诉：发热伴呕吐 1 天。

患儿昨日起恶心呕吐，腹痛阵作，发热，体温 38.8℃，未咳嗽，有痰，左耳流脓，咽红，舌苔薄黄。左耳外耳道可见脓性分泌物。诊断：聤耳（化脓性中耳炎）。

证属外感风热，热毒由咽部犯入耳窍。治以解表清热，利咽宣窍，和胃降逆。

处方1：金银花12g，佛耳草15g，连翘10g，紫苏叶10g，法半夏6g，陈皮3g，薄荷（后下）6g，桔梗6g，木香5g，野菊花10g，败酱草15g，甘草3g。3剂。每日1剂，水煎服。

处方2：黄柏滴耳液1瓶。每次3滴，1日3次，滴耳。

服药3剂后热退，随之呕吐、腹痛、左耳流脓均止。继服5剂巩固，后未再发。

按语： 聤耳一病，好发于儿童，起病常因咽热侵入耳窍，或流泪、灌水入耳产生。本案来诊时见外耳道有脓性分泌物，应已有鼓膜穿孔，因治疗及时，获得治愈。若不能及时控制病情，则易于转为慢性反复发作，以致损伤听力，殊为难治。

九　鼾证

1. 热结肺咽案

张某，男，4岁。2018年1月8日初诊。

主诉：夜间打鼾数月。

患儿数月前无明显诱因下出现夜间打鼾，有呼吸暂停现象、为时在1分钟以内，伴有鼻塞，偶有咳嗽，易于疲乏，挑食，大便二、三日一行、质地偏干，小便正常，平素易罹外感，咽红，扁桃体Ⅱ度肿大，舌苔薄白。心肺听诊阴性。曾摄颈部侧位片报告"腺样体肥大"。诊断：鼾证（腺样体肥大），辨证为热结肺咽，治以清肺利咽，银翘散加减。

处方：金银花10g，连翘10g，桔梗6g，玄参10g，浙贝母6g，牡丹皮10g，丹参10g，胖大海5g，虎杖12g，蒲公英12g，紫花地丁12g，芦根12g。14剂。每日1剂，水煎服。

1月22日二诊：家长诉患儿服上药期间曾有外感，夜间打鼾未见明显好转。刻诊：患儿偶有鼻塞，流黏涕，喷嚏偶作，胃纳可，口气酸臭，大便间日一行、质地偏干，小便正常，咽红，扁桃体Ⅰ度肿大，舌苔薄白。心肺听诊阴性。辨证为复感外邪，肺气失宣。治以宣肺利窍，清咽解毒。

处方：菊花10g，辛夷6g，蝉蜕6g，白芷10g，玄参10g，瓜蒌子12g，胖大海5g，槟榔10g，虎杖12g，金银花10g，蒲公英12g，芦根12g。14剂。每日1剂，水煎服。

2月8日三诊：服上药期间，打鼾频率及鼾声减轻，患儿外感症状亦好转，无咳嗽咯痰，无鼻塞流涕，无揉眼鼻，纳可，易食积，饮食较多则口气酸臭，无恶心呕吐，无嗳气呃逆，大便偏干、间日一行，小便正常，夜寐尚安，咽部稍红，扁桃体Ⅰ度肿大，舌苔薄白。平素易啼哭，活动后易汗。证候减轻，今予前法增补肺固表之品再进。

处方：黄芪15g，白术10g，防风5g，煅龙骨15g（先煎），煅牡蛎15g（先煎），桑白皮10g，胖大海5g，瓜蒌子15g，槟榔10g，虎杖12g，蒲公英12g，紫花地丁12g，芦根12g。21剂。每日1剂，水煎服。

11月3日四诊：患儿家长诉2月8日就诊服药21剂后，又自购该方再服21剂，打鼾已平。近2周因感冒而复发，夜间打鼾声响，张口呼吸，无憋气现象，10月15日曾有发热，最高温度38.5℃，自服布洛芬，1天后热退。刻诊：患儿咳嗽以晨起及傍晚为多，1天约咳十余次，每咳5、6声，有痰不会咯吐。时有鼻塞，流涕不显，喷嚏每日晨连作2、3个，近日大便日行1次、干硬难解，经蒜敷涌泉穴后便质有所改善，小便正常，寐可，晨起口气酸臭，咽红，舌苔薄黄腻。心肺听诊正常。辨证为外感后肺热未清，肺窍不利。治以清肺利咽为主。

处方：炙麻黄2g，桑白皮10g，辛夷6g，苍耳子6g，前胡10g，瓜蒌子15g，桔梗10g，槟榔10g，虎杖12g，土牛膝12g，蒲公英15g，芦根12g。14剂。每日1剂，水煎服。

11月18日五诊：患儿服上药后咳嗽已平。11月8日至南京市某医院行疝气修补术。患儿目前一般情况可，无外感症状，鼾止，纳食尚可，大便日行一次、质干呈颗粒状，小便正常，夜寐尚安，晨起稍有口气，舌苔薄黄腻。辨证为湿热内困，治以清化湿热。

处方：桑白皮10g，枳实10g，槟榔10g，荔枝核10g，瓜蒌子15g，柏子仁

15g，虎杖 12g，蒲公英 15g，苍术 10g，黄芩 10g，胖大海 5g，罗汉果 10g。14 剂。每日 1 剂，水煎服。

此后打鼾再未发作。

按语： 近年来儿科门诊以鼾证前来就诊者有日益增多之势，摄片或耳鼻喉科检查多可见腺样体肥大，病程久者还可以见到腺样体面容。考腺样体肥大位于咽喉之后，与乳蛾肿大同见者亦不在少数。本人体会，鼾证治疗大体可仿乳蛾治法，急性期清热解毒利咽消肿为主，必须坚持治疗一段时间方能巩固，缓解后还当补肺固表以御邪，或兼化痰活血以消肿，若是复感外邪则常会引起复发。

2. 毒结咽阻案

黄某，女，2 岁。2019 年 7 月 11 日初诊。

主诉："腺样体肥大" 1 年余。

患儿去年 4 月 20 日感冒后开始夜寐张口呼吸，喜动多翻身。6 月 16 日出现鼻塞，时流黄涕，至当地医院就诊，诊断为副鼻窦炎，予头孢类药物口服，流涕较前稍有好转，但鼻塞仍然，夜寐张口呼吸、打鼾至今。刻诊：患儿时有鼻塞，流涕不显，寐时打鼾，张口呼吸、呼吸气粗声重，纳可，大便偏干，咽红，扁桃体Ⅱ度肿大，舌苔薄白。心肺听诊正常。曾在南京某医院摄片示：腺样体肥大。诊断：鼾证（腺样体肥大），辨证肺咽结热、肺窍不利，治以清肺利咽宣窍。

处方：桑白皮 10g，辛夷 5g，桔梗 4g，冬瓜子 10g，皂角刺 10g，虎杖 10g，蒲公英 10g，紫花地丁 10g，白芷 6g，甘草 3g。14 剂。每日 1 剂，水煎服。

7 月 27 日二诊：患儿服用上药后，夜间打鼾已平，鼻塞通、口能闭，唯午睡仍有张口呼吸，纳食可，大便转调，咽稍红，扁桃体Ⅱ度肿大，舌苔薄白。心肺听诊正常。前方有效，出入再进。

处方：桑白皮 6g，辛夷 5g，桔梗 5g，牡丹皮 6g，皂角刺 6g，虎杖 10g，冬瓜子 10g，蒲公英 10g，罗汉果 8g。14 剂。每日 1 剂，水煎服。

药后诸症悉平。

按语： 患儿因腺样体肥大而寐时打鼾，张口呼吸、呼吸气粗声重，其鼻塞乃因气道不利而然，故病本在热毒壅结、咽喉受阻，用清肺利咽宣窍法治疗取效。

3. 痰瘀热结案

李某，男，3 岁 10 月。2013 年 5 月 11 日初诊。

主诉：睡眠打鼾、张口呼吸 7 月。

患儿自 2012 年 9 月入托班以来，平均每半月生病 1 次。2012 年 11 月份出现睡眠打鼾，夜间鼻塞，在某医院摄片诊为"腺样体肥大"，先后服用顺尔宁、氯雷他定等治疗，2013 年 1 月 26 日在我院耳鼻喉科就诊予中药治疗，均无明显改善。2013 年 2 月 15 日患病毒性感冒，4 月 1 日患支原体肺炎，予静脉输液治疗，5 月 5 日开始咳嗽无痰，睡前、晨起及活动后咳嗽加重。刻诊：睡眠中打鼾，张口呼吸，寐中鼻塞，咳嗽有痰，纳可，寐安，二便调，汗多，平素体弱，咽红，扁桃体 II 度肿大，舌质红，舌苔薄黄。心脏听诊正常，肺呼吸音粗。

分析本案患儿平素体弱，反复外感后出现夜间鼻塞，睡眠打鼾，张口呼吸，咳时有痰。乃因小儿肺脾不足，反复感受外邪，致肺咽结热，宣肃失司，咳嗽咯痰，病程日久则痰饮内结、瘀血阻络，壅塞咽喉，肺窍不利，而致睡眠打鼾、张口呼吸。故本案诊断：鼾证（腺样体肥大）。证属痰瘀热结、肺咽不利，治以清肺利咽、化痰活血，泻白散加减主之。

处方：桑白皮 10g，地骨皮 10g，桔梗 6g，胖大海 5g，玄参 10g，青果 6g，虎杖 12g，丹参 10g，蒲公英 15g，败酱草 15g，浙贝母 6g，芦根 15g。7 剂。每日 1 剂，水煎服。

5 月 18 日二诊：服药后证情好转，打鼾减轻，寐中呼吸气粗，偶有憋气，咳嗽好转。前天开始又有感冒症状，喷嚏、流涕，无鼻塞，咳嗽加重，连声发作，晨起及入睡前咳剧，无咽痛，无恶寒发热，纳可，寐安，初寐时及活动后汗出较多，咽红，扁桃体 II 度肿大，舌苔薄黄腻。心肺听诊阴性。证属复感后肺热痰蕴，治以清肺利咽、化痰止咳。

处方：桑叶 10g，桑白皮 10g，辛夷 6g，前胡 10g，桔梗 6g，炙百部 10g，胆南星 6g，广地龙 6g，黄芩 10g，虎杖 12g，败酱草 15g，炙枇杷叶 10g。7 剂。每日 1 剂，水煎服。

5 月 25 日三诊：咳嗽减轻，仅于活动后易作，晨起喷嚏，稍有流涕，打鼾减轻，近期无睡眠憋醒现象发生，纳可，寐安，二便调，初寐时汗多，咽红，扁桃体 II 度肿大，舌苔薄黄腻。心肺听诊阴性。证候如前减轻，再予前法出入，清肺化痰、利咽活血。

处方：桑白皮 10g，桑叶 10g，杏仁 10g，辛夷 6g，蜜炙款冬花 6g，胆南星 6g，浙贝母 6g，黄芩 10g，虎杖 12g，败酱草 15g，芦根 15g。7 剂。每日 1 剂，水煎服。

6 月 1 日四诊：上方服后，咳嗽、喷嚏已平，打鼾偶闻，予前方减止咳化痰之剂，增益气活血消肿之品。

处方：黄芪 15g，煅牡蛎 20g（先煎），桑白皮 10g，桔梗 6g，浙贝母 6g，玄参 10g，丹参 10g，虎杖 12g，败酱草 15g，芦根 15g。14 剂。每日 1 剂，水煎服。

药后未来复诊。后因他病来诊，诉平时出汗减少，打鼾未再作。

按语：腺样体肥大是儿科临床常见疾病，主要表现为鼻塞、流涕、打鼾、睡眠呼吸困难、张口呼吸等，长期慢性持续发病，对儿童的免疫调节、生长发育和智力发育有一定影响。本病内因责之为小儿禀赋肺常不足，外因风热外邪屡犯，上扰鼻咽气道所致，日久则"热不更泄，搏血为瘀"，经络瘀阻，壅塞鼻咽气道，致通气不畅，鼾声大作。本病急性发作期应以清热利咽为主，据症加化痰祛瘀之品，病程迁延体弱易感者配合补气固表。本案经治疗夜间打鼾显著好转，虽其后复感外邪，痰热又起，但继续随症处治，能持续好转，终获治愈。

十　咳　嗽

1. 风热轻证案

秦某，男，4 岁，2019 年 1 月 10 日初诊。

主诉：咳嗽 7 日，发热 1 日。

患儿 7 日前晨起稍有小咳，予中药煎剂口服。8 日咳嗽加重，9 日出现发热，体温 37.6℃。刻诊：患儿咳嗽连作，喉间有痰，有时鼻塞，少许白黏涕，咽痛，纳可，大便今行 1 次、呈水样便，小便调，夜寐尚安，易汗，咽红，舌质淡红，苔薄白。

心肺听诊正常。患儿有咳嗽、鼻衄反复发作病史 3 年余。诊断：咳嗽（急性支气管炎），证属外感风热犯肺、肺气失宣，治以疏风解热，宣肺止咳。

处方：桑叶 10g，菊花 10g，杏仁 10g，前胡 10g，桔梗 6g，黛蛤散 10g（包煎），辛夷 6g，浙贝母 6g，金银花 10g，地锦草 15g，甘草 3g。7 剂。每日 1 剂，水煎服。

1 月 17 日二诊：患儿咳嗽已解，刻下易汗身凉，平时易于疲劳，咽红，舌质淡红，苔薄白。心肺听诊正常。证属肺卫不固、营卫不和，治以补肺益气、温卫和营。

处方：炙黄芪 15g，白术 10g，防风 5g，煅龙骨 20g（先煎），煅牡蛎 20g（先煎），生晒参 6g，桂枝 6g，白芍 10g，炙甘草 3g，茯苓 10g，辛夷 6g，板蓝根 12g。28 剂。每日 1 剂，水煎服。

后因他病来诊，诉感冒、咳嗽、鼻衄皆已经少发。

按语： 本案急性起病，低热，咳嗽有痰，鼻塞咽痛，诊为风热咳嗽。"治上焦如羽，非轻不举"，以桑菊饮加减迅速获愈。但患儿既往常发咳嗽、鼻衄，症见易汗身凉、易于疲劳，故咳嗽好转后当调其正气，予补肺益气、温卫和营，使患儿体质增强，发病减少。

2. 风热重证案

胡某，女，2 岁。2006 年 11 月 25 日初诊。

主诉：发热、咳嗽半天。

患儿 5 天前发热，服药后热退。昨晚又发热，体温 38.2℃，呼吸气粗，咳嗽频作，喉中痰嘶，鼻流黄涕，精神尚可。查体温 37.5℃，咽红，舌苔薄黄，两肺呼吸音粗糙。血常规：白细胞总数 6.82×10^9/L，中性粒细胞 31.3%、淋巴细胞 63.7%。诊断：咳嗽（急性支气管炎），辨证为再感外邪、风热犯肺、肺气失宣，治以解表清热、宣肺止咳。

处方：金银花 6g，连翘 6g，薄荷 5g（后下），荆芥 6g，桔梗 5g，前胡 6g，桑叶 6g，黛蛤散（包）6g，远志 4g，贯众 6g，炙枇杷叶 6g，甘草 3g。3 剂。每日 1 剂，水煎服。

患儿服药 3 剂后热退，咳嗽明显减轻，继以宣肺止咳法治之，7 剂而愈。

按语： 本案与上案同为风热咳嗽，但上案以风象偏重、本案热象较著，所以上案以桑菊饮加减、本案以银翘散加减，皆用宣肺止咳之品。另上案兼水泻加地锦草，本案倾向病毒感染加贯众，皆属经验用药。

3. 风热夹痰案

季某，女，4岁。2019年5月18日初诊。

主诉：发热4天，咳嗽3天。

患儿4天前受凉后喷嚏时作，继而发热，体温37.8℃，伴较多黄涕。次日出现咳嗽，渐加重，自服阿奇霉素、小葵花肺热咳喘口服液、清肺口服液口服，未见明显好转。昨日至某医院就诊，摄胸片示：支气管炎。予雾化吸入治疗，夜间热势上升，T：38.8℃，予布洛芬口服2次，身热暂退。刻诊：患儿无热，咳嗽频作，可咯出黄脓痰，有鼻塞，少量黄黏涕，纳寐可，大便1～2日一行，质尚调，汗可，咽充血，扁桃体Ⅱ度肿大，舌质红，舌苔薄黄。心肺听诊正常。患儿既往有热性惊厥史，1～2岁间曾热惊发作5次，体温多在39℃以上，最近一次发于2018年6月。血常规：白细胞计数$10.29×10^9$/L，中性粒细胞67.1%、淋巴细胞24.5%、单核细胞5%、嗜酸性粒细胞2.8%、嗜碱性粒细胞0.6%。CRP 5mg/L。肺炎支原体抗体IgM（±）。诊断：咳嗽（急性支气管炎）。证属外感风热邪毒、痰阻肺络、肺气失宣，治以疏风清热、宣肺化痰。

处方：金银花10g，连翘10g，薄荷6g（后下），荆芥10g，桔梗6g，前胡10g，黛蛤散10g（包煎），天竺黄10g，虎杖12g，鸭跖草12g，远志6g，甘草3g。6剂。每日1剂，水煎服。

5月23日二诊：患儿服上药一剂后，热未再起。咳嗽仍阵作，喉间痰嘶，可咯出黄色黏痰，伴鼻塞流涕，纳可，寐安，二便调，咽红，舌质红，苔薄黄。心肺听诊正常。证属痰热阻肺、宣肃失司，治以清金化痰止咳。

处方：桑叶10g，桑白皮10g，辛夷6g，杏仁10g，前胡10g，远志6g，黛蛤散10g（包煎），浙贝母6g，天竺黄10g，金银花10g，黄芩10g，鱼腥草15g，甘草3g。9剂。每日1剂，水煎服。

6月3日三诊：患儿发热、咳嗽皆平，餐后易作呃逆，余无不适。患儿系反复呼吸道感染儿，自去年10月患支气管肺炎后，每月均有发热咳嗽。拟予补肺益气固表为主，兼以利咽治疗巩固。

处方：黄芪15g，白术10g，防风5g，煅龙骨20g（先煎），煅牡蛎20g（先煎），党参 10g，茯苓 10g，桑白皮 10g，陈皮 3g，土牛膝 12g，板蓝根 12g，芦根 15g。14 剂。每日 1 剂，水煎服。

按语： 本案初起为风热犯肺而咳嗽，以疏风清热、宣肺化痰治疗后热退而痰热之象显露，再用清金化痰止咳法获愈。风、热、痰三者为急性咳嗽常见病理因素，疏风、宣肺、清热、化痰法的应用孰轻孰重，是辨证选方用药的关键。

4. 痰热咳嗽案

戴某，女，6 岁。2019 年 3 月 17 日初诊。

主诉：咳嗽 1 月。

患儿 1 月前受凉后咳嗽，至当地医院就诊，查血常规：白细胞总数 7.93×10^9/L，中性粒细胞 52.8%、淋巴细胞 41.7%、嗜酸性粒细胞 0.4%。予小儿肺热咳喘颗粒口服，咳嗽未见明显好转。至当地医院复诊，摄片报告：支气管炎。予布地奈德 + 特布他林 + 异丙托溴铵雾化吸入治疗 3 天，咳嗽有减。2 月 27 日进食羊肉、鸡汤后咳嗽加重，再用上药雾化吸入治疗 2 天，效果不显。3 月 2 日起予阿莫西林克拉维酸钾口服 5 天，咳嗽稍减。刻诊：患儿无恶寒发热，咳嗽以早晚为主，每咳二三声，可闻痰音，无鼻塞、流涕，喷嚏偶作，两耳内痒，无咽痒咽痛，纳佳，眠安，二便正常，上半夜出汗较多，咽红，舌苔薄白。心肺听诊阴性。平素体质较差，平均每 3 月感冒 1 次，2018 年曾患 3 次肺炎。血查肺炎支原体抗体 IgM 阴性。诊断：咳嗽（急性支气管炎），辨证为痰热蕴肺，宣肃失司。治法：宣肃肺气，清化痰热。

处方：炙麻黄 3g，桑叶 10g，桑白皮 10g，杏仁 10g，前胡 10g，远志 6g，浙贝母 6g，瓜蒌皮 10g，虎杖 12g，黄芩 10g，佛耳草 15g，甘草 3g。7 剂。每日 1 剂，水煎服。

3 月 24 日二诊：患儿服上药后咳减而平，喉间仍有痰，无鼻塞、流涕、喷嚏，耳痒减轻，纳可，眠安，二便正常，出汗较多，夜寐龇齿，晨起口臭，咽后壁红，舌苔薄白，心肺听诊阴性。患儿咳嗽已平，一般情况可，既往经常感冒咳嗽，治疗转予补肺固表为主，佐以利咽化痰。

处方：炙黄芪 15g，白术 10g，防风 5g，煅龙骨 20g（先煎），煅牡蛎 20g（先煎），党参 10g，茯苓 10g，浙贝母 6g，瓜蒌皮 10g，土牛膝 12g，佛耳草 15g，甘草 3g。14 剂。每日 1 剂，水煎服。

按语： 反复呼吸道感染患儿咳嗽迁延已1月。就诊时虽然咳嗽有减而痰声明显，辨证为痰热蕴肺、宣肃失司，治以宣肃肺气、清化痰热，药后咳嗽平而痰热未清，故在利咽化痰同时给补肺固表，以图杜其后患。

5. 气虚络闭案

赵某，男，18个月。2014年4月17日初诊。

主诉：咳嗽，喘息2月余。

患儿2个多月前因发热、咳嗽、喘息至当地医院入院治疗，诊断为"肺炎合并心力衰竭"，抗感染、抗炎、支持治疗21天后好转出院。5天后咳嗽、喘息再作，入院1周后咳嗽减轻，出院1天后咳嗽、喘息又加重，再次入院治疗，10余日未见明显缓解。转至北京某医院，经检查诊断为"闭塞性毛细支气管炎"，甲强龙等系统治疗后，好转出院。刻诊：患儿咳嗽，有痰，不能自行咳出，稍活动则喘息明显，喉间可闻及痰鸣音，揉鼻，流浊涕，喷嚏，无发热，无恶心呕吐，纳可，寐安，二便调，精神不振，语声低微，咽红，舌质淡，苔薄腻，指纹沉紫。两肺呼吸音粗糙，右肺广泛性细湿啰音，面部两耳湿疹，色红。分析认为患儿咳嗽、喘息已有2个多月，虽正气已伤，但邪实闭肺仍是目前主要病机，结合舌脉辨证，当属痰热内阻、肺络闭郁，治以开肺涤痰、清金通络。

处方：炙麻黄3g，射干6g，杏仁6g，款冬花6g，丹参10g，葶苈子10g，苏子10g，胆南星5g，黄芩10g，虎杖12g，广地龙6g，甘草3g。7剂。每日1剂，水煎服。

4月24日二诊：咳嗽、喘息减轻，剧烈活动后仍有，时有皮肤瘙痒，咽红，舌质干红，苔薄白，指纹沉紫。两肺呼吸音粗，右肺前部及后背底部湿啰音，全身散在湿疹，色红。遂在原方基础上去射干，加地肤子10g。10剂。每日1剂，水煎服。

5月5日三诊：喘息减轻，精神好转，咳嗽伴少量黏痰，服药期间复罹外感，出现咳嗽、呕吐，咽红，舌质红，苔薄白，指纹紫。肺呼吸音粗，可闻及喘鸣音。在原方基础上增化痰通络之品。

处方：炙麻黄3g，射干6g，前胡6g，款冬花6g，丹参10g，葶苈子10g，苏子10g，胆南星5g，黄芩10g，虎杖12g，青礞石12g（先煎），甘草3g。14剂。每日1剂，水煎服。

8月18日十二诊：5月5日三诊后在前方基础上加减，诊治8次后，精神状态显著好转，活泼，语声高朗，面部气色转润，偶咳嗽，喉中仍时可闻及喘鸣音，纳可，寐安，二便调，咽稍红，舌苔薄腻。呼吸音粗糙，右肺可闻及干啰音。患儿闭塞性毛细支气管炎已过半年，以开肺涤痰、清金化瘀通络治疗接近4个月，一周前改用开肺涤痰、补益肺脾、通络活血之品，扶正祛邪兼施，全身状况有明显改善。治以前法出入再进。

处方：炙麻黄3g，桑白皮10g，前胡6g，枳壳6g，胆南星6g，制僵蚕6g，丹参10g，黄芪12g，生晒参5g，白术10g，黄芩10g，虎杖12g，甘草3g。14剂。每日1剂，水煎服。

11月10日十八诊：患儿自加用益气活血通络之品后，精神状态、喘鸣较前好转，咳嗽偶作，出汗较多，安静时呼吸平缓，活动则易喘。辨证当属风痰未肃、肺络郁闭、气虚血瘀，继续治以消风涤痰、开肺通络、益气活血。

处方：炙麻黄3g，杏仁10g，紫菀6g，葶苈子10g，细辛3g，丹参10g，生晒参6g，炙黄芪12g，煅龙骨15g（先煎），牡蛎15g（先煎），黄芩10g，虎杖12g，甘草3g。14剂。每日1剂，水煎服。

以后长期使用以上治法方药加减变化治疗，病情尚属稳定。

按语：患儿经过中药长期调治，咳嗽、喘息、精神症状明显改善，后患儿每隔半月仍来门诊复诊，期间2015年1月发生"支气管肺炎"短期住院，出院后继续门诊涤痰通络、益气活血、宣肃肺气治疗。其中生晒参与党参交替服用。病情基本保持稳定，精神食欲佳，偶尔咳嗽，仅活动较多后仍有气喘。闭塞性细支气管炎属于儿科难治性疾病，患病时往往已经有细小气道增生、纤维化，治疗用药对证在缓解症状上可以收效，但因小儿往往体质较弱，易外感而致疾病反复，在病机方面痰浊、伏风阻络，气虚、血瘀相兼，证候复杂，难以痊愈。中医药治疗本病需要坚持长期随证处治，祛邪、扶正或二者兼施，同时应注重日常调护，以期减轻临床症状、稳定肺功能。

6. 肺胃阴伤案

丁某，女，6岁。2019年5月20日初诊。

主诉：反复咳嗽2年，加重3周。

患儿近 2 年来进入幼儿园后经常咳嗽，且每发则迁延日久。3 周前咳嗽又作，摄全胸片示：支气管炎。在外院予溴己新、沙丁胺醇，咳嗽稍减。刻诊：患儿夜间阵咳，咳甚则恶心，晨起及运动后咳嗽较剧，可闻痰音，无鼻塞、流涕、喷嚏，纳食偏少，大便偏干，夜寐打鼾，咽红，扁桃体Ⅱ度肿大，舌苔花剥。心肺听诊阴性。有腺样体肥大病史。诊断为咳嗽（慢性支气管炎），辨证为肺热痰蕴，治以清肺化痰止咳。

处方：桑叶 10g，桑白皮 10g，杏仁 10g，百部 10g，远志 6g，胆南星 6g，浙贝母 6g，陈皮 3g，虎杖 12g，蒲公英 15g，蚤休 10g，生甘草 3g。14 剂。每日 1 剂，水煎服。

6 月 8 日二诊：患儿服上药期间夜间咳嗽仍作，且有加重趋势。刻诊：患儿咳嗽白日夜间均作，干咳为主，未闻痰音，晨起鼻塞，无流涕、喷嚏，纳食欠馨，大便转调，寐前多汗，偶有梦呓、齘齿，打鼾仍作，咽红，扁桃体Ⅱ度肿大，舌苔花剥。心肺听诊阴性。查血常规：白细胞总数 8.03×10^9/L，中性粒细胞 70.2%、淋巴细胞 21.2%。辨证为痰热已化，肺阴不足，运化失职。治法：补益肺阴，扶助运化。

处方：桑白皮 10g，南沙参 10g，天冬 10g，麦门冬 10g，百合 10g，百部 10g，辛夷 6g，浙贝母 6g，五味子 6g，虎杖 12g，炒谷芽 15g，炒麦芽 15g。14 剂。每日 1 剂，水煎服。

7 月 15 日三诊：家长诉患儿服上药后咳嗽已平。近日偶感外邪，声咳少痰，无鼻塞、流涕、喷嚏，活动后易汗，纳食改善，大便偏干，夜寐偶有打鼾、齘齿，无憋气现象，咽红，舌质红，舌苔花剥。心肺听诊阴性。患儿进前方后久咳已平，近日偶感外邪，偶作声咳，舌苔花剥，拟从补益肺胃之阴为主调理。

处方：南沙参 10g，北沙参 10g，天冬 10g，麦门冬 10g，百部 10g，浙贝母 6g，桑白皮 10g，生地黄 10g，玉竹 10g，虎杖 12g，甘草 3g。21 剂。每日 1 剂，水煎服。

此后患儿未再来诊。

按语：本案患儿久咳不愈，初诊因闻少量痰音，故仍从清肺化痰止咳治疗。但复诊时患儿咳嗽加重，且以干咳为主，故认为乃久咳损伤肺阴，从补益肺阴治疗，取沙参麦冬汤加减，顿收效验。再诊虽感邪后又见偶尔声咳，仍依少痰、便干、舌苔花剥等症认为以肺胃阴伤为主，取补益肺胃之阴法治疗。临床久咳从阴虚治疗屡见效验，干咳无痰是辨证关键。

十一　风咳

1. 风束肺络案

李某，男，5岁。2017年8月1日初诊。

主诉：反复阵发性干咳1月余。

患儿1月前着凉后出现咳嗽，以干咳为主，夜间及晨起加重，咳嗽加重时偶有白痰，反复发作，偶有流涕、打喷嚏，大便稍干，小便调，舌质红，苔薄白，脉浮数。已口服阿奇霉素及头孢克肟等15天，效果不佳，患儿仍反复咳嗽，因而来诊。查体：咽部稍充血，扁桃体Ⅱ度肿大，听诊两肺呼吸音粗，可闻及少许干啰音，未及明显湿性啰音，心率103次/分，心律齐，未闻及病理性杂音，腹软，无压痛、反跳痛。神经系统检查无异常。血常规：白细胞总数 9.5×10^9/L，中性粒细胞47%、淋巴细胞38%、嗜酸性粒细胞12%，血红蛋白135g/L，血小板计数 440×10^9/L。CRP7mg/L。PCT＜0.1ng/mL。胸片：两肺纹理增粗。患儿此前有多次类似咳嗽病史。诊断：风咳（咳嗽变异性哮喘），风束肺络证。治法祛风宣肺、润肺止咳，金敏汤加减。

处方：蜜炙麻黄3g，蜜炙紫菀6g，天冬10g，桑白皮10g，五味子6g，炙乌梅6g，胆南星6g，黄芩10g，炙甘草3g。7剂。每日1剂，水煎服。

8月8日二诊：患儿服药后咳嗽较前好转，仍时有咳嗽，鼻塞流涕减轻，无喷嚏，大便仍干，小便调，舌质红，苔薄白，脉浮数。证属余邪未清，风痰内扰。原方加用全瓜蒌化痰通便、浙贝母清热化痰。

处方：蜜炙麻黄3g，蜜炙紫菀6g，天冬10g，桑白皮10g，五味子6g，炙乌梅6g，胆南星6g，全瓜蒌12g，黄芩10g，浙贝母6g，炙甘草3g。7剂。每日1剂，水煎服。

8月16日三诊：患儿咳嗽显著好转，偶有活动量大后轻微咳嗽，纳食不佳，无鼻塞流涕，无喷嚏，二便调，舌质淡红，苔薄白，脉浮。病情好转，继以前方出入。

处方：蜜炙麻黄 3g，蜜炙紫菀 6g，天冬 10g，桑白皮 10g，五味子 6g，炙乌梅 6g，胆南星 6g，陈皮 6g，黄芩 10g，炙甘草 3g。7 剂。每日 1 剂，水煎服。

8 月 21 日家长来电，告知患儿咳嗽已止，其余症状均好转，自行停药。

按语： 根据患儿反复阵发性咳嗽 1 月余，干咳为主，夜间及晨起加重，偶有流涕、打喷嚏，诊断为风咳。患儿外感风邪之后，引动伏风，两风相合，肺气受郁，宣肃失司，阴津受灼，形成风咳迁延不愈。治疗以消风宣肺、润肺止咳为法，方选自拟经验方金敏汤。方中蜜炙麻黄为君药，宣肃肺气、消风止咳；蜜炙紫菀润肺下气止咳；天冬润肺清金止咳；桑白皮肃肺清金泄热；炙乌梅酸涩敛肺止咳，与五味子、炙甘草 3 药合用，酸甘化阴，敛抑伏风，润肺止咳；胆南星驱逐风痰；黄芩清泄肺热。二诊时患儿咳嗽已见转好，但偶有黄痰，大便仍干，证属余邪未清、风痰内扰，故加用全瓜蒌、浙贝母化痰。三诊时患儿咳嗽显著好转，偶有活动量大后轻微咳嗽，继服原方加减获愈。

2. 风痰内蕴案

尤某，女，5 岁。2018 年 5 月 7 日初诊。

主诉：咳嗽 1 月余。

患儿 1 个多月前因受凉出现咳嗽，至当地医院诊断为"肺炎"，予抗感染治疗后好转，后予舌下脱敏治疗，症状仍时有反复。刻诊：患儿傍晚时咳嗽明显，白黏痰，鼻塞不显，清涕少许，喷嚏偶作，时有揉眼，纳食尚可，饮食过多则易吐，二便正常，夜寐尚安，汗出不多，稍有口气，咽红，舌苔薄白。心音有力，两肺呼吸音粗。患儿平素易感，曾患过多次"肺炎"。既往有"湿疹""过敏性鼻炎"病史，否认喘息史。其母既往有"鼻炎""哮喘"病史。变应原检测：粉尘螨 ++++，屋尘螨 ++++。血常规：白细胞总数 7.26×10^9/L，中性粒细胞 36.7%、淋巴细胞 43.7%、嗜酸性粒细胞 12.6%。CRP < 1mg/L。诊断：风咳（咳嗽变异性哮喘）。辨证为风痰蕴肺，宣肃失司。治以消风化痰，肃肺止咳。

处方：炙麻黄 3g，桑白皮 10g，辛夷 6g，紫菀 6g，杏仁 10g，款冬花 6g，胆南星 6g，广地龙 6g，黄芩 10g，拳参 10g，五味子 6g，甘草 3g。14 剂。每日 1 剂，水煎服。

5月21日二诊：患儿咳嗽明显减轻，仅晨起偶咳单声。再予上方出入14剂，咳嗽已平。

按语： 本案患儿有过敏性疾病史及家族史，咳嗽1月余，伴揉眼、喷嚏，变应原检测阳性，血嗜酸性粒细胞显著增多，符合风咳特征。辨证为风痰蕴肺、宣肃失司，给予金敏汤减润肺之品，增化痰药物，以炙麻黄散外风、平伏风，桑白皮、杏仁、紫菀、款冬花肃肺止咳，辛夷、胆南星、广地龙、五味子消风化痰，黄芩、拳参、甘草清解肺热，收获良好效验。不少久咳患儿与伏风内潜有关，予常以消风之炙麻黄、辛夷、胆南星、广地龙、僵蚕、五味子、炙乌梅等纳于方中，其中炙麻黄散外风、平伏风，胆南星擅逐风痰，尤其常用。

3. 风痰气虚案

张某，女，3岁半。2009年12月21日初诊。

主诉：咳嗽1月余。

患儿平素反复呼吸道感染，1月前复感2次，予头孢克洛干混悬剂等口服后热退，但咳嗽迁延至今。现晨起咳嗽为主，伴鼻塞喷嚏，夜间醒后亦咳，连咳阵作，喉中有痰，咳剧可吐出痰液，纳可，大小便尚调，寐欠安，咽稍红，舌苔薄腻。心肺听诊阴性。患儿咳嗽已逾月，晨咳为主，咳时连作有痰，伴鼻塞喷嚏。诊断风咳（咳嗽变异性哮喘），风痰内蕴证。证属风痰束肺、宣肃失司，治以宣肃肺气、消风化痰。

处方：蜜炙麻黄3g，桑叶10g，桑白皮10g，辛夷6g，杏仁10g，前胡10g，炙款冬花6g，胆南星6g，广地龙10g，黄芩10g，拳参12g，炙枇杷叶10g，甘草3g。7剂。每日1剂，水煎服。

12月28日二诊：患儿咳嗽频次减少，以声咳为主，喉中有痰咳出，色白质稀，寐安。前方去广地龙，加法半夏6g。7剂。每日1剂，水煎服。

2010年1月5日三诊：患儿咳嗽渐消，现仅偶有声咳，喉中少痰，但患儿感冒频繁，夜寐易汗，沾湿枕衣，咽部淡红，舌苔薄腻。证属肺卫不固、风痰留恋，治以补肺固表、消风化痰。

处方：炙黄芪15g，白术10g，防风5g，煅龙骨20g(先煎)，煅牡蛎20g(先煎)，桑白皮10g，辛夷6g，苍耳子6g，五味子6g，制僵蚕6g，胆南星6g，炙款冬花6g，拳参 12g。14 剂。每日 1 剂，水煎服。

此后患儿未再来诊。

按语： 此例患儿初诊时属风痰内蕴、肺气宣肃失常所致咳嗽，予金敏汤加减，侧重消风化痰，调畅肺气。二诊患儿咳嗽减轻，然痰浊不清，故加法半夏燥湿化痰。三诊时患儿咳嗽向愈，结合素体易感，肺气虚弱，转予扶正消风化痰御风。风咳患儿最常因外感风邪引动伏风发病，故咳嗽缓解后当注意扶正御风以固本防病。

4. 风泛肺肤案

田某，女，4 岁。2018 年 3 月 12 日初诊。

主诉：反复阵发性干咳伴双下肢皮疹 1 月余。

患儿 1 个多月来，因过量食用海蛎子等海鲜食物，出现咳嗽，干咳少痰，活动量大及凌晨时加重，伴有双下肢散发性皮疹、瘙痒，无咽痛、咽痒，无明显鼻塞，无喷嚏，纳差，眠可，大便偏干，小便调，舌质红，苔薄白，脉浮数。咽部充血，扁桃体 Ⅱ 度肿大。听诊两肺呼吸音粗，左肺可闻及少许干啰音，心脏听诊阴性。既往有鸡蛋、海鲜过敏史。血常规：白细胞总数 7.62×10^9/L，中性粒细胞 47%、淋巴细胞 31%、嗜酸性粒细胞 16.2%，血红蛋白 148 g/L，血小板计数 308×10^9/L。CRP 1mg/L。PCT < 0.1ng/mL。诊断：风咳、湿疹，风泛肺肤证。治法：祛风宣肺，化湿止痒。方取金敏汤加减。

处方：蜜炙麻黄 3g，蜜炙紫菀 6g，天冬 10g，桑白皮 10g，五味子 6g，广地龙 6g，全瓜蒌 10g，黄芩 6g，地肤子 10g，蒺藜 10g，白鲜皮 10g，炙甘草 3g。5 剂。每日 1 剂，水煎服。

3 月 18 日二诊：患儿服药后咳嗽好转，仅有偶作，晨起为主，双下肢湿疹减轻，颜色变淡，瘙痒减轻，饮食增加，眠可，二便调，舌质红，苔薄白，脉数。守方继续调理。前方继服 5 剂。每日 1 剂，水煎服。

3 月 23 日三诊：经治疗后咳嗽已平，无喘息，饮食可，皮肤湿疹明显好转，无瘙痒，二便调，舌质淡红，苔薄白，脉浮，肺部听诊无明显异常。患儿诸证显著好转，改用玉屏风散加味御风消风方 21 剂以善后。每日 1 剂，水煎服。

4 月 13 日四诊：患儿经前方治疗后咳嗽已平，皮肤湿疹消退。停用 3 天后，因食用虾仁水饺，当晚又出现咳嗽，以呛咳为主，次日晨起发现右侧下肢皮疹，瘙痒，二便调，舌质红，苔薄白，脉浮数。患儿疾病初愈，饮食不节，导致病情反复，仍以初诊处方治疗。

处方：蜜炙麻黄 3g，蜜炙紫菀 6g，天冬 10g，桑白皮 10g，五味子 6g，炙乌梅 6g，胆南星 3g，全瓜蒌 10g，黄芩 6g，地肤子 9g，炒蒺藜 6g，白鲜皮 9g，炙甘草 3g。7 剂。每日 1 剂，水煎服。

患儿再服中药治疗 1 周，诸证皆愈，嘱慎防外感、饮食清淡，勿食海鲜等发物，不适随诊。再给补肺御表防风消风之剂调理，先后治疗 2 个月巩固疗效。

按语： 患儿以反复阵发性干咳伴双下肢皮疹 1 月余就诊，活动量大及凌晨加重，伴有双下肢皮疹，瘙痒。临床诊断风咳、湿疹，病机为发物引发伏风、泛于肺络、肌肤。治疗取祛风宣肺、化湿止痒，方选金敏汤加消风化湿止痒药物地肤子、白鲜皮、蒺藜等。经治疗患儿咳嗽已平，皮肤湿疹明显好转，后因食用海鲜导致疾病复发，再以原方继续调理治愈。可见本病除发病时及时治疗外，平时慎防外感、饮食清淡、避免发物亦不可忽视。

5. 风痰咳喘案

梁某，女，10 个月。2017 年 10 月 11 日初诊。

主诉：阵发性晨起咳嗽 3 月余，加重伴喘息 3 天。

患儿 3 个月前因家长喂食鲅鱼水饺后出现咳嗽，阵发性干咳为主，晨起为重，家长未予重视，咳嗽逐渐加重，家长给予口服头孢克洛胶囊等药，并辅助小儿推拿、穴位贴敷等治疗，效果不佳，患儿仍反复咳嗽。3 天前受凉后病情加重，咳嗽较重并伴有喘息，偶有白痰咯出，鼻塞，大便稍干，小便调，咽部稍红，扁桃体无肿大，舌质红，苔薄白，指纹淡红显于风关。听诊两肺呼吸音粗，偶闻喘鸣音，未及明显湿性啰音，心脏听诊无异常。血常规：白细胞总数 7.55×10^9/L，中性粒细胞 21%、淋巴细胞 58%，血红蛋白 116g/L，血小板计数 248×10^9/L。CRP 5mg/L。PCT < 0.1ng/mL。胸片：双肺纹理增粗。诊断：风咳（咳嗽变异性哮喘），风束肺络、宣肃失司证。治法：宣肃肺气，消风化痰，止咳平喘。金敏汤加减。

处方：蜜炙麻黄 2g，蜜炙紫菀 5g，百部 5g，桑白皮 5g，五味子 3g，胆南星 3g，虎杖 6g，黄芩 5g，辛夷 3g，射干 4g，地龙 4g，炙甘草 3g。5 剂。每日 1 剂，水煎服。

10月16日二诊：患儿服药后咳嗽较前好转，喘息少闻，无明显鼻塞流涕，无喷嚏，二便调，舌质淡红，苔薄白，脉浮。患儿病情好转，守方再进。

处方：蜜炙麻黄2g，蜜炙紫菀5g，百部5g，桑白皮5g，五味子3g，胆南星3g，虎杖6g，黄芩5g，姜半夏3g，辛夷3g，地龙4g，炙甘草3g。5剂。每日1剂，水煎服。

10月22日三诊：患儿服药后仅偶有咳嗽，无喘息，纳食不佳，无鼻塞流涕，无喷嚏，二便调，舌质淡红，苔薄白，脉浮。肺部听诊无明显异常。患儿经过治疗病情显著好转，改用苓甘五味姜辛汤加陈皮、炒白术健脾化痰、消风助运。

处方：茯苓5g，蜜炙紫菀5g，天冬5g，炒白术5g，五味子3g，炙乌梅3g，姜半夏3g，炒杏仁3g，地龙4g，陈皮2g，炙甘草6g。7剂。每日1剂，水煎服。

10月29日四诊：患儿服药后咳嗽已平，无喘息，饮食佳，无鼻塞流涕，无喷嚏，二便调，舌质淡红，苔薄白，脉浮。肺部听诊无明显异常。患儿经过治疗病情已缓解，改用人参五味子汤合玉屏风散10剂以善后。

按语：患儿以反复阵发性咳嗽3月余，加重伴喘息3天为主诉，结合相关症状、体征，符合中医风咳、西医咳嗽变异性哮喘的诊断。治疗以宣肃肺气、消风化痰、止咳平喘为基本方法，方选金敏汤加减。患儿咳嗽频作，喘息明显，故加用射干、地龙止咳平喘。服药10剂后证情基本控制，再加健脾化痰、消风益气以善后。本病因常有伏风内潜，在儿童，尤其是婴幼儿易于反复发作，发时治标、平时治本的原则值得重视。

6.肺脾气虚案

刘某，男，7岁。2018年4月15日初诊。

主诉：反复发作"咳嗽变异性哮喘"。

家长诉患儿咳嗽变异性哮喘病史已3年，每年冬季及初春发作或加重，多方治疗效果不佳，经常无明显诱发因素出现咳嗽、干咳、少痰，运动后及食用寒凉食物后加重，时伴有咽痒、清嗓、鼻塞、喷嚏等症。刻诊：偶有运动后及进食凉物后咳嗽，纳差，不思饮食，汗多、活动及夜间更甚，大便稍干，小便调，咽部淡红，扁桃体Ⅱ度肥大，舌质淡，苔白，脉弱。听诊两肺呼吸音稍粗，未闻及啰音，心律齐，心率90次/分，未闻及病理性杂音，腹软，无压痛、反跳痛。神经系统检查无异常。

有头孢克洛、花粉过敏既往史。血常规：白细胞总数 $7.32×10^9$/L，中性粒细胞 47%、淋巴细胞 31%，血小板计数 $233×10^9$/L。CRP1mg/L。PCT < 0.1ng/mL。诊断：风咳（咳嗽变异性哮喘），肺脾气虚证。治法：补肺健脾，益气御风。予玉屏风散合六君子汤加减。

处方：炙黄芪 15g，炒白术 10g，防风 5g，陈皮 3g，茯苓 10g，党参 10g，蝉蜕 6g，煅牡蛎 12g（先煎），煅龙骨 12g（先煎），大枣 6g，炙甘草 3g。14 剂。每日 1 剂，水煎服。

5 月 1 号二诊：患儿服药后饮食较前增加，汗出减轻，活动后已无明显咳嗽，二便调，舌质淡红，苔薄白，脉浮数。家长要求继续调理，效不更方。前方继服 14 剂。每日 1 剂，水煎服。

患儿继续服药两周后，电话回访，诸证皆愈，嘱再服玉屏风颗粒 2 个月以巩固疗效。

按语：患儿咳嗽变异性哮喘病史 3 年，每年冬天及初春发作或加重，多方治疗效果不佳，综合诸症，符合风咳（咳嗽变异性哮喘）缓解期的诊断。目前不在发作期，治疗以扶正固本、补肺健脾、益气御风为主，给服中药 4 周、玉屏风散颗粒 2 个月，以图巩固疗效，预防再发。风咳一病，因有伏风内潜，故为风疾，易于反复发作，甚至转为哮喘，是小儿风病顽疾之一。因此，在病情进入缓解期以后，仍需坚持治疗，以改善其过敏体质，预防外风、异物引发。中医药从调理脏腑、消除伏风、御其外风入手积极防护，确有改善体质、减少发作的效果。

十二 肺炎喘嗽

1. 风热郁肺案

倪某，男，4 岁。2006 年 11 月 30 日初诊。

主诉：咳喘发作 1 天。

患儿昨日感冒着凉，流涕，咳嗽声作，喉中喘鸣，体温38℃，咽红，舌苔薄白。左肺闻及干湿啰音。血常规：白细胞总数12.63×10⁹/L，中性粒细胞58%、淋巴细胞38%。诊断肺炎喘嗽（支气管肺炎），证属风热郁肺、肺气失宣，治以疏风清热、宣肺止咳，银翘散合三拗汤加减。

处方：金银花10g，连翘10g，薄荷6g（后下），蝉蜕5g，荆芥10g，炙麻黄3g，杏仁10g，前胡10g，鱼腥草15g，枳壳6g，重楼10g，甘草3g。4剂。每日1剂，水煎服。

12月4日二诊：患儿服药后次日热退，咳嗽减轻，喘鸣减少，痰多。听诊肺部仍有少许湿啰音。应家长要求改予清肺口服液服用3日，发热未起，咳嗽偶作，未闻喘鸣，肺部听诊啰音消失，临床治愈。

按语：本案起病较急，但就诊及时。以外感风热而咳嗽喘鸣、左肺闻及干湿啰音而诊断为肺炎喘嗽风热郁肺证，用银翘散合三拗汤加减迅速表解咳喘平息而愈。说明了急病急治速挫邪势的重要性。

2. 蛾毒闭肺证

杨某，男，3岁。2018年12月2日初诊。

主诉：咽痛1天。

患儿昨晚8时始发热，热峰38.8℃，遂至某医院就诊。查血常规：白细胞总数7.82×10⁹/L，中性粒细胞57.0%、淋巴细胞27.7%、嗜酸性粒细胞3.3%、嗜碱性粒细胞0.1%。CRP 0.5mg/L。诊断为"化脓性扁桃体炎"，予银尔通等治疗。昨日夜间退热。刻诊：患儿体温正常，咳嗽，每咳二三声，有痰不会咯吐，可见黄白相间鼻涕，喷嚏偶作，喜清嗓，自诉咽痛，纳可，平素大便日行1～2次，近2日大便未解，偶诉脐周疼痛，小便正常，夜寐尚可，稍有口气，咽红，舌苔薄白，扁桃体Ⅱ度肿大，左侧见脓点。心肺听诊阴性。辨证为热结咽喉、腐化成脓，治法清肺利咽、消痈排脓。

处方：金银花10g，连翘10g，薄荷6g（后下），白芷10g，淡豆豉10g，桔梗6g，薏苡仁12g，冬瓜子15g，蒲公英15g，败酱草15g，浙贝母6g，芦根15g。7剂。每日1剂，水煎服。

12月9日二诊：患儿12月3日身热又升至38.8℃，继服上药。12月4日体温

39.8℃，予美林 4mL 口服 1 次。12 月 5 日发热 39℃，咳嗽加重，予美林 4mL 口服 1 次。再诊某医院，服用阿奇霉素 3 天，雾化治疗 4 天，5 天后热退。12 月 7 日摄 X 线胸片：支气管肺炎。血常规：白细胞总数 11.05×10⁹/L，中性粒细胞 53.6%、淋巴细胞 35.6%、嗜酸性粒细胞 0.5%、嗜碱性粒细胞 0.3%。CRP 23mg/L。刻诊：患儿无发热，咳嗽以晨起为主，每咳 4～5 声，可闻及痰声，时清嗓，偶有鼻塞、黄黏涕少，嚏少，无揉眼揉鼻，未诉咽痛，纳可，眠安，二便调，汗可，手足不温，晨起有口气，咽红，扁桃体脓点已消，舌苔薄黄腻。心脏听诊阴性，左下肺可闻多数细湿啰音。辨证为痰热闭肺，宣肃失司。治法：宣肃肺气，涤痰清热。

处方：炙麻黄 3g，辛夷 6g，杏仁 10g，前胡 10g，葶苈子 10g，苏子 10g，远志 6g，胆南星 6g，黄芩 10g，虎杖 12g，金银花 10g，甘草 3g。7 剂。每日 1 剂，水煎服。

12 月 16 日三诊：患儿上次就诊后停用曾服西药及雾化，单服中药治疗一周。近日发热未起，咳嗽减轻，肺部听诊细湿啰音已消。痰热仍未尽除，以前方减其剂再进以肃余邪收功。

按语： 本案初起诊断为烂乳蛾，治疗应属对证，但或因家长护理不当，以至热毒下行入肺，闭郁肺气而成肺炎喘嗽，转予宣肃肺气、涤痰清热而愈。可见凡临床诊断，不可执一而终，尤其年幼患儿，需随时注意病情演变，随症处治。

3. 痰热闭肺案

沈某，女，2 岁 2 个月。"十五"国家科技攻关计划课题"小儿肺炎中医证治规律研究"病例，受试者编号 438、服用药物编号 318。

主诉：发热 3 天，咳嗽 2 天。

现病史：患儿发病 2 天收住入院。发热，体温 38.5℃～39.4℃，身热微汗，咳嗽频繁，连咳，喉中痰嘶，咯痰黄黏，有气促、鼻扇，唇甲无发绀，偶有恶心呕吐，食欲欠振，小便色黄，大便干。

查体：T：39.1℃，P：120 次/分，R：40 次/分。咽充血。听诊；左肺可闻及痰鸣音和中细湿啰音。舌质红，苔薄黄，指纹紫滞。

实验室检查：血常规：白细胞总数 12.6×10⁹/L，中性粒细胞 26%、淋巴细胞 60%、单核细胞 14%。CRP＜10mg/L。鼻咽部分泌物呼吸道病毒检测：副流感病毒阳性。X 线全胸片：左下肺斑点状阴影。

中医诊断：肺炎喘嗽，痰热闭肺证；西医诊断：病毒性肺炎。治疗予清肺化痰，解毒活血。

入院后即按编号在 A 组给药治疗，全部临床研究结束后 1 级揭盲 A 组为试验组，用药为清肺口服液，每服 30mL，1 日 3 次，同时给不含抗生素、抗病毒药物的三分之一张电解质液静脉滴注。经治疗 4 天咳嗽减轻，6 天发热退尽、喉中痰鸣气喘消失，8 天咳嗽咯痰、肺部听诊啰音消失。复查血常规：白细胞总数 7.1×10^9/L，中性粒细胞 50%、淋巴细胞 43%。X 线全胸片：肺部病灶已吸收。痊愈出院。试验中未发现任何不良反应，安全性评价为一级。

按语： 本案为"十五"国家科技攻关计划课题"小儿肺炎中医证治规律研究"南京中医药大学附属医院住院研究病例，研究方法严格按课题设计方案实施。诊断入选标准为病毒性肺炎痰热闭肺证。所用试验药物为本人研制的江苏省中医院院内制剂清肺口服液，药方在《伤寒论·辨太阳病脉证并治》麻黄杏仁甘草石膏汤基础上，根据小儿病毒性肺炎痰热闭肺证的证候特点，加宣肺止咳之前胡、肃肺平喘之桑白皮、泻肺涤痰之葶苈子、解毒活血之虎杖、清肺解热之黄芩等组合成方，经制剂研究而成。本项目已于 2003 年 12 月通过了科技部、国家中医药管理局组织的验收。

4. 痰热壅肺案

吴某，男，1 岁 9 个月。2019 年 2 月 24 日初诊。

主诉：咳嗽 20 余天。

患儿 20 天前因其父感冒被传染，出现发热，咳嗽，体温波动在 38℃～39℃之间，2 天后热退。2 月 4 日至当地医院就诊，查血常规：白细胞总数 8.53×10^9/L，中性粒细胞 63.2%、淋巴细胞 30.1%、单核细胞 6.1%。CRP6.5mg/L。予奥司他韦及金振口服液治疗 5 天后，咳嗽较前稍有缓解。2 月 12 日再次发热，T：40℃，又至当地医院查血常规：白细胞总数 8.01×10^9/L，中性粒细胞 52.4%、淋巴细胞 36.3%、单核细胞 10.7%。CRP1.54mg/L。予美林及金振口服液治疗 4 天，2 日后热退，咳嗽加重。2 月 16 日查血常规：白细胞总数 5.14×10^9/L，中性粒细胞 60.5%、淋巴细胞 30.2%、单核细胞 3.7%。CRP0.5mg/L。继予药物口服治疗，未见明显好转。2 月 19 日家长携患儿至当地医院摄 X 线全胸片示：右中下肺野片絮样密度增高模糊影，上缘叶间裂隙清晰，提示支气管肺炎表现。予氨溴索、头孢、热毒宁静滴 2 天，期间咳嗽仍作。2 月 22 日复查血常规：白细胞总数 $11.12 \times 10^9/L$，中性粒细胞 48.3%、淋巴细胞 37.4%、单核细胞 13.3%。CRP16.8mg/L。肺炎支原体抗体：IgM（−），IgG（−）。肝功能未见明显异常。予依托红霉素、孟鲁司特、美普清口服及雾化吸入治疗，仍未见明显好转，而来本院就诊。刻诊：患儿体温正常，连咳频作，有痰，时伴呼吸急促，无鼻塞流涕，神萎，纳差，二便尚调，夜寐欠安，咽红，扁桃体 II 度肿大，舌苔薄白。肺部听诊：两下肺可闻及干啰音，右下肺漫布细湿啰音。诊断：肺炎喘嗽（支气管肺炎）。辨证为肺热痰壅、肺气闭郁，治以清肺涤痰、止咳平喘。

处方：炙麻黄 3g，杏仁 10g，前胡 10g，远志 6g，葶苈子 10g，紫苏子 10g，胆南星 6g，广地龙 6g，枳实 6g，蚤休 10g，贯众 10g，甘草 3g。7 剂。每日 1 剂，水煎服。

3 月 3 日二诊：患儿遵医嘱按时服用汤药，期间未予其他药物治疗，现证候显著好转，咳嗽已轻，气喘已平，咽稍红，舌苔淡黄，肺部干湿啰音消失。拟继予清肺化痰止咳以肃余邪。

处方：炙麻黄 3g，杏仁 10g，前胡 10g，远志 6g，胆南星 6g，浙贝母 6g，贯众 10g，拳参 10g，炙枇杷叶 10g，甘草 3g。7 剂。每日 1 剂，水煎服。

3 月 10 日三诊：患儿一般情况可，仅剧烈运动后偶咳，平时多汗，小便较频，精神可，咽稍红，舌苔薄白。心肺听诊正常。肺炎已愈，拟调理肺脾以善后。

处方：炙黄芪 15g，白术 10g，防风 5g，煅龙骨 15g(先煎)，煅牡蛎 15g(先煎)，党参 10g，茯苓 10g，乌药 3g，益智仁 10g，怀山药 12g，桔梗 6g，甘草 3g。14 剂。每日 1 剂，水煎服。

药后安定。

按语： 本案患儿来诊时病程已经 20 多天，反复发作加重未愈，用过多种抗生素、抗病毒药等未效。诊断为肺炎喘嗽、痰热壅肺证，给予清肺涤痰、止咳平喘中药治疗收效。其中蚤休、贯众两味，余常在血象不高、病原体检查未明而病程较久肺热未清者使用，有一定效果。

5. 肺热肠秘案

李某，男，3岁。2016年6月13日初诊。

主诉：便秘8月余，发热、咳嗽10天。

患儿8个月前便秘，口服益生菌等药未见好转。6月3日患儿出现发热，咳嗽，热峰38.5℃，口服小柴胡颗粒后热退，但咳嗽反复。现患儿发热，T：37.7℃，咳嗽阵作，喉中痰鸣，无明显气喘，时有鼻塞，纳食尚可，夜寐欠安，大便4日未解，时诉腹痛，小便黄，咽红，舌质红，苔薄黄。听诊右下肺闻及湿啰音。X线胸片检查示：右下肺可见少许斑片状阴影。中医诊断：肺炎喘嗽，肠燥便秘。治法：宣肃肺气，清化痰热，降浊通便。

处方：炙麻黄3g，桑白皮10g，杏仁10g，前胡10g，桔梗6g，瓜蒌子10g，浙贝母6g，枳实6g，黄芩10g，虎杖12g，决明子10g，甘草3g。7剂。每日1剂，水煎服。

6月20日二诊：诸证减轻，大便1日1行，但仍排便费力，中耳炎复发。前方去炙麻黄、浙贝母、决明子，加莱菔子、火麻仁、胆南星、佛耳草。7剂。每日1剂，水煎服。

6月27日三诊：患儿发热、咳嗽皆平，排便正常，肺部听诊湿啰音消失。

按语：本案便秘已数月，近期外感后邪热郁肺，肺与大肠皆为热结。治疗宣肺化痰清肺于上，降气泄浊通便于下，肺炎喘嗽、便秘同时获解。其中虎杖一味，苦降泄热，活血通便，用为要药。

6. 风痰肺热案

顾某，女，9个月20天。2012年2月4日初诊。

主诉：咳嗽半月，喘鸣3日。

患儿半月前外感后咳嗽，鼻塞流涕，他院诊治后予头孢克洛、消积止咳口服液治疗未解。现患儿不发热，咳嗽以夜寐及晨起为著，咳剧时可闻及喘鸣音，喉中痰嘶，喷嚏，呃逆，纳食欠佳，二便调，寐安，汗出不多，咽红，舌质红，苔薄黄腻。心脏听诊正常，两肺哮鸣音，左下肺少量湿啰音。诊断为肺炎喘嗽风痰肺热证（支气管肺炎）。拟收住院，其母拒，要求门诊中药治疗。遂予清肺涤痰、消风止咳、降逆平喘治疗。

处方：蜜炙麻黄 3g，杏仁 5g，前胡 5g，桑白皮 5g，地龙 5g，葶苈子 5g，苏子 5g，胆南星 3g，黄芩 6g，虎杖 8g，炙枇杷叶 5g，甘草 3g。7 剂。每日 1 剂，水煎服。

2 月 11 日二诊：患儿服上药后喘鸣平息，仍时有咳嗽，以晨起为主，纳食好转，二便调，咽红，舌苔薄黄腻。心肺听诊未闻及异常。证候较前显著好转，治以前法减涤痰降气平喘之品再进。

处方：炙麻黄 3g，桑叶 5g，桑白皮 5g，杏仁 5g，前胡 5g，丹参 5g，黄芩 6g，虎杖 8g，炙枇杷叶 5g，甘草 3g。7 剂。每日 1 剂，水煎服。

2 月 18 日三诊：患儿喘鸣未作，咳嗽偶作，纳食正常，二便调，寐安，汗出较多，咽淡红，舌质红，苔薄白。心肺听诊无异常。患儿肺炎喘嗽已愈，转予补肺益气温卫和营为主，玉屏风散合桂枝龙骨牡蛎汤加减调理善后。

按语： 肺炎喘嗽是儿科常见病，在住院患儿单病种统计中占首位。通常门诊诊断肺炎喘嗽者皆要求住院治疗，但部分患儿因家长不愿住院或病房无空床，仍然在门诊治疗，临床经历若非重症肺炎，门诊中药治疗多数同样能收到较好的疗效。

本案为婴儿，咳嗽、喘鸣，两肺闻及哮鸣音及少量湿啰音，证属风痰束肺、肺气郁闭，予中药清肺涤痰、消风止咳、降逆平喘治疗取得良效。此类病证在婴幼儿并不少见，或诊断为肺炎喘嗽，或诊断为毛细支气管炎，其实并无严格区别。在辨证方面只要纳入风痰病机，治疗增加消风涤痰之品，如蜜炙麻黄、地龙、胆南星等，自有效验。

7. 邪恋运艰案

王某，女，1 岁 9 个月。2019 年 3 月 4 日初诊。

主诉：咳嗽 1 月。

患儿 1 月前受凉后出现发热，体温波动于 38℃～39℃，自予"布洛芬"口服退热，伴有咳嗽。在当地医院就诊，查血常规：白细胞总数 $9.06×10^9$/L，中性粒细胞 39.6%、淋巴细胞 49.4%、单核细胞 9.8%、嗜酸性粒细胞 0.6%。CRP2.53mg/L。X 线摄片示：支气管肺炎。先后予肺热咳喘口服液、罗红霉素、易坦静、阿奇霉素等口服，效果不显，遂收住入院。住院期间予甲泼尼龙、阿奇霉素、阿莫西林、氨溴索等静脉给药后好转出院。刻诊：患儿无发热，咳嗽次数不多，每咳一两声，可闻痰音，无喘息，无鼻塞，有白黄相间涕，每日喷嚏一两个，纳差，大便日行、质干难解，小便正常，夜寐欠安，上半夜出汗较多，咽红，舌苔腻。心肺听诊未闻及明显异常。肺炎支原体 IgM 阴性。证属肺炎喘嗽恢复期，痰热未除，脾胃失调。治法：宣肃肺气，清金化痰，消食降浊。

处方：炙麻黄 3g，辛夷 4g，杏仁 6g，前胡 6g，远志 4g，胆南星 4g，浙贝母 5g，虎杖 10g，蚤休 6g，焦山楂 10g，焦六神曲 10g，甘草 3g。7 剂。每日 1 剂，水煎服。

药后未来复诊。5 月 13 日因他病来诊时追述：患儿服上药 3 剂后咳嗽已平，诸症皆消。

按语：本案在外院治疗后病情显著好转，但咳嗽、流涕未平，便干、纳差不解，已经是肺炎喘嗽恢复期，但痰热未除、脾胃失调。治以宣肃肺气、清金化痰以肃余邪，消食助运以调脾胃，迅速获愈。

十二　哮　喘

1. 寒性哮喘案

胡某，男，1 岁 2 个月。2012 年 12 月 13 日初诊。

主诉：咳喘 1 天。

患儿 10 月时因受寒咳喘发作，继而多次发作。昨日遇寒又作，咳嗽，多痰，喉中哮鸣，今晨气喘加重，纳差，夜寐不安，二便尚调，咽淡红，舌苔白腻。听诊两肺哮鸣音，有三凹征。诊断：哮喘。证属风寒痰饮、肺气失宣，治以温肺散寒、消风涤痰、止咳平喘。

处方：炙麻黄 3g，杏仁 6g，前胡 6g，细辛 2g，法半夏 6g，紫苏子 6g，紫菀 6g，地龙 6g，制僵蚕 5g，甘草 3g。3 剂。每日 1 剂，水煎服。

12 月 16 日二诊：服药后喘势减轻，上方加减，再进 7 剂。

药后喘平。随访 3 个月未发病。

按语： 患儿证属外感风寒，引动伏痰，风痰束肺，治以宣肺散寒、消风涤痰。方中麻黄发汗解表、宣肺平喘，配细辛散寒温肺化饮；杏仁、紫苏子降气平喘，前胡、紫菀、半夏止咳化痰，地龙、僵蚕消风化痰解痉平喘，甘草调和诸药。《伤寒论·辨太阳病脉证并治》云："伤寒表不解，心下有水饮，则水寒相搏，肺寒气逆，故干呕发热而咳。《针经》曰：形寒饮冷则伤肺，以其两寒相感，中外皆伤，故气逆而上行，此之谓也。"本案即由小青龙汤方证意加减治疗获愈。

2. 痰热哮喘案

吕某，男，6 岁。2015 年 5 月 16 日初诊。

主诉：发热咳喘 1 天。

患儿昨日发热，体温 38.5℃，咳嗽气喘，伴有腹痛。刻诊：体温 38.2℃，咳嗽、喘息，喉中痰嘶哮鸣，鼻塞伴少许鼻涕，不思进食，昨夜汗多，口腔有溃疡，大便偏干、3～4 日一行，小便正常，咽红，舌苔黄腻。听诊双肺满布哮鸣音。血常规：白细胞总数 $13.96 \times 10^9/L$，中性粒细胞 71.9%、淋巴细胞 20.60%，血红蛋白 117g/L。CRP17mg/L。腹部超声示：肠系膜淋巴结炎。有哮喘病史 2 年。诊断为哮喘热性哮喘证，治以清肺涤痰、止咳平喘，取麻黄杏仁甘草石膏汤合苏葶丸加味。

处方：炙麻黄 3g，杏仁 10g，前胡 10g，薄荷 6g（后下），石膏 20g（先煎），炙款冬花 6g，葶苈子 10g，紫苏子 10g，黄芩 10g，虎杖 12g，金银花 10g，胆南星 6g，甘草 3g。3 剂。每日 1 剂，水煎服。

5 月 19 日二诊：患儿服药 1 剂热退，3 剂后喘鸣症状消失。上方加减再予 5 剂。每日 1 剂，水煎服。

5 月 23 日三诊：患儿诸症均明显改善，转以迁延期处方调理。后随访半年未再发。

按语： 本案患儿证属外感风热，引动内伏风痰，痰热阻肺，宣肃失司。治以清肺涤痰、止咳平喘。方中麻黄宣肺散寒平喘，杏仁下气平喘，石膏清泄肺热，前胡、款冬花甘润止咳、除痰下气，葶苈子、紫苏子泻肺涤痰定喘，黄芩、虎杖、金银花清热解毒，胆南星消风涤痰，甘草调和诸药。哮喘气逆喘促，是为风痰内壅、肺气失降，前人常用子类质重之品，如苏葶丸、三子养亲汤，验之临床，确实降气涤痰平喘功胜。

3. 风痰束肺案

曾某，女，9岁。2013年1月12日初诊。

主诉：咳嗽10天，气喘7天。

患儿10天前因饮冷后咳嗽，7天前出现气喘，家长予顺尔宁口服、舒利迭雾化吸入，咳喘未见明显好转。后至南京某医院就诊，予阿奇霉素静脉滴注4天，效果不显，改为红霉素静滴，症状略减。刻诊：患儿咳嗽以白天为主，咳时每作七八声，伴气促喘鸣，喉中痰嘶，流黄脓涕，喷嚏，时有鼻塞，无发热，纳欠佳，寐尚安，二便调，咽红，舌苔薄黄。两肺哮鸣音。既往有哮喘病史，已予脱敏治疗3年，12月前曾发作一次。血常规：白细胞总数 9.1×10^9/L，中性粒细胞54.9%、淋巴细胞40.2%。CRP1mg/L。X线胸片：两肺纹理增多。辨证为外感引动内伏风痰，壅阻肺络，肺失宣肃。治法：宣肃肺气，消风涤痰，止咳平喘。

处方：炙麻黄5g，桑叶10g，炙桑白皮10g，杏仁10g，前胡10g，葶苈子10g，紫苏子10g，地龙6g，细辛3g，辛夷6g，黄芩10g，虎杖12g，甘草3g。3剂。每日1剂，水煎服。

1月14日二诊：咳嗽较前明显减少，喘息稍有好转，痰音不显，鼻塞流涕减轻，纳欠佳，寐尚安，二便调，咽红，舌苔薄黄腻。两肺可闻及哮鸣音。证候如前，予前方加减，增涤痰降逆之品。

处方：炙麻黄3g，射干8g，杏仁10g，前胡10g，青礞石20g（先煎），葶苈子10g，紫苏子10g，白芥子5g，地龙6g，黄芩10g，虎杖12g，细辛3g，甘草3g。5剂。每日1剂，水煎服。

1月19日三诊：喘鸣已平，仍有咳嗽，痰嘶减少，鼻塞流涕已止，纳可，寐安，二便调，咽红，咽后壁淋巴滤泡增生，舌苔薄腻。心肺听诊正常。证候好转，风痰未清、肺气失肃，治以前方减降逆平喘之剂，加肃肺止咳之品再进。

处方：炙麻黄3g，射干8g，前胡10g，蜜炙款冬花6g，枳壳6g，胆南星6g，地龙6g，玄参10g，黄芩10g，虎杖12g，炙枇杷叶10g，芦根15g。7剂。每日1剂，水煎服。

1月26日四诊：药后咳喘皆平。后随访至7月，哮喘未作。

按语： 本案咳喘多日未能控制，乃是风痰束肺，宣肃失司。其风有外感之风、有内蕴伏风，而以风痰泛阻肺络为主。组方炙麻黄、桑叶、细辛疏散外风，辛夷、地龙、葶苈子、紫苏子消风涤痰，桑白皮、杏仁、前胡宣肃肺气，黄芩、虎杖、甘草清宣肺络，共成宣肃肺气、消风涤痰、止咳平喘之方。对于这类患儿，需刻意其风痰内阻，重用疏外风、平伏风、涤痰浊之品，方能奏效。

4. 外寒内热案

张某，男，4岁。2015年10月12日初诊。

主诉：咳喘1周。

患儿一周前受凉，咳嗽阵作，喉间有痰，咯痰黄黏，鼻塞，流清涕，偶有喷嚏，可闻喘鸣，运动后明显，晨起有口气，纳差，夜寐不实，大便尚可，小便色黄，肢冷，性情急躁，咽红，舌质红，苔淡黄。两肺听诊满布哮鸣音。既往有多次哮喘发作史。诊断为哮喘，辨证为风寒束表、痰热内蕴，治以解表清里、定喘止咳。

处方：炙麻黄4g，桂枝6g，杏仁10g，前胡10g，葶苈子10g，紫苏子10g，白芥子5g，细辛3g，广地龙6g，石膏15g（先煎），黄芩10g，甘草3g。4剂。每日1剂，水煎服。

10月16日二诊：药后症状缓解，咳喘减轻，前方去白芥子、石膏，再进7剂。每日1剂，水煎服。

10月23日三诊：喘息症状消失，咳嗽偶作。改迁延期证治，症状完全缓解后再以扶正固本为主，共治疗2个月。

5个月后因他病就诊，诉哮喘未发。

按语： 大青龙汤原为仲景治疗太阳中风而兼热中者设，柯韵伯认为风盛于表，非发汗不解；阳郁于内，非大寒不除。本案证属外感后表寒未解痰热内蕴，肺失宣肃。以炙麻黄、桂枝、细辛消风祛寒，杏仁、前胡、白芥子降气化痰、止咳平喘，葶苈子、苏子、广地龙、胆南星泻肺涤痰消风平喘，石膏、黄芩清泄肺热，甘草调和诸药。全方共奏解表清里、定喘止咳之功。哮喘患儿往往屡次发作，外感风寒引发为常见，但在病程中又常有外寒未解、里热已生，寒热并见者，仲景大青龙汤用之合拍，而哮鸣喘促，加诸子有加速降逆平喘之功。

5. 痰恋气虚案

周某，女，4岁。2014年3月18日初诊。

主诉：咳嗽气喘反复发作半年。

患儿半年来受凉后常咳嗽、气喘反复发作。既往有支气管哮喘病史1年。曾用多种西药治疗罔效，转中医治疗。刻诊：无恶寒发热，咳嗽无力，单声作咳，气喘不著，喉间偶闻及痰鸣，活动后为甚，气短自汗，面色少华，咽部色淡，舌质淡红，舌苔薄白，脉细弱。两肺呼吸音粗，可闻及散在喘鸣音。诊断：哮喘迁延期。辨证：风痰恋肺，肺脾气虚。治法：消风化痰，补益肺脾。

处方：蜜炙麻黄5g，炒杏仁10g，葶苈子10g，莱菔子10g，炙黄芪15g，防风5g，白术10g，煅龙骨20g（先煎），煅牡蛎20g（先煎），碧桃干10g。7剂。每日1剂，水煎服。

3月25日二诊：服药7剂后患儿咳喘明显好转，喉间痰鸣消失，汗出减少，面色显红润，精神好转，舌质淡红，舌苔薄白，脉细。予前方减降气涤痰之品、增益气敛肺之剂再进。

处方：炙黄芪15g，白术10g，防风5g，煅龙骨20g（先煎），煅牡蛎20g（先煎），杏仁10g，莱菔子10g，五味子6g，伏苓10g，怀山药10g，碧桃干10g。10剂。每日1剂，水煎服。

4月5日三诊：患儿咳嗽已平，汗出明显减少，活动后气喘、痰鸣均消失，舌脉如前。治以上方出入，又服20剂，之后症状完全消失。随访半年哮喘未发作。

按语： 患儿就诊时咳嗽气喘反复发作半年未平，就诊时虽然咳喘不著，但肺部听诊仍可闻及散在喘鸣音，因久病迁延，气短自汗、面色少华等虚象已显，是属风痰留恋、肺脾气虚之证。因临床哮喘患儿常见到此类虚实夹杂证候，非古籍所载"发时"邪实攻邪、"平时"正虚扶正所能涵盖，因而提出在发作期、缓解期之外增列迁延期，其邪恋为风痰留恋、正虚常见为肺脾气虚或肾气亏虚，治疗当扶正祛邪兼施，坚持治疗，不仅能控制症状，而且有强正气而减少发作的功效。

6. 肺肾两虚案

王某，男，12岁。2013年12月13日初诊。

主诉：咳喘1月余。

患儿系过敏体质，有婴儿湿疹史。咳喘迁延难愈，病史多年。此次咳喘已1月余，夜间时有喘鸣气促，喉中痰鸣，出汗多，胃纳可，二便调，咽部淡红，舌质淡，舌苔白。肺部听诊呼吸音粗，可闻及散在哮鸣音。诊断：支气管哮喘。辨证：风痰恋肺，肺脾气虚。治法：宣肺涤痰，补肺益气，兼顾补肾。

处方：蜜炙麻黄5g，炒杏仁6g，前胡10g，葶苈子10g，紫苏子10g，地龙10g，蚤休10g，枳壳6g，防风6g，白术10g，炙黄芪15g，熟地黄10g，巴戟天10g。7剂。每日1剂，水煎服。

2014年1月20日四诊：服药后夜间喘鸣明显缓解。前方加减服用一个月，咳喘已平。改予调理，补益肺肾、扶正固本。

处方：炙黄芪15g，白术10g，防风5g，茯苓10g，黄精10g，枸杞子10g，菟丝子10g，五味子6g，熟地黄10g，山茱萸10g，巴戟天10g，仙茅10g。7剂。每日1剂，水煎服。

1月27日五诊：前日外感，患儿夜间喘鸣又作，咳嗽声作，喷嚏，二便调。治以祛风宣肺化痰，兼补益肺肾。

处方：炙麻黄3g，辛夷6g，地龙10g，炙款冬花6g，五味子6g，生地黄10g，山茱萸10g，菟丝子10g，五味子6g，炙黄芪15g，白术10g，防风6g。7剂。每日1剂，水煎服。

2月3日六诊：喘鸣未减，每于下半夜3时有阵发性喘鸣发作，咳嗽，喷嚏。心肺听诊无异常。前方增泻肺涤痰之品。

处方：炙麻黄3g，杏仁10g，前胡10g，广地龙10g，葶苈子10g，紫苏子10g，黄芩10g，蚤休10g，五味子6g，熟地黄10g，巴戟天10g，炙甘草3g。7剂。每日1剂，水煎服。

2月10日七诊：患儿喘鸣已平，偶咳2～3声。前方减射干、加用紫河车6g，续服2周，患儿咳喘均止。为使服药方便，改予补益肺肾以六味地黄丸加减为主制糖浆调服。此后间断服药。1年后随访，哮喘未再作。

按语：本案患儿已12岁，哮喘病史多年，每于发作后则迁延难平。无奈只得仍宗标本兼顾，而发时重在治标、缓解重在培本为法。哮喘反复发作患儿多见有肺脾气虚、易罹外感而引发疾病者，但反复发作经久难愈，尤其是年龄较大者补肾纳气亦不可忽视，虽然患儿可能肾气亏虚症状并不显著，而良医莫忘补肾固本。此点认识，乃从万全《幼科发挥·肺所生病》案例获得启发："本县胡三溪长女，素有喘疾，发时多吐痰涎，用上补肾地黄丸。人初不知，有笑之者，后喘止痰止乃信之。"其所荐方即地黄丸加巴戟天、杜仲、肉苁蓉、小茴香、补骨脂，研末，蜜丸，煎门冬汤下。值得借鉴。

7. 肾虚风痰案

孔某，男，9岁，2015年9月19日初诊。

主诉：咳喘反复发作5年。

患儿近5年来每逢外感出现咳喘，反复发作难以平息，至当地医院就诊，诊断为"支气管哮喘"，平素予孟鲁司特钠口服。最近1次哮喘发作于10天前。刻诊：患儿声咳，喘息在活动后及夜间发作，喉中有痰，鼻塞偶作，流涕少许，晨起喷嚏，鼻痒揉擦，自觉咽痒，头痛偶作，动则易汗，平素畏寒，纳食尚可，二便正常，夜寐气粗，形体偏瘦，面色萎黄，咽稍红，舌苔薄白。心肺听诊呼吸音粗。既往有"过敏性鼻炎"病史。诊断为哮喘。辨证为肾气亏虚，阳气不足，风束肺窍。治法：补肾温阳，消风宣窍。

处方：熟地黄10g，怀山药12g，山茱萸10g，茯苓10g，牡丹皮10g，肉桂3g，熟附片3g（先煎），细辛3g，辛夷6g，苍耳子6g，炙冬花6g，蝉蜕6g。14剂。每剂1剂，水煎服。

10月10日二诊：患儿服上药期间，夜间喘息发作1次，后自行缓解。刻诊：患儿剧烈活动后有气急喘息，晨起喷嚏偶作，夜间鼻塞，冬季畏寒，平时恶热，好动少宁，纳可，眠安，二便正常，咽红，舌苔薄黄腻。心肺听诊呼吸音粗。患儿5年来每逢秋季则鼻衄发作，哮喘频发，今哮喘尚未明显发作，治疗宗前法调理。

处方：熟地黄10g，怀山药12g，山茱萸10g，茯苓10g，牡丹皮10g，肉桂3g，熟附片3g（先煎），辛夷6g，苍耳子6g，五味子6g，细辛3g，蝉蜕6g，板蓝根12g，虎杖12g，炙甘草3g。15剂。每用5剂，加水1200mL，浸泡2小时后，武火煮沸，文火煎煮1小时，倾出药液，药物再加水煎煮1次，弃去药渣，将两次药液合并，再文火煎煮浓缩至600mL，加入蜂蜜、白糖各100g，搅匀，煮一沸，冷却，熬成糖浆600mL，贮广口瓶，冰箱冷藏。每服20mL，1日3次。

11 月 9 日复诊：患儿服上药期间，受凉后喘息发作 1 次，次日平。刻诊：患儿运动后可出现气急喘息，晨起喷嚏减少，黄涕少许，时有揉眼揉鼻，纳可寐安，偶寐中打鼾，二便正常，咽稍红，舌苔薄黄。心肺听诊呼吸音粗。证候如前，今秋以来证候较稳定，较往年秋季哮喘发作明显减少、减轻。近 1 月仅 1 次夜间作喘，次日即平。唯鼻齁减而仍作，拟从前方出入再进，依前法制为糖浆继服。

12 月 5 日复诊：患儿 11 月 10 日因跳绳活动量大，夜间出现气喘，次日即平，后喘息未再发作。2 周前骤降雪变冷后患儿出现流涕，多为清涕，咳嗽偶作，有少量白沫样稀痰，鼻塞明显，交替性堵塞，鼻痒揉擦，喷嚏偶作，纳食尚可，寐中每因鼻塞憋醒，二便正常，咽稍红，舌苔薄白，右脉尺弱。心肺听诊呼吸音粗。证候如前，治宗前法出入。

2016 年 2 月 15 日复诊：患儿今年 1 月初及 1 月底先后感冒 2 次，均表现为发热、咳嗽，喘息未作。刻诊：患儿夜间连声作咳约半小时至 1 小时，喉间有痰，咳剧作喘，晨起及日间喷嚏常作，清涕少许，夹少量血丝，鼻痒揉擦，自觉咽痒，活动后汗多，纳可便调，夜寐打鼾，咽红，舌苔薄白。心肺听诊呼吸音粗，深呼吸可闻及哮鸣音。辨证为风痰袭肺，宣肃失司。患儿停服前药已 40 天，哮喘又发。治法：宣肺涤痰，止咳平喘。

处方：炙麻黄 3g，辛夷 6g，前胡 10g，炙款冬花 6g，远志 6g，胆南星 6g，广地龙 6g，蝉蜕 6g，葶苈子 10g，黄芩 10g，虎杖 12g，蚤休 10g，生甘草 3g。7 剂。每日 1 剂，水煎服。

2 月 20 日复诊：患儿服上药后，夜间阵咳仍作，有痰难咯，呼吸气粗，活动后稍有喘息，喷嚏较多，清涕少许，鼻塞偶作，时有揉眼揉鼻，活动后汗多，晚间肤痒，畏寒恶热，纳可，寐安，二便正常，咽红，舌质偏红，舌苔薄白。心肺听诊呼吸音粗。患儿去年秋冬服补肾消风剂，咳喘渐平。今年 1～2 月停药 1 个多月，期间 2 次感冒发热亦未作喘，但咳嗽迁延至今，风咳显露。拟仍从补肾温阳、消风肃肺法治之。

处方：熟地黄 10g，怀山药 12g，山茱萸 10g，枸杞子 10g，菟丝子 10g，熟附片 3g（先煎），辛夷 6g，五味子 6g，细辛 3g，炙麻黄 3g，前胡 10g，虎杖 12g，炙甘草 3g。14 剂。每日 1 剂，水煎服。

3月5日复诊：患儿2月28日剧烈运动后咳喘再发，3月2日夜间咳喘加重，遂至当地医院就诊，予输液2天，咳喘减轻。刻诊：患儿活动后及夜间咳嗽，稍有喘促，有黄白痰，晨起喷嚏时作，鼻塞明显，清涕少许，时有揉鼻揉眼，出汗较多，平素畏寒，纳可，寐安，张口呼吸，二便正常，咽红，扁桃体Ⅱ度肿大，舌苔薄黄腻。心脏听诊阴性，肺呼吸音粗糙，可闻及哮鸣音。辨证为汗出冒风，引动伏风，肺风痰喘。治法：肃肺涤痰，平喘止咳。

处方：炙麻黄4g，杏仁10g，前胡10g，细辛3g，葶苈子10g，紫苏子10g，胆南星6g，辛夷6g，广地龙6g，黄芩10g，虎杖12g，蚤休10g，生甘草3g。7剂。每日1剂，水煎服。

3月12日复诊：患儿服上药后，咳减痰消。刻诊：患儿活动后仍有咳嗽，气粗，晨起喷嚏，流涕，咽痒鼻痒，纳可便调，汗出偏多，夜间气粗，咽稍红，舌苔薄白。心肺听诊呼吸音粗。患儿哮喘缓解，病在迁延期，证属风痰未肃、肺肾两虚，治以消风涤痰、补益肺肾。

处方：炙麻黄3g，辛夷6g，蝉蜕6g，胆南星6g，广地龙6g。虎杖12g，黄芩10g，黄芪15g，熟地黄10g，五味子6g，山茱萸10g，炙甘草3g，徐长卿12g，茅根12g。14剂。每日1剂，水煎服。

3月26日复诊：患儿3月19日受凉后出现咳嗽气喘，伴有发热，热峰38℃，至当地医院就诊，予"甲泼尼龙、氨茶碱"输液2天后身热退，咳喘减。刻诊：患儿运动后仍有咳嗽气喘，可咯吐出泡沫样黄痰，常有鼻塞，流黄白相间涕，喷嚏时作，目痒，纳可便调，活动后汗多，夜间气粗，咽稍红，舌苔薄黄腻。心脏听诊阴性，两肺听诊呼吸音粗。辨证为外感引动内伏风痰，肺失宣肃。治以消风涤痰，宣肃肺气。

处方：炙麻黄3g，射干8g，辛夷6g，胆南星6g，葶苈子10g，紫苏子10g，制僵蚕6g，前胡10g，远志6g，炙款冬花6g，细辛3g，黄芩10g，虎杖12g，生甘草3g。7剂。每日1剂，水煎服。

4月2日复诊：患儿服上药后，咳嗽几平。刻下：患儿仅声咳偶作，晨起喷嚏、流黄白相间脓涕，目痒，咽部不适，纳食尚可，口中异味，寐多翻身，二便尚调，咽红，舌苔薄黄腻。心肺听诊阴性。证候较前减轻，治以前方出入。

4～9月多次复诊：患儿一般情况可。多数时间声咳偶作，晨起喷嚏、流黄白相间脓涕，以2月20日方补肾温阳、消风肃肺法加减治疗。期间有时冒风而咳嗽加重，夜间呼吸气粗，则用3月12日方消风涤痰、补益肺肾法加减治疗。

9月24日复诊：患儿近日受凉后出现夜间喘息，至当地医院就诊，予"甲泼尼龙、氨茶碱"输液3天治疗后来诊。刻诊：患儿夜咳为主，喉间有痰，可闻喘鸣，鼻塞流涕，喷嚏偶作，音哑，出汗多，纳可，寐安，二便调，咽红，舌苔薄黄。心脏听诊阴性，肺部听诊可闻哮鸣音。时入仲秋，寒温失调，引发伏风，痰热壅肺，宣肃失司，哮喘发作。治法：宣肃肺气，消风涤痰，清热平喘。

处方：炙麻黄4g，辛夷6g，杏仁10g，前胡10g，炙紫菀6g，葶苈子10g，紫苏子10g，广地龙6g，胆南星6g，细辛3g，虎杖12g，蚤休10g，生甘草3g。14剂。每日1剂，水煎服。

10月8日复诊：患儿服上药期间咳喘平，其间仅有发作1次，至当地医院就诊，予"甲泼尼龙、氨茶碱"输液3天治疗。刻诊：患儿无咳嗽喘息，鼻痒揉擦，着凉则喷嚏，多汗，纳可，眠安，二便正常，眼睑下色暗，咽红，舌苔薄腻。心肺听诊阴性。辨证为肺卫不固，风痰内蕴。治以补肺固表，消风化痰。

处方：炙黄芪15g，苍术10g，防风5g，煅龙骨20g（先煎），煅牡蛎20g（先煎），桂枝4g，白芍10g，辛夷6g，苍耳子6g，广地龙6g，虎杖12g，生甘草3g。14剂。每日1剂，水煎服。

10月22日复诊：患儿服药后症状明显缓解，仅发1次喘促，未予输液，吸入一次激素随即缓解。刻诊：活动及夜间偶有喘息，喉中有痰，音哑，喷嚏，纳可，寐安，二便调，咽红，舌苔薄白。心肺听诊阴性。证属迁延期肺肾两虚，风痰内蕴，治以前法增补肾之品，扶正祛邪兼施。仍以前法制为糖浆剂缓进。

处方：炙黄芪15g，白术10g，防风5g，煅龙骨20g（先煎），煅牡蛎20g（先煎），黄精10g，熟地黄10g，枸杞子10g，山茱萸10g，辛夷6g，苍耳子6g，蝉蜕6g，五味子6g，浙贝母6g，胆南星6g，广地龙6g，桂枝4g，虎杖12g，生甘草3g。10剂，依前法制为糖浆剂缓服。

11月19日复诊：患儿11月9日哮喘发作，经用西药治疗缓解。刻诊：患儿下半夜有时可闻喉中痰吼喘鸣，活动后亦作咳，喷嚏偶作，无鼻塞、流涕等不适，出汗较多，平素畏寒，纳可，寐安，二便正常，咽红，舌苔薄白。心肺听诊阴性。证候迁延，虚实夹杂。拟从补肺固表、消风化痰治之，缓当增以补肾纳气。

处方1：炙黄芪15g，白术10g，防风5g，煅龙骨20g（先煎），煅牡蛎20g（先煎），辛夷6g，胆南星6g，炙麻黄3g，葶苈子10g，广地龙6g，虎杖12g，生甘草3g。7剂。每日1剂，水煎服。

处方2：炙黄芪15g，白术10g，防风5g，煅龙骨20g（先煎），煅牡蛎20g（先煎），黄精10g，熟地黄10g，山茱萸10g，辛夷6g，五味子6g，制僵蚕6g，胆南星6g，桂枝4g，巴戟天10g，虎杖10g，炙甘草3g。依前法制为糖浆剂缓服。

2016年12月～2017年4月：患儿一直前来调理，期间喘息未作，一般情况可，唯鼻鼽仍现，治疗宗前法出入。

2017年5月6日复诊：患儿2周前受凉后出现发热，体温38.5℃，予"布洛芬"口服后热退，继则出现咳喘，在当地用西药治疗缓解。刻诊：患儿晨起咳嗽，喘息未作，黄白相间痰，流涕少许，喷嚏时作，出汗较多，纳可，眠安，二便正常，咽红，舌苔薄腻。心脏听诊阴性，肺呼吸音粗，未闻及啰音。辨证为外感引动伏痰，风痰肺热，宣肃失司。治以宣肃肺气、消风涤痰，缓则继予调理。

处方1：炙麻黄4g，辛夷6g，杏仁10g，前胡10g，葶苈子10g，紫苏子10g，胆南星6g，细辛3g，黄芩10g，虎杖12g，金银花10g，生甘草3g。7剂。每日1剂，水煎服。

处方2：炙黄芪15g，白术10g，防风5g，煅龙骨15g（先煎），煅牡蛎15g（先煎），辛夷6g，胆南星6g，前胡10g，虎杖12g，五味子6g，生地黄10g，怀山药12g，山茱萸10g，茯苓10g，巴戟天10g，黄精10g，炙甘草3g。依前法制为糖浆剂缓服。

2017年6～8月一直于我处调理，期间喘息未作，鼻鼽诸症亦有所缓解，一般情况可，治疗宗5月6日"处方2"出入。

9月16日复诊：近日气候多变，患儿出现早晚喷嚏，流涕较多，或清或黄，鼻痒揉擦，夜间呼吸气粗，汗出多，纳可，寐安，二便调，咽稍红，舌苔薄白。心肺听诊阴性。本院免疫学检查：总IgE：697.10IU/mL；白细胞簇分化抗原CD19.19%。其余正常。证候尚稳定，咳喘未作，刻下以鼻鼽为主。治疗合前法出入，侧重补肺温卫、消风宣窍法。

处方：炙黄芪 15g，桂枝 5g，白芍 10g，炙甘草 3g，炙麻黄 3g，炙乌梅 6g，地龙 6g，胆南星 6g，辛夷 6g，苍耳子 6g，五味子 6g，白芷 10g，熟地黄 10g，山茱萸 10g，巴戟天 10g，菟丝子 10g。依前法制为糖浆剂缓服。

10 月 14 日复诊：患儿 10 天前受凉后出现声咳，喷嚏偶作，流涕较多，或黄或白，鼻眼作痒，出汗较多，夜寐呼吸气粗，纳可，眠安，二便正常，咽红，舌苔白。心肺听诊呼吸音粗糙。辨证为风痰内蕴，肺气失宣。治法：宣肃肺气，消风涤痰。

处方：炙麻黄 3g，辛夷 6g，杏仁 10g，前胡 10g，远志 6g，葶苈子 10g，胆南星 6g，广地龙 6g，五味子 6g，黄芩 10g，虎杖 12g，甘草 3g。14 剂。每日 1 剂，水煎服。

10 月 28 日复诊：患儿近 2 日受凉后出现咳嗽加剧，气喘哮鸣，在当地医院予西药治疗后减缓。刻诊：患儿声咳偶作，活动后气促，咯痰不爽，喷嚏时作，出汗仍多，纳可，寐安，二便正常，咽稍红，舌苔薄白。心肺听诊呼吸音粗糙。证属外感风邪，引动内伏风痰，肺气壅塞。治法：宣肃肺气，消风涤痰。

处方：炙麻黄 4g，桑白皮 10g，杏仁 10g，前胡 10g，桔梗 6g，葶苈子 10g，紫苏子 10g，地龙 6g，白芥子 6g，辛夷 6g，黄芩 10g，甘草 3g。14 剂。每日 1 剂，水煎服。

11 月 11 日复诊：患儿服上药期间，证情平稳，咳喘未作。刻诊：患儿无明显咳嗽喘息，喉间有痰，喷嚏偶作，鼻痒目痒，动则易汗，纳寐尚可，二便如常，咽稍红，舌苔薄白。心肺听诊阴性。咳喘缓解，证候仍属肺卫不固，风痰内蕴。治法：补肺固表，消风化痰。

处方：炙黄芪 15g，炒白术 10g，防风 5g，煅龙骨 20g（先煎），煅牡蛎 20g（先煎），炙麻黄 4g，辛夷 6g，苍耳子 6g，胆南星 6g，广地龙 6g，五味子 6g，炙甘草 3g。14 剂。每日 1 剂，水煎服。

11 月 25 日复诊：患儿服药期间咳喘未作。患儿去年哮喘连续发作，秋冬季节频作，今秋仅发 1 次。刻下：患儿夜间偶咳，喉中有痰，流涕少许，早晚喷嚏，目痒鼻痒，出汗较多，手足欠温，纳寐尚可，二便如常。查体：咽红，舌苔薄白，心肺听诊阴性。辨证为肺肾亏虚，伏风内潜。治法：补肺益肾，消风涤痰。

处方 1：炙黄芪 15g，炒白术 10g，防风 5g，煅龙骨 20g（先煎），煅牡蛎 20g（先煎），桂枝 5g，白芍 10g，炙甘草 3g，辛夷 6g，苍耳子 6g，胆南星 6g，地龙 6g，熟附片 4g（先煎），生地黄 10g，熟地黄 10g，山茱萸 10g，怀山药 12g，五味子 6g，虎杖 12g，淫羊藿 10g，茯苓 10g。依前法制为糖浆剂缓服。

处方 2：炙麻黄 4g，辛夷 6g，杏仁 10g，前胡 10g，远志 6g，葶苈子 10g，胆南星 6g，广地龙 6g，黄芩 10g，贯众 10g，金银花 10g，生甘草 3g。7 剂。每日 1 剂，水煎服。哮喘发作时备用。

2018 年 1 月～ 8 月期间，患儿一直坚持于我处调理，期间哮喘未有发作，体重增加，身高增长。患儿哮喘病史 8 年，自 2015 年 9 月来本院就诊，因频繁发作，采取发时治标，平时治本（补益肺肾法）治疗已近 3 年，2015、2016 年秋季曾连续发作，但逐渐减轻，2017 年发作明显减少，仅 5 月、10 月各发作 1 次，经治疗能迅速缓解。期间同学中流感流行，患儿亦未被传染。治疗继续从补益肺肾法，糖浆剂缓调。

9 月 22 日复诊：患儿前期证候稳定，自 8 月 31 日开学，出现流涕，由清转脓，咳嗽日重，咯痰色白或黄，2 天前夜间闻及喘鸣，现仍以咳嗽为主，另见鼻塞偶作，鼻痒揉擦，出汗较多，纳可，寐安，二便调，口唇红，咽红，舌苔薄黄腻。心脏听诊阴性，肺呼吸音粗糙，未闻及啰音。查血常规：白细胞总数 5.09×10⁹/L，中性粒细胞 39.7%、淋巴细胞 44.8%、单核细胞 4.1%、嗜酸性粒细胞 10.8%、嗜碱性粒细胞 0.6%。红细胞计数 4.70×10¹²/L，血红蛋白 134g/L。血小板计数 255×10⁹/L（2018年 9 月 22 日本院）。证属外风引动内伏风痰、肺失宣肃，治以宣肃肺气、消风涤痰、止咳平喘。

处方：炙麻黄 4g，辛夷 6g，杏仁 10g，前胡 10g，远志 6g，葶苈子 10g，紫苏子 10g，地龙 6g，胆南星 6g，黄芩 10g，虎杖 12g，甘草 3g。14 剂。每日 1 剂，水煎服。

10 月 4 日复诊：前方服后咳喘已平。前日患儿洗澡可能着凉，又出现咳嗽，昨晚气喘，未予特殊处理，后自行缓解。刻诊：患儿咳嗽偶作，喉中痰鸣，痰或黄或白，鼻塞偶作、流黄脓涕，喷嚏频作，纳可，便调，夜寐尚安，咽部红，舌苔薄黄腻。心脏听诊阴性，肺部听诊呼吸音粗，未闻及啰音。证候如前，治以前方出入。

10 月 27 日复诊：患儿服上药后咳喘皆平。刻诊：患儿晨起喷嚏连作，鼻痒揉擦、流涕或白或黄，清嗓偶作，音哑，纳可，眠安，二便正常，咽稍红，舌苔薄白。心肺听诊阴性。症见喘咳已平、鼻鼽仍作，改予宣肃肺气、消风宣窍法治之。

处方：炙麻黄4g，桑白皮10g，桔梗6g，炙紫菀10g，辛夷6g，苍耳子6g，炙乌梅6g，五味子6g，胆南星6g，黄芩10g，徐长卿15g，生甘草3g。14剂。每日1剂，水煎服。

11月10日复诊：患儿服上药期间，咳喘未作。刻诊：患儿活动后稍有气喘，喉间痰少，晨起有时喷嚏，鼻痒揉擦，汗出减少，平素畏寒，记忆力较差，纳可，寐安，二便如常，咽稍红，舌苔薄白。心肺听诊阴性。证属肾气亏虚，肺蕴风痰。治法：补肾纳气，肃肺消风。

处方：生地黄10g，熟地黄10g，怀山药15g，枸杞子10g，山茱萸10g，黑顺片5g（先煎），五味子6g，茯苓10g，益智仁10g，桑白皮10g，辛夷6g，胆南星6g，地龙6g，巴戟天10g，炙甘草3g。依前法制为糖浆剂缓服。

2018年12月～2020年6月，患儿一直坚持调理，期间哮喘未有发作，精神、饮食正常，已经进入青春期，发育良好。患儿因哮喘频发于2015年9月19日来诊，迄今已经4年9个月，经发时治标，平时治本（补肾为主，兼以补肺）治疗，发作逐渐减少。自2018年9月下旬小发1次之后，至今哮喘已21个月未发，但仍有肺肾亏虚、伏风内潜、风束肺窍症状，故继予调理，以补益肺肾、消风化痰、宣通肺窍为主，以冀长期缓解。

按语：本案患儿2015年来诊时，哮喘病史已经4年，常年屡发，时轻时重，迁延难平。依发作期治标宣肺涤痰、止咳平喘，缓解期治本补肾益气、补肺固表，迁延期标本兼治补益肺肾、肃肺涤痰，作为基本法则。患儿虽然家住山东，但家长坚持长期来南京中医药治疗，仅偶尔突发时在当地西医临时处理。终于使患儿发作逐渐减少，至2018年秋季小发一次后，已经缓解21个月未曾发作，只是鼻鼽仍时有发作。本病患儿案例说明，哮喘确属难治性疾病，但即使是反复发作难以控制的患儿，只要能坚持长期治疗，随证辨证论治，仍然有可能获得长期缓解。而且，中药长期治疗本病，相对安全，无明显副作用。因此，时至今日，对于哮喘这一难治性疾病，中医药仍然是一种值得选择的治疗方法。

十三 反复呼吸道感染

1. 卫虚外感案

蔡某，男，3 岁。2012 年 10 月 18 日初诊。

主诉：反复呼吸道感染 1 年，咳嗽 6 天。

患儿去年 9 月进入托儿所后因调护失宜，罹患感冒、咳嗽，迁延 2 月方愈，后一直体弱易感，近 1 年来每月均有 1～2 次发热咳嗽，并曾热性惊厥 2 次，因"支气管肺炎"已经住院 2 次。患儿消瘦明显，近 1 年体重仅增加 1kg。6 天前患儿又出现发热，鼻塞流涕，轻咳，口服头孢克洛、小儿感冒冲剂、布洛芬混悬液后发热已退，咳嗽仍作。刻诊：形体消瘦，面色无华，咳嗽、单声为主，少痰，鼻塞流涕少许，出汗多，肤冷，纳欠佳，二便调，寐可，咽稍红，双侧扁桃体未见肿大，舌质淡红，苔薄黄腻，脉细滑。心脏听诊阴性，两肺呼吸音略粗，未闻及干湿啰音。诊断：反复呼吸道感染，辨证肺气不足、卫外不固，复感风热外邪，治宜补益肺卫，兼宣肺止咳。

处方：黄芪 15g，炒白术 10g，防风 5g，煅龙骨 20g（先煎），煅牡蛎 20g（先煎），桑叶 10g，桔梗 6g，前胡 10g，浙贝母 6g，炒黄芩 10g，甘草 5g。4 剂。每日 1 剂，水煎服。

10 月 22 日二诊：服药后咳嗽明显减少，仅晨起咳嗽数声，无痰，出汗仍多，肤冷，纳欠佳，二便调，舌淡红，苔薄黄，脉细滑。治以前法出入再进。

处方：炙黄芪 15g，苍术 6g，炒白术 10g，防风 5g，煅龙骨 20g（先煎），煅牡蛎 20g（先煎），碧桃干 10g，桔梗 6g，桑叶 10g，麦冬 10g，浙贝母 6g，焦六神曲 12g。5 剂。每日 1 剂，水煎服。

10 月 27 日三诊：服上药后咳嗽已平，面色少华，出汗减少，肤冷减轻，纳食增，受凉后喷嚏，二便调，舌淡红，苔薄白，脉细。外证已解，专以补肺固本、调和营卫为要。

处方：炙黄芪 15g，炒白术 10g，防风 5g，煅龙骨 20g（先煎），煅牡蛎 20g（先煎），桂枝 3g，白芍 10g，辛夷 6g，五味子 5g，碧桃干 10g，浮小麦 15g，炙甘草 5g。14 剂。每日 1 剂，水煎服。

11 月 10 日四诊：出汗明显减少，肌肤转温。再以上方加减，两次各 15 剂，分别熬为糖浆，60 日分服，以图巩固。

停药后 1 年随访，患儿呼吸道感染已经很少发生。

按语： 反复呼吸道感染现为儿科临床常见病，内因责之为肺脾肾三脏不足，外因责之为感受外邪，主要病机"不在邪多而在正虚"。本案小儿入托后感冒、咳嗽、肺炎反复发作，损伤娇嫩肺脾之气，致肺卫不固、气阳受损，故呼吸道反复感染。来诊时咳嗽、流涕仍作，故在补肺固表同时，兼宣肺止咳，待咳嗽痊愈，则专事补益扶正、固表止汗，后期以糖浆剂缓服。

反复呼吸道感染常见有肺脾气虚证、营卫不和证，但二者并见者也为数不少。其卫阳不足者，往往多汗而汗出不温，肤冷，病机为卫阳失于外护、营阴难以内守，卫气不共营气和谐故尔。玉屏风散合桂枝龙骨牡蛎汤治疗，在补肺固表同时温卫和营，能收到更好的扶正御邪效果。此为原治风伤卫、寒伤营之《伤寒论》桂枝汤活用一例。

2. 肺脾气虚案

陈某，女，5 岁。2012 年 11 月 16 日初诊。

主诉：反复呼吸道感染 2 年。

患儿 2 年前入托儿所后因调护失宜，感冒、咳嗽频作，迁延难愈。近 1 年多来每月均有 1～2 次发热咳嗽，2011 年 6 月至今因"急性支气管炎""支气管肺炎"4 次住院。患儿形体消瘦，近 1 年体重仅增加 0.5kg。就诊时暂无外感症状，身材瘦小，偶有咳嗽，可咳出稀薄白痰，纳谷不香，夜寐安，活动后及寐初汗多，大便先干后溏，夹未消化食物，日行 1～2 次，咽稍红，舌苔薄白。心肺听诊阴性。诊断反复呼吸道感染，证属肺脾气虚、卫表不固，治当补肺健脾固表，兼以化痰助运。

处方：炙黄芪 12g，苍术 6g，炒白术 6g，防风 5g，煅龙骨 15g（先煎），煅牡蛎 15g（先煎），党参 10g，炙鸡内金 8g，桔梗 6g，陈皮 3g，焦山楂 10g，焦六神曲

10g。14 剂。每日 1 剂，水煎服。

11 月 31 日二诊：服药 2 周后，患儿汗出较前明显好转，食欲渐佳，大便已恢复正常。患儿肺脾仍弱，当继续补肺健脾，遂以原方去苍术、桔梗，加茯苓调治。

后以前方出入，熬糖浆服用 2 月余，此后停药。随访半年，汗出缓解，食欲转佳，未曾发病。

按语： 反复呼吸道感染者总属肺卫不固，而其肺气不足的产生原因与脾胃薄弱常相关，乃脾气亏虚不能滋养肺气、脾虚生痰反而上贮于肺，本案即此病机体现。补肺固表以玉屏风散为方，健脾助运以异功散为法，两方合用，正适合于本证。惟反复呼吸道感染者往往病程经久，补益需假以时日，一般以 3 个月为一疗程，切不可短期见效便辄然收兵。

3. 气虚痰蕴案

王某，男，5 岁。2015 年 3 月 5 日初诊。

主诉：反复感冒、咳嗽、肺炎 1 年余。

患儿自去年 3 月起反复感冒、咳嗽，每月 1～2 次，表现为发热、咳嗽、鼻塞、流涕，期间还被诊断为"支气管肺炎" 2 次、"潜伏性结核感染" 1 次，住院治疗后病情好转。刻诊：患儿无恶寒发热，咳嗽偶作，有痰，无心悸气短，头颈部汗出较多，纳食可，夜寐安，大便干、2～3 日一行，小便调，形体偏瘦，唇无发绀，咽稍红，舌苔薄白，脉滑。肺部呼吸音清，未闻及啰音。药物过敏史：曾在被诊断为"潜伏性结核感染"后服用异烟肼，出现皮疹、瘙痒，及时停药，体质更弱。心脏彩超检查报告：先天性心脏病，冠状动脉肺动脉瘘。心功能正常。诊断：反复呼吸道感染，先天性心脏病。证属肺卫不固、痰浊内蕴，治以补肺益气固表、宣肺健脾化痰。

处方：炙黄芪 15g，白术 10g，防风 5g，煅龙骨 15g（先煎），煅牡蛎 15g（先煎），党参 10g，茯苓 10g，陈皮 3g，炙百部 10g，浙贝母 6g，炙甘草 3g。14 剂。每日 1 剂，水煎服。

3 月 19 日二诊：服药后诸症好转，已无咳嗽咳痰，无恶寒发热，无喷嚏流涕，无心悸气短，无明显发绀，活动后出汗较多，纳食可，夜寐安，大便偏干转调，1～2 日一行，咽稍红，舌苔薄白，脉滑。证候如前，治疗减宣肺化痰之品、增益气活血之剂。

处方：炙黄芪15g，白术10g，防风5g，煅龙骨15g（先煎），煅牡蛎15g（先煎），党参10g，茯苓10g，陈皮3g，制黄精10g，炙百部10g，丹参10g，炙甘草3g。14剂。每日1剂，水煎服。

4月2日三诊：患儿近来受凉后咳嗽，夜间明显，每咳1～2声，干咳无痰，无恶寒发热，无鼻塞流涕喷嚏，运动、饮食后出汗较多，汗后身凉，纳食可，夜寐安，大便日行，小便调，咽部淡红，舌苔薄白，脉细。辅助检查：结核感染T细胞检测：阴性。证属肺卫不固、营卫失和，治以补肺固表、调和营卫。

处方：炙黄芪15g，白术10g，防风5g，煅龙骨15g（先煎），煅牡蛎15g（先煎），桂枝3g，白芍10g，太子参10g，茯苓10g，炙百部10g，百合10g，炙甘草3g。14剂。每日1剂，水煎服。

此后以上方加减服用至6月，两月间患儿感冒一次，未服药自行缓解，无其他不适。其后停药，患儿很少再发呼吸道感染。

按语：患儿肺卫不固，易于外感，加之药毒伤脾，造成肺脾日虚。脾虚痰浊易生，心血不畅亦影响载气运达，所以反复呼吸道感染难安。治疗在补脾健脾同时，配合化痰活血，收到良好效果。

第二章

脾系病证医案

一　口　疮

1. 心脾积热案

刘某，男，4 岁 9 个月。2012 年 11 月 29 日就诊。

主诉：口腔溃疡 3 日。

患儿 3 日前开始出现两颊部及颚部有散在大小不等溃疡点，伴疼痛，影响进食，时而烦闹，无发热，偶有咳嗽，曾有服药史（具体不详），纳欠佳，口中有异味，大便干结、2～3 日一行，小便调，夜寐鼻塞打鼾，咽红，扁桃体Ⅱ度肿大，颚部、咽部、左右颊黏膜及下唇内侧均有溃疡点，舌苔黄厚。诊断：口疮，心脾积热证。辨证心火内炽，脾胃积热，循经上炎。治以清泻心脾积热，予泻心导赤散加味。

处方：淡竹叶 6g，黄芩 10g，栀子 6g，虎杖 12g，生地黄 10g，桔梗 6g，玄参 10g，大黄 5g（后下），薄荷 6g（后下），木蝴蝶 4g，胖大海 10g，芦根 15g。7 剂。每日 1 剂，水煎服。

12 月 5 日二诊：服药 7 剂，患儿口疮疼痛已消，溃疡基本愈合。昨日着凉后出现咳嗽，无发热，有少量黄痰，鼻塞，大便偏干，小便黄，食欲不振，寐欠安，易醒，偶有鼻衄，打嗝，患儿自诉咽痛，喉中可闻及痰鸣。患儿口疮好转，却又复感外邪，遂以原方再进，增宣肺止咳之品。

处方：淡竹叶 3g，黄芩 10g，栀子 6g，虎杖 12g，生地黄 10g，桔梗 10g，蜜炙款冬花 10g，大黄 6g（后下），薄荷 6g（后下），芦根 10g，焦山楂 10g，焦六神曲 10g。7 剂。每日 1 剂，水煎服。药后诸症皆平。

按语： 患儿急性起病，分析其临床证候表现，颚部、咽部、左右颊黏膜及下唇内侧有散在大小不等多个溃疡，伴有疼痛，影响进食，时而烦闹，为口疮典型临床表现，系由心脾火热上攻所致，而口中异味，纳欠佳，大便干结、2～3 日行，舌苔黄厚，为脾胃积热之象。所以，认证为心脾积热，火热循经上炎熏灼口腔。以泻心导赤散为主方，取淡竹叶、生地黄清心泻火，引热下行；黄芩、栀子、虎杖清热解毒泻火，桔梗、玄参、木蝴蝶、芦根、胖大海清热解毒利咽，大黄通腑泄热，薄荷疏散热邪。服用一周口疮已基本痊愈，后因外感咳嗽，又增宣肺止咳之品收功。

2. 阴虚火炎案

汤某，男，10 岁。2018 年 4 月 12 日初诊。

主诉：口腔溃疡反复发作 1 年余。

患儿近 1 年来经常无明显诱因下出现口腔溃疡，疼痛较剧。平素易患扁桃体炎。刻诊：患儿口腔左侧颊黏膜有溃疡一枚，近日饮食偏少，口干，小便正常，大便偏干，夜寐欠安，多梦，齘齿，咽红，扁桃体Ⅱ度肿大，舌质红，苔薄白，脉细数。诊断为口疮，辨证为肾阴亏虚、虚火上炎。治以养阴清火。

处方 1：生地黄 10g，黄柏 6g，枸杞子 10g，山茱萸 10g，山药 12g，知母 10g，茯苓 10g，牡丹皮 10g，虎杖 12g，地骨皮 10g，败酱草 15g，人中黄 10g。14 剂。每日 1 剂，水煎服。

处方 2：锡类散 1 支。1 日 3 次，吹敷患处。

4 月 26 日二诊：患儿服上药后，口疮已愈，扁桃体仍肿大，纳食欠佳，服中药后大便次数增多，每日 2～3 次，小便如常，夜寐佳，齘齿止，舌质红，苔薄腻，脉滑数。治以前方出入。

处方：生地黄 12g，黄柏 6g，知母 10g，牡丹皮 10g，紫草 10g，山药 15g，山茱萸 10g，枸杞子 10g，虎杖 12g，苍术 6g，玄参 6g，人中黄 10g。14 剂。每日 1 剂，水煎服。

后随访 3 个月口疮未见复发。

按语： 本案口疮反复发作 1 年余，口干，大便偏干，夜寐欠安，多梦，齘齿，咽红，扁桃体Ⅱ度肿大，舌质红，脉细数。辨证为口疮肾阴亏虚、虚火上炎，治以养阴清火，知柏地黄丸加减服用 4 周取效。其中人中黄一味，据《本经逢原》载"用大竹截段，两端留节，削去外皮，傍钻一孔，用甘草细末入满于中，以蕉扇柄削圆塞孔，冬至浸大粪池内，立春后取出，悬风处晾干，取用。"其泻火解毒功同金汁而力量稍缓，用于口疮效佳。

二　唇风

1. 脾热生风案

顾某，女，3岁5个月。2018年9月1日初诊。

主诉：反复下唇肿胀、唇周皮疹3年。

患儿自2、3个月大时即开始出现下唇肿胀、唇周皮疹，色淡红，伴瘙痒。哭闹及食用鱼虾、鸡蛋、芒果等后尤为明显，未查过敏原。近日无外感，无鼻塞、流涕，喷嚏偶作，无揉眼揉鼻，纳可，大便2～3日一行，质干难解，呈颗粒状，小便正常，寐安，无口气，性情较为急躁，口唇干，下唇肿胀、色红，唇周湿疹，咽红，舌苔薄黄。平素体质尚可，不易罹患外感。其母有荨麻疹病史。诊断：唇风（血管性水肿），湿疹。辨证为脾胃积热生风。治法：清脾泄热消风。

处方：防风6g，藿香6g，升麻6g，黄连3g，黄芩10g，蒺藜10g，全瓜蒌10g，虎杖12g，地肤子10g，石膏20g（先煎），甘草3g。14剂。每日1剂，水煎服。

9月16日二诊：服药后患儿下唇肿胀减轻、唇周皮疹好转，前天感冒后口唇上方复出现少许皮疹，伴瘙痒，现咳嗽偶作，白痰少许，无鼻塞、流涕、喷嚏，纳可，大便1～2日一行、性状好转，咽红，舌苔薄黄，口唇淡红，口周湿疹减轻。心肺听诊阴性。唇风、湿疹显著好转，因感冒而咳嗽偶作，前方加宣肺止咳之品再进。

处方：防风6g，桔梗6g，前胡10g，全瓜蒌10g，蒺藜10g，升麻6g，黄连3g，全当归10g，虎杖12g，拳参10g，地肤子10g甘草3g。14剂。每日1剂，水煎服。药后诸症皆平。

按语： 唇风一证，因"唇为脾之外窍"，《医宗金鉴·外科心法要诀》说："唇风多在下唇生，阳明胃经风火攻，初起发痒色红肿，久裂流水火燎疼。"认为因胃经风火上攻而致。本案患儿兼有唇周湿疹色红，亦为脾热夹风而患。由此辨证为脾胃积热生风，治以清脾泄热消风，取泻黄散合清胃散加减，3年痼疾，一月获愈。

2. 阴虚脾热案

罗某，男，7 岁。2013 年 11 月 21 日初诊。

患儿自去年以来，经常口唇肿胀、色淡、干燥、稍痒，下唇尤著，口唇周围皮肤色红、皮疹、瘙痒，自觉燥热，手足心热，纳食尚可，大便偏干、日行一次，寐安，有时诉舌头疼痛，咽部稍红，舌质红、偏干，舌苔薄白。诊断：唇风（血管性水肿），湿疹。辨证为脾胃阴虚，积热生风。治法：滋养脾阴，清脾消风。取增液汤合泻黄散加减治之。

处方：北沙参 10g，生地黄 10g，玄参 10g，麦冬 12g，石膏 20g（先煎），知母 10g，白芍 10g，防风 6g，栀子 6g，黄芩 10g，蒺藜 10g，甘草 3g。7 剂。每日 1 剂，水煎服。

11 月 28 二诊：患儿服上药后，口唇肿胀减轻，口周皮肤干燥、瘙痒好转，自觉口唇燥热，手足心热，大便偏干、日行一次，口唇淡红、肿胀减轻，咽部稍红，舌质红、有津，舌苔薄白。患儿唇风显著好转，脾阴有复，但脾热未清，继予清热泻脾治疗。

处方：生地黄 10g，玄参 10g，麦冬 12g，升麻 6g，石膏 20g（先煎），知母 10g，白芍 10g，牡丹皮 10g，栀子 6g，黄芩 10g，蒺藜 10g，甘草 3g。14 剂。每日 1 剂，水煎服。

12 月 12 日三诊：患儿口唇肿胀及周围皮肤皮疹、瘙痒已消，纳食尚可，大便偏干、日行一次，夜寐盗汗，手足心热，舌尖红，舌苔白。口唇恢复正常，治予清脾益阴巩固。

处方：升麻 6g，石膏 20g（先煎），知母 10g，玄参 10g，生地黄 10g，全瓜蒌 10g，黄芩 10g，北沙参 10g，蒺藜 10g，生甘草 3g。14 剂。每日 1 剂，水煎服。

按语： 本案患儿唇风由脾胃阴虚、积热生风而患，故以增液汤滋养脾阴、泻黄散清脾消风，合方加减取效。

3. 脾胃阴虚案

朱某，男，13 岁。2017 年 8 月 7 日初诊。

主诉：反复口唇肿胀、干裂 6 年。

患儿近 6 年来反复出现口唇肿胀，干裂明显，伴有脱皮，自觉瘙痒，时有渗液，曾予激素类药膏外用，病情反复。患儿鼻衄时作，曾查血常规未见明显异常，刻诊：面色少华，口唇肿胀、色淡白、干燥、脱皮，左肘后湿疹，纳可，寐安，二便调，咽红，舌苔薄白。辨病为唇风（血管性水肿），辨证为脾胃阴虚伏风，治以补益脾阴、消其伏风。

处方：北沙参 10g，麦冬 15g，生地黄 15g，玄参 10g，防风 10g，广地龙 6g，乌梢蛇 10g，蒺藜 10g，五味子 6g，焦栀子 6g，甘草 3g，茅根 15g。14 剂。每日 1 剂，水煎服。

9 月 16 日二诊：患儿服上药期间，鼻衄未作，但未及时复诊，口唇仍有肿胀、干裂，自予"他克莫司"外用，效果不显。刻诊：口唇肿胀，色淡，干燥，左肘后湿疹，纳可，寐安，二便调，咽红，舌苔薄白。证属阴虚内热，治以前方出入，增生津消风之品。

处方：桑白皮 10g，地骨皮 10g，麦冬 15g，北沙参 10g，石斛 10g，生地黄 10g，刺蒺藜 10g，玉竹 10g，五味子 6g，焦栀子 6g，茅根 15g，生甘草 3g。23 剂。每日 1 剂，水煎服。

10 月 28 日三诊：患儿服上药期间，鼻衄未作，唇痒已平，口唇干燥、脱皮仍作，伴少许皮疹，自觉咽部有痰，清嗓频作，纳可，寐安，二便调，唇干，咽红，扁桃体 Ⅱ 度肿大，舌苔薄白。患儿平素体质较差，易罹患外感。证候如前，治以前方出入，嘱需坚持服药。

12 月 2 日四诊：患儿近一个多月来坚持服药，感冒减少，左肘后湿疹亦缓解。现无口干唇裂，无口唇肿胀、脱皮，仅晨起咽部不适，纳可，寐安，二便正常。口唇稍干，咽稍红，舌苔薄白。证候稳定，治以前法巩固。

按语： 本案患儿唇风病史已 6 年，口唇肿胀、色淡白、干燥、脱皮，症状较重，认证为脾胃阴虚伏风，治以补益脾阴、消其伏风。开始患儿家长未能按嘱及时复诊，间断服药，收效不显，后能服从医嘱，连续服药，终见效验。唇风与小儿特禀体质伏风内潜有关，非短暂治疗能见显效，若能坚持较长时间服药，则多数可以收到良好疗效。

三 滞颐

1. 脾阳失摄案

何某，男，2岁2个月。2019年5月20日初诊。

主诉：流涎1.5年。

患儿系足月剖宫产儿，母乳喂养至2月大，6月时添加辅食，混合喂养至今。7个多月时开始出现流涎，至今未见好转。刻诊：患儿流涎不分日夜，量多清稀，浸渍于两颐及胸前，甚则衣服浸润而常湿，晨起喷嚏时作，易鼻衄，纳食可，二便调，夜寐欠安，喜翻身，易汗，盗汗明显，咽稍红，舌苔薄白。诊断为滞颐（小儿流涎症），证属脾阳不振、廉泉失束，治以健脾温阳摄涎。

处方：太子参10g，苍术6g，炒白术10g，煨益智仁10g，炒山药10g，乌药3g，桑螵蛸10g，煅龙骨15g（先煎），煅牡蛎15g（先煎），辛夷6g，石菖蒲6g，焦六神曲10g。21剂。每日1剂，水煎服。

6月10日二诊：患儿服上药后，流涎症状较前明显好转，日间时有流涎，量较前减少，夜间流涎已止，喷嚏时作，揉鼻后易致鼻衄，纳食尚可，夜寐欠安，大便日行一次，质稍稀，咽稍红，舌苔薄白。患儿滞颐显著好转，鼻痒揉鼻引起鼻衄，治以前方增消风宣窍之品。

处方：党参10g，苍术6g，佩兰10g，辛夷6g，苍耳子6g，五味子6g，炒山药12g，煨益智仁10g，乌药3g，桑螵蛸10g，蒺藜10g，焦六神曲12g。14剂。每日1剂，水煎服。

药后流涎已经很少，颏下常干。继以前方出入治疗4周，滞颐获愈。

按语：小儿出生初期，因涎腺尚不发达，唾液分泌不多，到5月之后，唾液分泌增加，6月后出牙刺激牙龈三叉神经更使唾液分泌增多，而此时小儿尚不会将多余的唾液吞咽入腹，因而有少量流出口外，可以属于生理现象。但1岁半尤其是2岁之后仍然流涎过多，滞于颐部，甚至浸渍生疮，则为滞颐之病，必须治疗。分析本病病机，宗《素问·宣明五气篇》"脾为涎"之说，本病多由脾涎失摄而致，究其病因，则有脾阳不振廉泉失于摄制与心脾积热熏蒸苗窍溢涎之分，因而有温脾摄涎和清脾摄涎的不同治法，而以属于前者较多。本案流涎量多清稀，流于两颐及胸前，浸湿衣服，且病程已长，身无热象，故判断为脾阳不振、廉泉失束，治以健脾温阳摄涎取效。

2. 脾虚心热案

高某，男，2.5 岁。2019 年 6 月 6 日初诊。

主诉：流涎 2 年。

患儿 2 年前出现口角流涎、量多，至今未止，前囟闭合较晚，曾多次前往当地医院及我院就诊，予中西药治疗，效果未显。刻诊：患儿前囟未闭，口角流涎，语言流利，无外感症状，纳食尚可，二便调，多汗，时而哭闹，入寐困难，喜俯卧，咽红，舌质红，舌苔薄白。有多次感冒、肺炎史，最近因肺炎住院刚出院 2 天。前囟 1.5cm×1.5cm。诊断为滞颐（小儿流涎症），辨证脾阳失摄、心火内炎，治以温脾摄涎、清心安神。

处方：炙黄芪 12g，苍术 8g，白术 8g，防风 4g，煅龙骨 12g（先煎），煅牡蛎 12g（先煎），怀山药 10g，益智仁 8g，乌药 3g，淡竹叶 6g，灯心草 1g，生甘草 3g。21 剂。另嘱勿进酸性食物。每日 1 剂，水煎服。

6 月 27 日二诊：患儿服上药后流涎减少，期间未罹外感，二便调，寐欠安，易汗，咽稍红，舌苔薄白。余无特殊。证候如前，治以前法出入。

处方：太子参 10g，苍术 6g，白术 6g，炙黄芪 12g，防风 4g，煅龙骨 12g（先煎），煅牡蛎 12g（先煎），炒山药 10g，益智仁 8g，乌药 3g，淡竹叶 6g，灯心草 1g，桑螵蛸 6g。21 剂。每日 1 剂，水煎服。

7 月 25 日三诊：患儿滞颐已愈，仅偶尔有口涎流出，无外感症状，全身散在皮疹，痒甚，纳食尚可，二便调，汗多，咽稍红，舌苔薄白，颈下胸背部、臀、肘、腘等处皮疹散发、色红。患儿湿疹自出生至今，每于夏季发作较重。刻诊患儿滞颐已愈，病以湿疹为主，治以消风解毒。

处方 1：金银花 10g，连翘 10g，防风 6g，白芷 10g，牡丹皮 10g，紫草 10g，赤芍 10g，生地黄 10g，地肤子 10g，蒺藜 10g，玄参 10g，生甘草 3g。14 剂。每日 1 剂，水煎服。

处方 2：苦参 20g，黄柏 20g，黄连 15g，大黄 20g，马齿苋 30g，白鲜皮 30g，益母草 30g，土茯苓 20g。14 剂，每日 1 剂，水煎外洗用。

按语： 本案患儿自半岁起至 2 岁半流涎未止，证以脾阳失摄为主，故以缩泉丸为主方温脾摄涎。同时患儿心火易亢时时哭闹，故配合清心安神之品；肺卫不固反复呼吸道感染，又参以补肺固表之剂。诸法合方，收到良好的效果。

四 呃逆

1. 脾虚胃逆案

徐某，男，10 岁。2019 年 8 月 1 日初诊。

主诉：呃逆 2 年余。

患儿系母乳喂养儿，既往有"乳糖不耐受"病史。2 年前起稍进食后则出现呃逆、腹胀，间断发作至今。刻诊：患儿无明显外感症状，纳食欠佳，进食量少，时时呃逆声作，诉腹痛腹胀，无恶心呕吐，大便日行 1 次，质偏稀，矢气可闻及酸腐气味，口气明显，形体偏瘦，易汗，咽稍红，舌苔薄腻，腹软、稍胀。曾查幽门螺杆菌抗体阴性。诊断为呃逆，辨证属脾胃薄弱、胃气上逆，治以健脾理气、和胃降逆。

处方：党参 10g，茯苓 10g，苍术 10g，佩兰 10g，陈皮 3g，枳实 6g，苏梗 10g，公丁香 3g（后下），柿蒂 10g，焦山楂 15g，焦六神曲 15g，荷叶 10g。21 剂。每日 1 剂，水煎服。

8 月 22 日二诊，患儿服上药后呃逆、腹胀、腹痛未作，口气已消，纳食增加，二便调匀，咽稍红，舌苔薄白。患儿呃逆等症已平，拟前方出入巩固。

处方：太子参 10g，茯苓 10g，苍术 10g，木香 3g，法半夏 10g，陈皮 3g，枳实 10g，槟榔 10g，公丁香 3g（后下），柿蒂 10g，焦山楂 15g，焦六神曲 15g。14 剂。

每日 1 剂，水煎服。

按语： 呃逆一证，临床时有所见。究其病机，总属胃气上逆，病因则有胃热、气滞、食积、中寒、脾虚、肝郁诸端。本案呃逆有脾虚病史及现证表现，又有食积气滞证候，其病机应分析为脾虚胃弱、升降失司、胃气上逆，所以取异功散与丁香柿蒂汤合方加减收效。

2. 气阴不足案

刘某，男，5 岁。2010 年 2 月 23 日初诊。

主诉：呃逆 4 年。

患儿系足月小样儿，出生体重 2.45kg。近 4 年来反复出现进餐时呃逆，伴上腹部疼痛，片刻后可自行缓解。曾查 Hp（－），但家属中有 2 人 Hp（＋）。刻诊：患儿呃逆时作，无恶心呕吐、腹胀腹痛等不适，纳食不馨，大便日行 1～2 次，质软成形，夹不消化食物，小便调，夜寐安，形体瘦弱（体重 15.5kg），咽红，舌质干，舌苔花剥。诊断为呃逆。辨证为气阴不足，脾运失健。治法：健脾益气养阴，兼以助运。

处方：太子参 10g，茯苓 10g，白术 10g，怀山药 10g，香橼 3g，佛手 3g，南沙参 10g，麦冬 10g，生地黄 10g，炒谷芽 15g，焦山楂 10g，焦六神曲 10g。6 剂。每日 1 剂，水煎服。

3 月 1 日二诊：患儿服上药后，呃逆次数较前减少，腹痛未作。刻诊：患儿呃逆偶作，无恶心呕吐、腹胀腹痛等不适。近日晨起喷嚏连作，有时鼻塞，流涕少许。食欲欠振，大便日行、质尚调、偶夹不消化食物，夜寐尚安，咽红，舌质稍润，舌苔花剥。本院再查 Hp（－）。既往有"过敏性鼻炎"病史。证候如前，已经见效，治增和胃降逆之品再进。

处方：太子参 10g，茯苓 10g，白术 10g，公丁香 3g（后下），陈皮 3g，刀豆 10g，南沙参 10g，麦冬 10g，焦山楂 10g，焦六神曲 10g，炒谷芽 15g，炒麦芽 15g。14 剂。每日 1 剂，水煎服。

3 月 13 日三诊：患儿服药后呃逆明显减轻，纳食见有改善。刻诊：患儿呃逆仅偶尔发作，无恶心呕吐、腹胀腹痛等不适。早晚喷嚏仍较多，多为连作，嚏后脓涕少许。纳食有增，大便正常、未见不消化食物，夜寐尚安，咽部稍红，舌质见润，舌苔花剥。辨证为风束肺窍，脾运失健。治以调脾助运和胃，增祛风宣窍之品。

处方：桑白皮 10g，辛夷 6g，五味子 6g，野菊花 10g，党参 10g。茯苓 10g，怀山药 10g，白术 10g，陈皮 3g，焦山楂 10g，焦六神曲 10g，炒谷芽 15g。14 剂。每日 1 剂，水煎服。

按语：本案患儿呃逆时作，伴见纳食不馨、大便不化，形体瘦弱，舌苔花剥。判断为气阴不足、脾运失健，取健脾益气养阴兼以助运法治疗。起初虑理气之温燥药有伤阴之虞，故仅用香橼、佛手，后脾虚症状有所改善，则改用公丁香、陈皮、刀豆，以增强和胃降逆之功效。

五 呕 吐

1. 胃热气逆案

谢某，男，9 岁。2019 年 3 月 25 日初诊。

主诉：恶心、呕吐间作 4 月，发作 4 天。

患儿 4 月前着凉后出现发热，热峰 39.2℃，恶心欲吐，予头孢、维生素 B6、热毒宁等静滴 6 天后症状好转。近 1 月来患儿出现恶心、呕吐 3 次，最近 1 次发生于 4 天前，呕吐物为胃内容物，无腹痛腹泻，予输液治疗可减轻，用药同上。刻诊：患儿不能进普通食物，只能进流质饮食，否则恶心、呕吐，无腹胀腹痛，无嗳气、反酸，自觉喉中有痰，口唇干燥，口角色红，夜寐可，二便调，舌质红，苔薄黄腻。血常规：白细胞总数 $15.66 \times 10^9/L$，中性粒细胞 58.5%、淋巴细胞 33.6%、单核细胞 7%、嗜酸性粒细胞 0.7%。辨证为外感湿热邪毒，损伤脾胃，胃热气逆。治法：清胃降逆。

处方：葛根 10g，黄芩 10g，黄连 3g，竹茹 5g，法半夏 10g，陈皮 3g，茯苓 10g，麦冬 15g，苏梗 10g，升麻 6g，贯众 10g，焦六神曲 15g。6 剂。每日 1 剂，水煎服。

3月31日复诊：患儿服上药期间恶心呕吐未作，近日未罹患外感。刻诊：患儿自觉喉中有痰、清嗓时作，今晨稍感鼻塞，喷嚏偶作，纳食尚可，已能进食蔬菜、米饭，口唇干燥，晨起稍有口臭，二便正常，夜寐尚可，咽稍红，舌苔薄黄。心肺听诊阴性。患儿经以上治疗后，发热未起，恶心呕吐未作，中焦湿热已清，现仅觉喉中有痰，时有清嗓，拟予利咽化痰以治之。

处方：桑白皮 10g，地骨皮 10g，桔梗 6g，胖大海 5g，浙贝母 6g，竹茹 5g，瓜蒌皮 10g，麦冬 12g，南沙参 10g，虎杖 12g，土牛膝 12g，芦根 12g，14 剂。每日 1 剂，水煎服。此后恶心呕吐未再作。

按语：《万氏家藏育婴秘诀·呕吐》说："小儿呕吐有三因，因热因寒因食停。"指出小儿呕吐的常见病因有热、寒、伤食三类。若再论其胃热呕吐病因，余则以为可由外感风热、暑热、湿热，或辛热炙煿腐败饮食等积热伤胃，令胃气上逆而产生。本案起病于外感发热，热退而恶心呕吐不止，需输液治疗方能暂止，而脾胃已伤，难进食物，只能进流质饮食，口唇干燥，口角色红，舌质红，苔薄黄腻，可见湿热未清、胃阴已伤。因而以葛根、黄芩、黄连、升麻、贯众清解伤胃之湿热邪毒，竹茹、法半夏、苏梗、陈皮和胃降逆，茯苓、麦冬、焦六神曲养胃和中，能较快缓解胃热而安胃，再因有痰热结咽予利咽化痰而收功。可见治疗呕吐不能见吐止吐，需审证求因、审因论治，方能取得较好疗效。

2. 湿困胃反案

马某，女，4 岁。2017 年 10 月 30 日初诊。

主诉：食后呕吐 3 周。

患儿近 3 周来反复出现食后呕吐，呕吐物为胃内容物，晨起时有干呕，无胃脘不适，鼻塞偶作，有时揉眼，自觉咽痒，出汗较多，纳食欠馨，大便 3、4 日一行、质地偏干，夜寐尚安，咽稍红，舌苔薄腻，腹部稍胀。患儿平素性情急躁，体质较差，易罹患外感。诊断为呕吐，辨证为湿困脾胃、升降失职，治以燥湿和胃降逆，二陈汤加味。

处方：姜半夏 10g，陈皮 3g，茯苓 10g，蝉蜕 6g，藿香 10g，竹茹 6g，代赭石 15g（先煎），黄芩 10g，莱菔子 10g，虎杖 12g，焦六神曲 15g，甘草 3g。9 剂。每日 1 剂，水煎服。

11月8日二诊：患儿服上药期间呕吐未作，仅清晨干呕1次。4天前患儿受凉后出现咳嗽，鼻塞，仍服上药，咳嗽有减。刻诊患儿咳嗽时作，可闻痰音，鼻塞偶作，流黄脓涕，纳食改善，腹胀已解，大便仍3、4日一行、质地偏干，夜寐尚安，自汗盗汗，咽稍红，舌苔薄白。心肺听诊阴性。患儿经治疗湿浊减轻，呕吐好转，但新感外邪、肺气失宣，治以两顾。

处方：桑叶10g，杏仁10g，桔梗6g，远志6g，辛夷6g，胆南星6g，姜半夏10g，竹茹6g，瓜蒌子15g，黄芩10g，虎杖12g，焦六神曲15g。7剂。每日1剂，水煎服。

11月15日三诊：患儿服药后咳嗽减轻，呕吐未作，仅晨起刷牙偶有干恶。刻诊患儿咳嗽偶作，可闻痰音，偶有鼻塞、少量流涕，有时抠鼻，纳食尚可，大便转调，夜寐龄齿，寐中欠安，自汗盗汗减少，咽红，舌苔薄黄。心肺听诊阴性。证候如前减轻，治以补肺固表，利咽化痰。

处方：炙黄芪15g，白术10g，防风5g，煅龙骨15g(先煎)，煅牡蛎15g(先煎)，桑白皮10g，桔梗6g，辛夷6g，竹茹6g，瓜蒌子15g，虎杖12g，焦六神曲15g。14剂。每日1剂，水煎服。

按语： 本案患儿呕吐起于近期，有腹部稍胀、纳食欠馨、舌苔薄腻等湿困之象，因而认为其胃气上逆与湿困脾胃有关，取二陈汤加味治疗，收效显著。后呕吐已止而感受外邪，仍治以宣肺止咳与燥湿止呕同用，终获痊愈。

六 泄泻

1. 湿困脾土案

周某，女，1岁⁺。1981年11月16日入院。

主诉：泄泻3天。

患儿泄泻已3天，大便日行7～8次，稀水状夹蛋花样物，酸臭味，便前无努责，纳差，舌质淡，苔薄腻。大便常规检查除质稀外无异常。诊断为泄泻，辨证为湿阻中州、脾运失健，治以化湿健脾助运。

处方：Ⅰ号止泻散 1.5g，1 日 3 次。口服补液盐。

次日大便只解 1 次，成形，饮食增。续服 2 日，痊愈出院。

按语： 本案为 1981 年余在病房工作时治疗病例。患儿属轻症泄泻，除便次增多、便下如稀水、纳差、舌苔薄腻外，一般情况可，便前无努责显示其内无积滞。从"凡泄泻皆属湿"出发，认为其为湿浊困遏、脾运失健。以江育仁教授创制之院内制剂Ⅰ号止泻散（苍术炭、山楂炭等份，研末）治疗，迅速痊愈。可见药不在重，要在对证，可以收到药简效宏的体验。

2. 寒湿困脾案

张某，男，1 岁。2018 年 7 月 22 日初诊。

主诉：反复腹泻 1 个月。

患儿腹泻反复发作已经 1 月，昨日出现发热，体温 37.5℃（腋下），同时腹泻加重，日行 3～4 次，质稀糊状。刻诊：患儿面色少华，时有泛恶，手脚发凉，今日已泻 2 次，腹泻伴有哭闹不止，腹部得温稍舒，小便正常，夜寐欠安，咽部稍红，舌体胖，舌质淡，苔薄白。心肺听诊（－）。粪常规：黄，稀，轮状病毒检测阳性。诊断为迁延性泄泻，辨证为寒湿困脾、运化失健，治以温脾燥湿助运，方选不换金正气散加燥湿之品。

处方：藿香 6g，佩兰 6g，苍术 6g，茯苓 6g，炒山药 10g，煨益智仁 6g，陈皮 3g，炮姜 6g，六一散 10g（包煎），焦山楂 10g，焦六神曲 10g。9 剂。每日 1 剂，水煎服。

7 月 31 日二诊：复查粪常规：黄，软，轮状病毒检测阴性。患儿服药期间，泄泻已止，大便 1 日 2 行、成形，时觉无力，食欲欠佳，食后腹胀不适。泄泻已止，脾运未健，转以补脾益气助运为主，方选资生健脾丸加减。

处方：党参 6g，茯苓 6g，苍术 6g，白术 6g，炒山药 10g，陈皮 3g，益智仁 6g，扁豆花 3g，焦山楂 10g，焦六神曲 10g。5 剂。每日 1 剂，水煎服。

1 周后随访，患儿家长诉其泄泻未作，排便正常，纳食增加，病已痊愈。嘱其注意饮食，勿过饱或过饥，忌食生冷油腻。

按语： 此例患儿泄泻1月未愈，因素体本虚，加之湿困脾阳，故面色少华，手脚发凉。虽在夏季，但并无暑热证候，显示寒湿困脾证象。湿为阴邪，非温不化，故治以温脾助运，加祛暑燥湿之品，泄泻控制后，以补脾益气助运调理，终获痊愈。

3. 食伤脾胃案

魏某，女，6岁。1981年8月21日入院。

主诉：泄泻9天。

泄泻已9天，日行4～5次，昨晚吃油炒饭一碗，夜间嗳酸腐气，呕吐，腹胀痛，辗转不安而急诊入院。观患儿腹胀如鼓，便泄如水，夹以食物残渣，气味腐臭，舌质淡，苔白腻，脉滑数。诊断为泄泻，辨证为食伤脾胃、运化失司，治当燥湿运脾、化食消积。

处方：Ⅱ号止泻散1g，鸡内金粉0.3g，木香粉0.3g，混匀，1日3次。并嘱暂禁食。

次日，患儿腹胀、便泄已减，效不更方。第3日大便转为1次，质稠。住院4天，痊愈出院。

按语： Ⅱ号止泻散由苍术炭、山楂炭、炮姜炭等份研末制成。本案病因伤食，又有积滞之征，有湿、食病象而无热症。因而用苍术燥湿止泻，炮姜温运脾阳，木香行气消胀，山楂、鸡内金消食化积。Ⅱ号止泻散与Ⅰ号止泻散同样为江育仁教授验方，两种药剂皆要求将药物烧炭存性，增强了燥湿止泻功效。此案为学习江老经验临床应用的又一案例。

4. 肠腑湿热案

曹某，男，15个月。2018年11月8日初诊。

主诉：腹泻半天。

患儿昨晚进食冰箱久贮之肉圆后，今日3～9时腹泻8～9次，大便带黏液，表面有血丝，伴有腹痛、哭闹不安，无恶心呕吐，无外感症状，纳食欠佳，夜寐欠安，小便正常，面色潮红，烦躁不安，咽红，舌苔薄白。查体：T：38℃。血常规：白细胞总数 11.94×10^9/L、中性粒细胞74.8%、淋巴细胞17.8%、嗜酸性粒细胞0.4%，红细胞计数 4.22×10^{12}/L、血红蛋白121g/L，血小板计数 164×10^9/L。CRP12mg/L。粪常规：性状稀，未见黏液，红细胞未见，脓细胞0～3/HP，隐血（+），轮状病毒

（－），霉菌未见。分析患儿饮食不洁后急性起病，发热、腹痛、哭闹不安、大便带黏液、面色潮红、烦躁不安，辨证为肠腑湿热、传导失司，治以清肠化湿止泻，葛根黄芩黄连汤加减。

处方：葛根6g，苍术6g，黄芩8g，黄连3g，木香2g，车前子6g（包煎），马齿苋10g，焦山楂10g。4剂。每日1剂，水煎服。

2019年3月17日因他病来诊时家长追述，患儿服药后泄泻随即痊愈。

按语： 本案患儿起病急骤，与饮食不洁相关，大便常规化验尚未见多数脓细胞可能与为时尚短有关，但以临床四诊综合分析仍判断为湿热泻，收效快捷。可见临证辨证依据仍应以四诊为主，不得唯理化检查为是。

5. 暑湿伤脾案

周某，女，2岁。1981年8月4日入院。

主诉：泄泻2日。

患儿因高热（T40.5℃），腹泻稀便日十余次，腹胀腹痛，伴咳嗽，面部稍显浮肿，急诊收入住院。查患儿呻吟不安，大便臭秽，舌质红，苔黄腻，脉滑数。大便培养有致病性大肠杆菌 $O_{55}B_5$ 生长。诊断为泄泻，辨证属暑湿所伤、肺脾同病，予祛暑解表、运脾化湿。

处方1：葛根10g，香薷10g，防风6g，青蒿10g，黄芩6g，木香3g，车前草15g，鸡苏散12g（包煎）。每日1剂，水煎服。

处方2：Ⅰ号止泻散1g，1日3次。

服上方后次日身热渐降，腹胀轻，泄泻减。2天后热退表解，大便次数显著减少，仅日行3、4次。应家长要求，停用汤药，易以Ⅰ号止泻散加Ⅲ号止泻合剂（葛根黄芩黄连汤加减的院内制剂）。共治疗9天，泄泻止，腹胀、咳嗽、浮肿消，大便培养转阴而痊愈出院。

按语： 本案发病于盛夏，高热，腹泻日行10次以上、气味臭秽，伴腹胀腹痛，舌质红，苔黄腻，脉滑数，显然系暑湿热俱重患儿。予以青蒿、黄芩、鸡苏散清化湿热，取蒿芩清胆汤意；香薷祛暑气；葛根、防风、车前草解表胜湿；木香理气除胀；Ⅰ号止泻散燥湿运脾。在临床诸症均解的同时，致病性大肠杆菌 O55B5 亦转阴，获得痊愈。

6. 寒伤脾阳案

潘某，女，8 岁。2013 年 2 月 28 日初诊。

主诉：腹泻 1 周余。

1 周余前无明显诱因出现呕吐 2 次，吐出胃内容物，继出现腹泻，大便日行 3 ~ 4 次，稀水样便，伴有脘腹部疼痛，腹胀，干呕，纳差，咳嗽偶作、有痰，头晕，小便正常，夜间腹痛腹泻而寐欠安。曾服小檗碱（黄连素片）未见好转。刻诊面颊皮肤干燥脱屑，手脚发凉，今早已泻 3 次、臭味不显、夹有泡沫，面色少华，形体偏瘦，咽部淡红，舌苔薄黄。粪常规：黄，稀，余正常。诊断为泄泻，寒伤脾阳证。辨证属风寒损伤脾阳，湿困中焦，运化失职，升降失司。治以燥湿温中运脾。予藿香正气散加减。

处方：藿香 10g，佩兰 10g，薏苡仁 10g，姜半夏 10g，苍术 10g，砂仁 3g（后下），茯苓 10g，陈皮 3g，炮姜 5g，车前子 10g（包煎），焦山楂 10g，焦六神曲 10g。4 剂。每日 1 剂，水煎服。

3 月 4 日二诊：患儿服药 4 剂后呕吐、泄泻已止，大便日行 1 次，质调，腹痛未平，手足凉，口唇红，烧灼感，口干，纳可，食量较前减少。患儿泄泻已减而气阴两虚之象显现。前方减燥湿之品，增益气养阴药物调理巩固。

处方：党参 10g，茯苓 10g，炒白术 10g，炒山药 12g，鸡内金 6g，生地黄 10g，麦冬 12g，北沙参 10g，香橼皮 3g，焦山楂 10g，焦六神曲 10g。7 剂。每日 1 剂，水煎服。

药后痊愈。

按语： 本例患儿急性腹泻 1 周余仍不减，大便夹有泡沫是风象，手脚发凉是寒象，便如稀水是湿象，故综合诸症辨证为风寒损伤脾阳，湿困中焦，取藿香正气散加减燥湿温中运脾，泄泻获止，再以益气养阴调理而安。藿香正气散本多用于夏季外感风寒、内伤湿滞，其实有是证用是方，不必为季节所限，凡属寒湿伤脾者皆可用之。

7. 脾寒肠热案

胡某，女，3 岁。2019 年 2 月 24 日初诊。

主诉：泄泻 16 日。

患儿本月 8 日因进食酒心巧克力后出现腹泻、呕吐，伴腹部疼痛，日行 7～8 次，呈稀水蛋花汤样，至当地医院就诊，予蒙脱石散口服，未见明显好转，腹泻仍作。2 月 11 日至某医院就诊，查血常规：白细胞总数 15.8×10^9/L，中性粒细胞 82%、淋巴细胞 12.6%、单核细胞 5.2%。CRP ＜ 1mg/L。予蒙脱石散继服，腹泻较前加重，甚者日行达 12 次。2 月 20 日家长携患儿至某医院就诊，查血常规：白细胞总数 7.22×10^9/L，中性粒细胞 39.5%、淋巴细胞 50.4%、单核细胞 15.2%。CRP 4mg/L。粪常规：脓细胞 1～5 个 /HP，隐血（±），轮状病毒（－）。予蒙脱石散 + 小檗碱口服，腹泻较前稍有好转。刻诊：患儿今早已腹泻 1 次，呈黄色，质烂不成形，腹痛间作，偶有干咳，无鼻塞流涕，纳食欠佳，无明显口气，小便正常，夜寐欠安，喜俯卧，手足冰凉，咽淡红，舌苔薄白。诊断为泄泻，辨证为湿困脾阳、肠热未清、脾阳不振，治以温清兼施、燥湿止泻。

处方：苍术 10g，炒白术 10g，炮姜 4g，马齿苋 12g，地锦草 12g，车前子 10g（包煎），砂仁 3g（后下），桔梗 6g，煨益智仁 10g，陈皮 3g，焦山楂 12g，焦六神曲 12g。7 剂。每日 1 剂，水煎服。

3 月 3 日二诊：患儿服上药 3 剂后，腹泻已止，期间未罹外感。刻诊患儿无鼻塞流涕，无咳嗽咳痰，纳食较前好转，无明显口气，大便日行 1 次、质稍干、不难解，小便调，手足转温，咽淡红，舌苔薄白。患儿平素每于外感前多见腹胀，夜间喜俯卧，继予健脾理气和中治疗调理，以固其本。

处方：党参 10g，茯苓 10g，苍术 6g，白术 6g，枳实 6g，陈皮 3g，炒山药 12g，炒扁豆 12g，砂仁 3g（后下），莱菔子 10g，焦山楂 10g，焦六神曲 10g。14 剂。每日 1 剂，水煎服。

按语：本案患儿来诊时泄泻已经 16 日，迭经治疗，腹泻减而未平。因其大便稀烂认为湿浊未清，给苍术、车前子燥湿止泻；泄泻迁延、手足冰凉认为脾阳已伤，给炒白术、炮姜、砂仁、煨益智仁温运脾阳；大便色黄、夹少量脓细胞为肠热未清，给马齿苋、地锦草清肃肠热；偶咳加桔梗宣肺升气；腹痛间作、纳食欠佳加陈皮、焦山楂、焦六神曲理气助运。全方温清兼施而偏于温脾助运、燥湿止泻，是温脾、燥湿、清肠、助运兼施的验案。

8. 脾虚食滞案

华某，女，17个月。2019年4月18日初诊。

主诉：反复腹泻半年余。

患儿婴儿期乳糖不耐受。4月大时添加辅食，进食量多，大便夹有不消化食物。平素肠鸣辘辘，稍微受凉易作腹泻，多次治疗未愈。刻诊：患儿形体偏瘦，纳食尚可，时有腹泻，每日2～3次、粪质稀溏、气味酸腐，稍感腹胀，腹痛不显，呃逆时作，矢气较多，无咳嗽咯痰，无鼻塞流涕，时有挖鼻，寐多翻身，小便正常，咽淡红，舌苔薄白，腹稍胀。体重9.5kg。多次查粪常规均为阴性，2019年3月25日查粪便还原糖试验阴性。诊断为泄泻，辨证为脾虚气阳不振、食积气滞、运化失健。治法：健脾温阳、化湿消积。

处方：太子参6g，茯苓6g，苍术6g，炙鸡内金3g，木香3g，煨益智仁6g，炮姜3g，炒山药8g，焦山楂8g，焦六神曲8g，炒麦芽10g。14剂。每日1剂，水煎服。

5月11日复诊：患儿服上药3剂后大便质地由稀溏转为成形，后又在当地开了10剂自服，大便已调，但着凉后仍有便溏，服上药后又随即好转。刻诊：患儿无外感症状，大便日行1、2次，团块状，原大便夹不消化食物已消失，无腹胀腹痛，矢气较多。饮食品种增加，小便正常，寐多翻身，面色转润，体重10.5kg。以前方出入又服28剂，疗效巩固，后未再诊。

按语：本案为慢性泄泻，病程已经半年，由婴儿期乳糖不耐受久治未愈转化而来。患儿纳食不少而体重不增反降，乃因食物不化、大便稀泄，故不充形骸。其脾虚气阳不振，又兼大便气味酸腐、稍感腹胀、呃逆时作、矢气较多，是食滞不化之证，所以取健脾温阳、化湿消积治法。服药24剂已见显效，因病久而不可见效辄止，家长仍要求继续服药以巩固，再服28剂得以太平。

9. 脾阳虚弱案

徐某，女，5个月9天。2013年3月30日就诊。

主诉：腹泻2周。

患儿2周前急起腹泻，日行3～5次，稀糊状或偶呈水样，便中夹奶瓣，在外院就诊，予蒙脱石散、双歧杆菌三联活菌散等口服，稍有好转，但未痊愈。近1周患儿食入即泻，日行5次以上，臭气不显，便前无明显哭闹，便中仍夹有少量奶瓣，小便正常，饮水如常，夜寐安和。混合喂养，以配方奶为主，舌苔薄白，脘腹不胀。粪常规：质稀，余（－）。诊断：泄泻，脾虚泻。辨证属脾虚气阳不足，运化失职。治以温运脾阳，燥湿止泻。

处方：苍术10g，茯苓10g，芡实10g，炮姜6g，煨益智仁10g，车前子15g，炒谷芽10g，炒麦芽20g。颗粒剂，5剂。每剂混匀后分为6份，每服1份，1日3次。

4月6日二诊：患儿服药3剂后大便次数较前减少，日行2次，量仍多，呈糊状。守方加减：

处方：苍术10g，茯苓10g，太子参10g，炒山药10g，炮姜6g，砂仁3g，焦山楂10g，麦芽20g。颗粒剂2剂，如前分4日服。

续服药4日后，大便日行2次，成形，未见夹有奶块，纳食渐增，寐安。

按语：脾虚泻治疗历来以健脾益气化湿为主，方选参苓白术散、七味白术散。余面承江育仁教授经验，以为对于脾虚泻不仅需健脾益气，同时应及早使用温运脾阳之品，才能加快取效，缩短疗程。本案初诊时患儿虽未现明显脾阳亏虚之证候表现，但亦无湿热之象，以"无热即可用温"的经验，用炮姜、煨益智仁、砂仁等温运脾阳，合苍术、茯苓、芡实、车前子等运脾燥湿，谷芽、麦芽消积助运。复诊时再在原方基础上加用补脾益气、理气助运之品。于江老及本人验案，可见温阳法治疗显效之一斑。

10. 脾虚湿困案

方某，女，6个月9天。2012年6月9日初诊。

主诉：腹泻半月余。

患儿5月22日改换辅食后出现腹泻，每日5～7次，糊状或水样，夹乳凝块，予"枯草杆菌二联活菌颗粒（妈咪爱）"口服，效果不显。刻诊：患儿大便日行5～6次，夹乳凝块，目前饮食以配方奶粉为主，夜寐尚安。辅助检查：①粪便常规：未见明显异常（2012年5月30日南京某医院）。②粪便常规：未见明显异常（2012年6月9日本院）。③尿乳糖耐受试验（＋）（2012年6月9日本院）。诊断为泄泻，辨证为脾虚失运，治以健脾温阳、燥湿助运。

处方：苍术10g，砂仁3g，茯苓10g，怀山药10g，炮姜3g，益智仁10g，炒谷芽 10g，炒麦芽 20g。颗粒剂，4 剂。每剂分为 6 份，每服 1 份，1 日 3 次。

6 月 16 日二诊：患儿服上药后大便次数较前减少，现每日 3～4 次，多呈糊状，偶夹黏液，便时无哭闹，臭气不显，小便调，夜寐安，精神可。目前尚未换无乳糖奶粉。证候如前，治宗前法。

6 月 25 日三诊：患儿服上药期间已更换用无乳糖奶粉，大便次数较前再减，现日行 2 次、糊状、未见奶瓣，纳食欠馨，小便偏黄，夜寐尚安，舌苔薄白。大便正常，证候好转，治宗前法再巩固。

按语： 本案患儿病程已过两周，起病与改换辅食有关，尿乳糖耐受试验阳性。辨证为脾虚失运，治以健脾温阳、燥湿助运。药后见效，后再加换用无乳糖奶粉，大便转为正常。

七 厌 食

1. 脾运失健案

姜某，男，2 岁 2 月。2014 年 8 月 14 日初诊。

主诉：厌食近 2 年，加重 2 周。

患儿足月剖腹产，母乳喂养，自幼纳乳欠佳，添加辅食后纳食亦欠佳。长期厌恶进食，每餐进食量少，进食速度慢，偏素食，不喜荤食，近 2 周可能因夏季炎热厌食症状加重，甚至拒食，面色少华，形体尚可，精神正常，大便两日一行、质偏干，小便调，夜寐尚可，舌质淡，苔薄白，指纹淡紫。身高 86cm，体重 11kg。不常外感。分析患儿症状不多，厌恶进食，进食量少，进食慢，但病程虽长，精神尚可，形体仅略瘦，舌质淡，苔薄白，是脾虚未著，以脾运失健为主。诊断为厌食，脾运失健证。治以调脾开胃助运。

处方：苍术 6g，白术 6g，佩兰 10g，陈皮 3g，莱菔子 10g，炙鸡内金 6g，茯苓 10g，焦山楂 10g，焦六神曲 10g，炒谷芽 10g，炒麦芽 10g，荷叶 10g。14 剂。每日

1 剂，水煎服。并嘱家长纠正其不良饮食习惯。

8 月 28 日二诊：患儿服药 14 剂后食欲较前好转，进食量有所增加，但仍欠主动进食，大便稍干，予前方加减继服。

处方：苍术 6g，白术 6g，佩兰 10g，陈皮 3g，莱菔子 10g，炙鸡内金 6g，枳实 6g，决明子 6g，焦山楂 10g，焦六神曲 10g，炒谷芽 10g，炒麦芽 10g。每日 1 剂，水煎服。

患儿服上药后食欲渐转佳，大便正常，一般情况可。后继续以上方加减，服用近两月，进食量增加，进食较前增快。半年后因发热、咳嗽来门诊治疗时随访，患儿进餐正常，形体已丰。

按语： 该患儿厌食日久，脾胃运化功能失常，稍显脾虚之象，但仍以脾运失健为主，治以调脾开胃助运。药用苍术、白术以补运兼施，正如黄元御所说："白术守而不走、苍术走而不守，故白术善补、苍术善行。"张隐庵亦指出："凡欲补脾，则用白术；凡欲运脾，则用苍术；欲补运兼施，则相兼而用。"此外，佩兰清暑燥湿，茯苓健脾化湿，陈皮、莱菔子理气助运，炙鸡金、焦山楂、焦六神曲、炒谷芽、炒麦芽消食助运，因正为夏暑当令，故加荷叶祛暑升清。二诊患儿诸证转好，大便仍干，加枳实、决明子以理气助运通便。俟脾胃调和，脾运复健，则胃纳自开，形体自充矣。

2. 暑湿困脾案

李某，男，5 岁。1984 年 7 月 21 日诊。

主诉：厌食 2 月。

患儿近 2 个月来厌恶进食，胸闷体倦，时时泛恶，小溲短赤，舌苔淡黄腻。辨证为暑湿困遏、脾阳失展、运化失健，治以醒脾助运、祛暑化湿。

处方：苍术 10g，佩兰 10g，藿香 10g，薏苡仁 10g，淡竹茹 6g，陈皮 4g，法半夏 6g，厚朴花 6g，六一散（包）10g，荷叶 10g。4 剂。每日 1 剂，水煎服。并嘱饮食清淡。

患儿服药 4 剂后，胃纳转佳，苔转薄腻。原方出入，再进 4 剂，病情痊愈。

按语： 患儿病发于春末夏季，且胸闷体倦、时时泛恶、舌苔淡黄腻，余无多症。辨证为暑湿困遏、脾阳失展，因此运化失健。治以佩兰、藿香、厚朴花、荷叶祛暑醒脾，苍术、薏苡仁、法半夏、陈皮燥湿助运，竹茹、六一散清暑和胃。全方虽未用消食开胃之品，而能收脾胃和平纳食增加之效，是治病求本之一例。

八 积 滞

饮食积滞案

张某，男，3岁。2009年5月11日初诊。

主诉：脘腹胀满、矢气6个月。

患儿脘腹胀满已经6月，夜间尤重，矢气后暂舒，餐后脐周时痛，纳食不香，大便尚调，形体偏瘦，偶咳，舌质淡红，苔白微腻，腹胀。患儿以脘腹胀满为主证，矢气后暂舒，且有餐后脐周作痛，纳食不香，舌苔白微腻。辨证属积滞中焦，运化失司。诊断为积滞，饮食积滞证。治以理气导滞，燥湿和中。

处方：苍术6g，白术6g，枳实6g，厚朴5g，苏梗10g，大腹皮10g，莱菔子10g，炙鸡内金6g，焦山楂10g，焦六神曲10g。7剂。每日1剂，水煎服。

5月18日二诊：服药后腹胀明显减轻，继予此方服用14剂。

5月31日三诊：患儿腹胀已消，仅偶尔多食后有脘胀。继以前方加减服用15剂。此后腹胀未作。

按语： 本证以脘腹胀满为主证，因饮食不节，积滞胃脘，脾胃气机不利，升降失调，运化失司，故见腹胀矢气方舒，纳谷不香；积滞中脘则餐后腹痛，苔微腻。脾喜舒而恶郁、喜燥而恶湿，故治以理气导滞、燥湿和中。方中苍术、白术补运兼施，枳实、厚朴、苏梗、大腹皮、莱菔子理气消胀，炙鸡内金、焦山楂、焦六神曲导滞助运。全方以行气、导滞、燥湿、消食兼施，使壅于中焦之气阻、湿滞、食积消减，脾胃升降功能恢复，诸症自除。

九 腹 胀

湿热困脾案

张某，女，9 岁。2019 年 3 月 25 日初诊。

主诉：脘腹作胀 1 月余。

患儿 1 月余前外出受凉后出现纳差，脘腹作胀，遂至南京市某医院就诊，予"双歧杆菌、复方消化酶"口服，症状好转，但病情反复。刻诊：患儿精神欠振，纳食不佳，脘腹作胀，无胃痛，无嗳气、呃逆，大便调，小便偶见量少浑浊，夜寐欠安，睡眠较浅，易疲乏，咽红，舌质红，舌苔薄黄腻，腹胀满。平素体质较差，易罹患外感。近 1 月体重较前减轻。血常规：白细胞计数 6.81×10^9/L，红细胞计数 4.63×10^{12}/L，血红蛋白 135g/L，血小板计数 217×10^9/L。CRP ＜ 8mg/L。腹部 B 超：肠系膜间见淋巴结回声。13C 呼气试验：阴性。尿常规、粪便常规、肝肾功能未见明显异常。辨证为湿热困脾，气滞失运。治法：燥湿清热，理气助运。

处方：青蒿 10g，黄芩 10g，苍术 10g，佩兰 10g，淡豆豉 10g，木香 3g，枳实 10g，厚朴 5g，虎杖 12g，黄连 3g，焦山楂 15g，焦六神曲 15g。7 剂。每日 1 剂，水煎服。

3 月 31 日二诊：患儿服上药后纳食改善，但仍进食偏烂食物，不食干饭。近 2 日稍感胃胀，无胃痛，无嗳气、呃逆，口气不显，大便日行 1、2 次，初调后溏，小便偏黄，寐时汗多，寐多翻身。手足心易汗、欠温，平素易疲乏，情绪常低落，咽红，舌苔薄黄，腹胀。证候如前改善，治疗宗前法再进。

处方：青蒿 10g，黄芩 10g，苍术 10g，枳实 6g，槟榔 10g，木香 3g，陈皮 3g，厚朴 5g，虎杖 12g，蒲公英 15g，焦山楂 15g，焦六神曲 15g。14 剂。每日 1 剂，水煎服。

4 月 13 日三诊：患儿一般情况可，无外感症状，纳食改善，仍喜进食偏烂食物，无腹痛，腹胀已减，无嗳气、呃逆，无口臭，二便调，夜寐龂齿，上半夜出汗较多，乏力改善，心情转佳，咽红，舌质红，舌根部苔薄黄腻。证属湿热未清，治以前方出入再服 14 剂巩固。

4 月 27 日四诊：患儿服上药后腹胀已消，可进食干饭，无腹痛，二便正常。后因咳嗽转以宣肃肺气，化痰止咳治疗。

按语： 本案以脘腹作胀、纳食不佳、舌苔薄黄腻为主证，由此辨证为湿热困脾、气滞失运。治以青蒿、黄芩、苍术、法半夏、虎杖、蒲公英燥湿清热，枳实、槟榔、木香、陈皮、厚朴理气除胀，焦山楂、焦六神曲消食助运。其腹胀与湿热、气滞、食积壅阻中焦有关，故取清热化湿、行气消食法治疗有效。

十 腹 痛

1. 肝亢脾虚案

陆某，男，8 岁。2017 年 1 月 26 日初诊。

主诉：腹痛 3 天，呕吐 2 次。

患儿 3 天前无明显诱因下出现腹痛，脐周为主，呕吐 2 次，呕吐物为胃内容物，无恶寒发热、咳嗽咯痰等不适，纳差，寐安，性情急躁，二便调，舌苔薄白。既往有"抽动障碍"病史，近期未有发作。诊断为腹痛，辨证为肝脾不和、胃气上逆，治以抑肝调脾和胃。

处方：太子参 10g，茯苓 10g，白术 10g，陈皮 3g，法半夏 6g，蒺藜 10g，天麻 10g，竹茹 5g，钩藤 10g（后下），黄芩 10g，焦山楂 12g，焦六神曲 12g。7 剂。每日 1 剂，水煎服。

2 月 25 日二诊：患儿服上药后腹痛、呕吐皆平。近 2 日受凉后声咳偶作，嘴角抽动、耸肩时作，盗汗减少，纳食欠佳，二便正常，夜寐尚安，咽淡红，舌苔薄白。心肺听诊阴性。辨证为外感肺气失宣，肝经风痰再起。治法：宣肺止咳，消风化痰。

处方：紫苏叶 10g，菊花 10g，桔梗 6g，远志 6g，浙贝母 6g，蒺藜 10g，胆南星 6g，天麻 10g，钩藤 10g（后下），黄芩 10g，焦山楂 12g，生甘草 3g。14 剂。每日 1 剂，水煎服。

3 月 11 日三诊：患儿服上药后咳嗽已平，腹痛未作。刻诊患儿张口偶作，耸肩几平，纳食一般，二便正常，夜寐尚安，形体瘦，口唇干，咽稍红，舌苔薄白。患儿为脾虚肝亢之体，继以健脾平肝调理。

处方：太子参 10g，茯苓 10g，白术 10g，怀山药 12g，蒺藜 10g，钩藤 10g（后下），天麻 10g，制僵蚕 6g，广地龙 6g，焦山楂 15g，焦六神曲 15g，焙蜈蚣 2g，生甘草 3g。14 剂。每日 1 剂，水煎服。

按语： 腹痛一证，儿科临床常见，而所致病因多样，首先必须辨病，排除因全身性疾病及腹部以外器官疾病产生的腹痛、腹部脏器的器质性病变，然后方可以辨腹痛病机而论治。痛而有形者，常为食积、瘀血、虫积；痛而无形者，常为寒、热、虚痛。腹痛还当注意五脏相关病机，其中肝脾不和者较为常见，是证常有肝经风阳、气机郁滞、胃气上逆之表现。如本证夙有抽动障碍，新见腹痛、呕吐，即由此论证施治，给予抑肝调脾和胃治疗，腹痛即止，后因外感诱发抽动障碍，再予消风化痰、健脾平肝，是为标本兼治之法，以除远忧。

2. 脾阳不振案

张某，男，5 岁。2013 年 4 月 9 日初诊。

主诉：腹痛反复发作 1 年余。

患儿自去年初以来常诉腹痛，时作时止，几乎每天均作，痛势绵绵，痛处喜温喜按，面白少华，手足欠温，精神倦怠，食欲欠佳，有时大便稀溏，唇舌淡白，舌苔薄白。诊断为腹痛，脾阳不振证。治以健脾温阳，理气止痛。取黄芪建中汤合理中丸加减。

处方：炙黄芪 15g，桂枝 3g，白芍 10g，炙甘草 3g，党参 10g，茯苓 10g，陈皮 3g，制香附 4g，苍术 5g，焦山楂 10g，干姜 3g，大枣 10g。14 剂。每日 1 剂，水煎服。

4 月 23 日二诊：患儿服上药后腹痛好转，仅遇冷后发作，目前一般情况可，纳食欠佳，二便正常，夜寐尚安，舌苔薄白。血查 Hp 抗体阴性。辨证如前，治以前方出入。

处方：炙黄芪 15g，桂枝 3g，白芍 10g，炙甘草 3g，党参 10g，茯苓 10g，陈皮 3g，制香附 4g，焦山楂 10g，焦六神曲 10g，干姜 3g，大枣 10g。14 剂。每日 1 剂，水煎服。

5 月 7 日三诊：患儿腹痛好转，仅遇冷后偶作、能较快恢复，手足转暖，精神转佳，纳食欠佳，二便正常，夜寐安，舌苔薄白。继以前方出入再进。

处方：炙黄芪 15g，桂枝 3g，白芍 10g，炙甘草 3g，党参 10g，茯苓 10g，陈皮 3g，制香附 4g，苍术 5g，白术 5g，焦山楂 10g，焦六神曲 10g。14 剂。每日 1 剂，水煎服。

5 月 21 日四诊：患儿服药期间腹痛仅发作 3 次，数分钟后自行缓解，偶有恶心、嗳气，进食生冷后易作腹泻，纳食欠佳，夜寐尚可，舌苔薄白。继予温运脾阳治疗。

处方：炙黄芪 15g，桂枝 3g，白芍 10g，炙甘草 3g，党参 10g，茯苓 10g，苍术 6g，陈皮 3g，砂仁 3g（后下），干姜 4g，焦山楂 12g，焦六神曲 12g。14 剂。每日 1 剂，水煎服。

6 月 4 日五诊：患儿近阶段腹痛未作，唯遇冷风后时有呃逆，闻异味后易恶心，食欲欠振，二便尚调，夜寐尚安，舌苔薄腻。治以前方出入，增健脾开胃助运之品以善后。

处方：佩兰 10g，苍术 10g，陈皮 3g，姜半夏 6g，炙黄芪 15g，桂枝 3g，白芍 10g，炙甘草 3g，炙鸡内金 6g，焦山楂 10g，焦六神曲 10g，炒谷芽 15g，炒麦芽 15g。30 剂。每日 1 剂，水煎服。

此后患儿未再来诊。

按语：腹痛从寒、热、虚、实辨证。本案证属脾气虚寒者，由腹痛及全身表现可辨，故以健脾温阳、理气止痛治疗。黄芪建中汤、理中丸皆属传统温脾振阳之剂，用于腹痛脾阳不振证效佳。

3. 湿热困脾案

宋某，男，8 岁。2013 年 8 月 24 日初诊。

主诉：反复腹痛伴呕吐 5 年。

患儿近 5 年来因受凉反复出现腹痛伴呕吐，呕吐物为黄绿色水样物，每至当地医院就诊，诊断为"急性胃炎"，予禁食及输液后获得缓解。最近1次腹痛伴呕吐发作于20天前，亦为受凉诱发。刻诊：患者时有嗳气，清嗓偶作，无腹部疼痛、无恶心呕吐等不适，纳食欠馨，饭量偏少，进食稍多则腹胀不适，二便正常，夜寐尚可，出汗较多，形体偏瘦，面色少华。咽红，扁桃体Ⅰ度肿大，舌苔薄黄腻。平素体质较差，易罹患外感。诊断为腹痛。辨证为湿热困脾，升降失司。治法：清化湿热，运脾和胃。

处方：藿香6g，佩兰10g，淡豆豉10g，薏苡仁10g，陈皮3g，木香3g，枳实6g，苍术10g，黄芩10g，黄连3g，焦山楂10g，焦六神曲10g。7剂。每日1剂，水煎服。

8月31日二诊：患儿服上药后纳食改善，腹胀减轻，腹痛、呕吐未作。刻诊：患儿嗳气偶作，出汗较多，余无特殊不适主诉，纳可，寐安，二便调，形体偏瘦，咽红，舌苔薄黄腻。证候好转，治以前方出入。

处方：藿香6g，佩兰10g，大豆卷10g，陈皮3g，莱菔子10g，煅龙骨15g（先煎），煅牡蛎15g（先煎），公丁香3g（后下），黄芩10g，苍术6g，黄连3g，焦六神曲10g。7剂。每日1剂，水煎服。

9月7日三诊：患儿服上药后纳食略增，嗳气已平，出汗有减。刻诊：患儿一般情况可，无恶心呕吐、腹胀腹痛等不适，动则易汗，纳可，寐安，二便调，形体偏瘦，咽稍红，舌苔薄黄腻。证候继续好转，治宗前方出入，增扶助运化之品。

处方：苍术10g，佩兰10g，大豆卷10g，薏苡仁10g，陈皮3g，炙鸡内金6g，黄芩10g，茯苓10g，焦山楂10g，焦六神曲10g，炒谷芽15g，炒麦芽15g。7剂。每日1剂，水煎服。

9月17日四诊：患儿服上药后纳食增进，现嗳气偶作，无腹胀腹痛、恶心呕吐等不适，动则易汗，二便正常，夜寐尚安，形体偏瘦，咽稍红，舌苔薄黄。家长诉患儿夜间时有肛门瘙痒。证候如前，治以前方出入巩固疗效。

处方：藿香6g，法半夏6g，陈皮3g，茯苓10g，苍术6g，白术6g，炙鸡内金5g，佩兰10g，苏梗10g，黄芩10g，焦山楂10g，焦六神曲10g。24剂。每日1剂，水煎服。

并嘱家长半夜检查患儿肛门，寻找蛲虫。注意饮食卫生。此后患儿未再来诊。

按语： 本案患儿初诊时主诉反复腹痛伴呕吐，见症嗳气、清嗓、纳差、易于腹胀、舌苔薄黄腻等。虽此前每于着凉则发病，但此时正值盛夏。综合诸症，辨证为湿热困脾、升降失司，治以清化湿热、运脾和胃，证候随即好转。后再增运脾开胃助运之品，以调理脾胃，改善体质，以图长治久安。

4. 热结少阳案

陈某，女，6岁。2013年11月21日初诊。

主诉：腹痛近2月。

患儿今年9月下旬感冒后出现腹痛间作，脐周为主，晨起及午饭后疼痛较甚，片刻可自行缓解，痛作时手足发凉。继而出现左胁部疼痛，无胸闷心悸等不适。近半月来患儿又诉头痛，位于颠顶部，休息后可缓解，未予特殊治疗。刻诊：患儿腹痛间作，伴左胁部疼痛，颠顶部头痛，片刻可自行缓解，偶有早餐后呕吐，纳食欠佳，大便日行1次，质地偏干，夜寐欠安，腹软、无包块、无固定性压痛点，咽红，舌苔薄白。辅助检查：①尿常规：未见明显异常（2013年11月21日本院）。②胸片：未见明显异常（2013年11月9日外院）。③腹部B超示：肠系膜间见淋巴结回声，下腹部肠腔轻度扩张（2013年11月9日外院）。诊断为腹痛。辨证为热结少阳，枢机不利。治法：清利少阳，活血散结。

处方：柴胡6g，黄芩10g，白芷10g，枳实6g，郁金10g，法半夏6g，延胡索10g，川芎6g，虎杖12g，蒲公英12g，败酱草12g，焦六神曲10g。7剂。每日1剂，水煎服。

2014年1月18日患儿因流感来诊，其母追述：上药服1剂后，患儿腹痛便明显好转，继服数剂，迄今未再发。

按语： 本案患儿主诉脐周腹痛，伴见左胁部疼痛、颠顶部头痛、偶有早餐后呕吐，以经络辨证，属于足少阳胆经枢机不利，仿小柴胡汤意，加利气、通经、活血、散结之品，证候迅速得到缓解。

十一　胃脘痛

1. 胃热气滞案

蔡某，女，9岁。2004年4月14日就诊。

主诉：胃脘痛反复发作1年，加重1月。

患儿1年前开始胃脘部疼痛，反复发作，近1个月来，每日均发作，每于进食后加重，大便偏软，食欲差，时有恶心，有口臭，形体偏瘦，舌质红，苔薄黄，脉滑。平时2月感冒发热1次，出汗不多，但胃痛时易心烦而汗出。其父有Hp感染慢性胃炎史。血查Hp抗体弱阳性，否认服用过西药治疗。诊断：胃脘痛（Hp相关性胃炎），胃热气滞证。患儿乃外邪结热于胃、气机郁滞，治当清胃理气，方取左金丸加味。

处方：吴茱萸3g，黄连3g，黄芩10g，蒲公英12g，牡丹皮10g，槟榔10g，制香附3g，枳壳6g，升麻6g，公丁香2g（后下），焦山楂10g，焦六神曲10g。7剂。每日1剂，水煎服。

4月21日二诊：腹痛缓解，近一周发作2次，食欲不振，进食少，大便3日1行、量少质干如羊矢，口臭减轻，舌质偏红，苔薄黄。继予前法出入再进：

处方：吴茱萸3g，黄连3g，黄芩10g，蒲公英12g，牡丹皮10g，制香附3g，瓜蒌子10g，莱菔子10g，公丁香2g（后下），槟榔10g，焦山楂10g，焦六神曲10g。7剂。每日1剂，水煎服。

4月28日三诊：服药后大便每日均行，食欲增进，偶尔腹痛，为时短暂，约5分钟，口臭已消，舌尖红，苔薄黄。继予前法出入再进：前方去莱菔子，加枳壳6g，10剂。

5月8日四诊：本周内腹痛未作，大便软、1～2日1行，食欲较前有增，食量增多，面色欠华，好活动，舌苔薄黄。治以前法出入再进，前方去制香附，加茯苓

10g，7剂。

服药4周后患儿胃痛未见发作，纳食增，大便调，疗效满意。

按语： 该患儿证现胃热熏灼，并有气郁之象。因胃为阳土，喜润恶燥，热毒犯胃，胃热内灼，气郁伐胃，因而作痛，辨证属实。症见胃热气滞，胃气上逆及肠腑微结的表现，治以清胃和中、降逆止呕、理气导滞，药用左金丸为主清热和胃，理气止痛；加用制香附、枳壳增强理气止痛之功效，公丁香降逆止呕，瓜蒌子、莱菔子、槟榔理气导滞、润肠通便。药后2周患儿胃痛即已缓解，诸证均有改善，食欲增进；4周后，胃痛消失，食量较前增加1倍，大便日行、成条，体重增加1kg。疗效显著。

对于Hp相关性胃炎，本人有从寒热证治之论。认为湿热邪毒由口而入，侵犯脾胃是本病的外因；小儿脾胃虚弱，易招邪侵，肝郁气滞，乘脾犯胃为其内因；邪正交争，气机郁滞，发为胃痛是基本病机。根据小儿体质特点及本病的儿科发病规律，将本病分为脾胃虚寒、胃热气滞、脾虚胃热三种主要证型。脾胃虚寒证治以温脾建中，予黄芪建中汤加减；胃热气滞证治以清胃理气，予泻心汤、左金丸加减；脾虚胃热证治以温脾清胃，予黄芪建中汤、左金丸合方加减。体外抑菌实验表明，对Hp有作用的中药不仅有苦寒药如黄连、黄芩、青黛、紫花地丁、大黄之类，也有温补药如桂枝、黄芪、高良姜、丁香、吴茱萸、甘草等。临床应用，当以中医辨证为主，辨清虚实寒热，作为选方用药的主要依据。在辨证处方的基础上，可考虑适当参入符合辨证要求且对Hp有抑杀作用的药物。切不可仅按实验室体外抑菌试验结果用药，丢弃中医学辨证论治之根本，那样便不能发挥出中医学整体观、辨证论治的特色和优势，造成疗效既比不上西药，也比不上辨证论治用药的可悲结局。

2. 脾胃虚寒案

姜某，女，11岁。2014年3月6日初诊。

主诉： 胃痛多年，加重2年。

自幼常有胃痛，近2年胃痛发作明显，去年入冬以来症状尤重，多发于进餐前空腹时，呈绞痛状，须捂腹弯腰，影响上课，食欲欠佳，进食量少，有反酸，大便2日一行、质干，面色黄，手足欠温，畏冷，舌质淡、略胖，苔薄白，脉弱。其母有Hp感染慢性胃炎史。否认服用过西药治疗。实验室检查：血查Hp抗体阳性。诊断：

胃脘痛（Hp 相关性胃炎）。分析患儿主诉胃脘部疼痛，冬季症状加重，食欲差，面色黄，手足欠温，畏冷，舌质淡，苔薄白，脉弱，证属脾胃虚寒。治以温脾暖胃，理气止痛。方选黄芪建中汤合良附丸加减。

处方：炙黄芪 15g，桂枝 3g，白芍 10g，炙甘草 3g，制香附 6g，高良姜 4g，公丁香 3g（后下），煨益智仁 10g，吴茱萸 2g，煅乌贼骨 10g，焦山楂 10g，焦六神曲 10g。7 剂。每日 1 剂，水煎服。

3 月 13 日二诊：患儿未至，其母代诉，服药后自觉胃痛好转，下午 4、5 点钟仍有胃部不适感，但疼痛较前减轻，食欲仍欠佳。证候如前，继以前方出入再进。

处方：炙黄芪 15g，桂枝 3g，白芍 10g，炙甘草 3g，制香附 6g，高良姜 4g，公丁香 3g（后下），茯苓 10g，砂仁 3g（后下），煅乌贼骨 10g，焦山楂 10g，焦六神曲 10g。7 剂。每日 1 剂，水煎服。

3 月 20 日三诊：近来每于中午进餐少时发作，胃痛减轻，发作次数较前减少，发作程度较前减轻，食欲欠佳，大便有时偏干，舌苔薄白。再以前方出入，增消积之品。

处方：炙黄芪 15g，桂枝 3g，白芍 12g，炙甘草 3g，制香附 6g，瓜蒌子 10g，公丁香 3g（后下），槟榔 10g，枳壳 6g，煅乌贼骨 10g，焦山楂 10g，焦六神曲 10g。7 剂。每日 1 剂，水煎服。

3 月 27 日四诊：家长代诉，患儿服药以来，证情明显好转，胃痛未作，胃纳增，有少量反酸。

前方出入，继予巩固治疗 1 个月。后 8 月 9 日因他病来门诊时随访，诉胃痛未再复发。

按语： 本案就诊时曾要求做胃镜检查，因患儿畏惧而未做。该患儿平素喜食冰凉冷饮，不仅有寒伤脾阳内生虚寒的病因，同时又有外寒客胃的表现，辨证为脾胃虚寒气滞证。当温补和温散之法同用，治以温脾暖胃，理气止痛。药用黄芪建中汤和良附丸为主以温脾建中，散寒止痛；煨益智仁、公丁香、淡吴萸温脾暖胃；煅乌贼骨制酸护胃止痛。患儿服用 1 周后胃脘痛明显缓解，3 周后疼痛消失，坚持巩固治疗 1 个月，胃脘痛未再发作。

3. 脾寒胃热案

郑某，女，7 岁。2016 年 12 月 8 日初诊。

主诉：反复脘腹部胀痛 2 年。

患儿近 2 年来时诉上腹部胀痛，近来发作较为频繁，进食油腻后更易发作，疼痛较甚，喜揉喜按，呕吐、排便或矢气后疼痛缓解，嗳气偶作，纳食偏少，口腔异味，二便正常，夜寐尚安，形体偏瘦，面色少华，咽红，舌苔薄白。外婆曾查 Hp（＋）。诊断：胃脘痛。辨证为寒温失调，脾胃升降失司。治法：温脾清胃助运。

处方：藿香 6g，木香 3g，公丁香 3g（后下），枳实 6g，槟榔 10g，制香附 3g，干姜 4g，茯苓 10g，黄连 3g，黄芩 10g，紫花地丁 12g，焦六神曲 12g。7 剂。每日 1 剂，水煎服。

2017 年 1 月 12 日二诊：患儿服上药后腹胀腹痛已平，因而未来及时复诊。4 天前患儿进食油炸食物后腹痛再作，继服上药，腹痛缓解，未再发作。刻诊：患儿近日声咳，咽部不适，纳食较前减少，晨起口臭，偶有呃逆，二便正常，夜寐尚安，口角疱疹，咽充血，舌苔薄白。心肺听诊阴性。证候如前，偶感外邪。治以前方减其剂，增宣肺清咽之品。

处方：桑叶 10g，杏仁 10g，桔梗 6g，浙贝母 6g，枳实 6g，槟榔 10g，陈皮 3g，虎杖 12g，紫花地丁 12g，贯众 10g，焦山楂 15g，焦六神曲 15g。7 剂。每日 1 剂，水煎服。

1 月 19 日三诊：患儿服上药后口臭已消，腹胀腹痛未作。刻诊：患儿一般情况可，偶有流涕，纳可，寐安，二便正常，形体偏瘦，咽红，舌苔薄腻。辨证为脾胃不和，运化失健，治以运脾和胃为主。应家长要求，制为糖浆剂缓服。

处方：太子参 10g，茯苓 10g，苍术 10g，白术 10g，佩兰 10g，陈皮 3g，木香 3g，枳实 6g，槟榔 10g，淡吴萸 3g，黄连 3g，辛夷 6g，紫花地丁 15g，焦山楂 15g，焦六神曲 15g，炒谷芽 15g。20 剂。每用 5 剂，加水 1200mL，浸泡 2 小时后，武火煮沸，文火煎煮 1 小时，倾出药液，药物再加水煎煮 1 次，弃去药渣，将两次药液合并，再文火煎煮浓缩至 600mL，加入蜂蜜、白糖各 100g，搅匀，煮一沸，冷却，熬成糖浆 600mL，贮广口瓶，冰箱冷藏。每服 20mL，1 日 3 次。

5 月 27 日四诊：患儿服完糖浆后因症状缓解，已经停药 3 月。昨日进食粽子、酸奶后，又出现脘腹部疼痛，呃逆时作，口中泛酸，呕吐 1 次，口腔异味。今起精神差，流清涕，偶咳嗽，食欲不振，大便稀溏、味臭秽，夜寐尚安，手足欠温，咽红，舌苔薄黄。辨证为饮食不节，损伤脾胃，升降失司。治法：调脾和胃，温清并用。

处方：藿香 10g，砂仁 3g（后下），姜半夏 10g，陈皮 3g，苍术 10g，苏梗 10g，制香附 4g，黄芩 10g，黄连 3g，淡豆豉 10g，焦六神曲 10g，荷叶 10g。5 剂。每日 1 剂，水煎服。

10 月 14 日五诊：患儿因四肢皮疹伴瘙痒前来就诊，其母追述：患儿自上次就诊后胃脘痛未再发作。

按语： 本案患儿反复脘腹部胀痛已 2 年。其证候表现：疼痛喜揉喜按、形体偏瘦、面色少华、舌苔薄白是脾寒之象；进食油腻后易于发作、呕吐、口腔异味、咽红是胃热证候。因而认为证属寒热夹杂，治以温脾清胃助运。方取公丁香、香附、木香、干姜温脾理气，黄连、黄芩、紫花地丁清胃降逆，藿香、枳实、槟榔、茯苓、焦六神曲顺气和中助运。服药后症状得到较快缓解。后因患儿进食油炸食物、粽子、酸奶后胃脘痛复发，再以前法加减治疗继续有效。可见小儿胃脘痛与饮食不节相关者不少，调节饮食也是与药物治疗同时不可忽视的措施。

4. 肝气犯胃案

罗某，女，6 岁。2013 年 11 月 5 日初诊。

主诉：脘腹疼痛 3 年余。

患儿脘腹疼痛已 3 年余，2011 年 1 月 6 日在某大学附属儿科医院作上消化道钡透检查报告：胃窦炎伴十二指肠球炎。患儿常诉脘腹部疼痛不适，可自行缓解。近 1 月来晨起干恶反复发作，进食早餐后易作呕吐。刻诊：患儿晨起干呕，泛酸，时时脘腹胀痛，痛连两胁，嗳气，纳食一般，二便正常，寐多翻动，咽红，扁桃体 Ⅱ 度肿大，舌苔薄黄。诊断为胃脘痛（胃窦炎伴十二指肠球炎）。辨证为肝气不舒，横逆犯胃，胃气上逆。治法：疏肝理气，和胃降逆。予柴胡疏肝散加减。

处方：柴胡 6g，白芍 10g，川芎 10g，郁金 10g，姜半夏 10g，陈皮 4g，煅乌贼骨 10g，佛手 3g，黄芩 10g，黄连 3g，炙甘草 3g。7 剂。每日 1 剂，水煎服。

11 月 12 日二诊：患儿服上药后晨起干恶明显缓解、呕吐已止，泛酸偶作，脘腹痛有减，每日发作 1～3 次，持续约 3 分钟后能自行缓解，有口臭，咽红，扁桃体 Ⅱ 度肿大，舌苔薄黄。追诉患儿今年有 3 次"急性化脓性扁桃体炎"史。辅助检查：血 Hp 抗体弱阳性；Hp 抗体 CagA 弱阳性；Hp 抗体 VacA 阴性；Hp 尿素酶弱阳性；Hp 分型：Ⅰ型。证候略减。继予疏肝理气、和胃清热治疗，前方加减。

处方：柴胡 6g，白芍 10g，川芎 10g，公丁香 3g（后下），槟榔 10g，黄芩 10g，黄连 3g，败酱草 15g，煅乌贼骨 10g，姜半夏 10g，陈皮 3g，甘草 3g。14 剂。每日 1 剂，水煎服。

11 月 27 日三诊：患儿服上药后，干呕已平，呕吐未作，口臭减轻，泛酸减少，脘腹痛发作次数由每日均作减少为 2 周仅发作 4 次，纳食改善，大便偏干，夜寐尚可，咽红，扁桃体 Ⅱ 度肿大，舌苔薄黄。证候如前好转，治以前法出入，再进 14 剂。

12 月 11 日四诊：患儿继续服药后口臭已消，泛酸未作，脘腹痛减少减轻。现患儿脘腹痛偶作，咽红，扁桃体 Ⅱ 度肿大，舌苔薄黄。治以前方出入，增清胃利咽之品再进。

处方：柴胡 6g，白芍 10g，川芎 10g，槟榔 10g，黄芩 10g，败酱草 15g，蒲公英 15g，虎杖 12g，煅乌贼骨 10g，陈皮 3g，甘草 3g。14 剂。每日 1 剂，水煎服。

此后患儿以上方出入，调治 1 月余，脘腹痛已止，咽部淡红，扁桃体 Ⅱ 度肥大，舌苔薄白。家长停诊。

按语： 本案患儿胃脘痛连及两胁，伴干呕、呕吐、嗳气、泛酸，是为肝气犯胃证候表现，因而用柴胡疏肝散加减，疏肝理气、和胃降逆，证候逐渐减轻。其后因咽红，扁桃体 Ⅱ 度肿大，舌苔薄黄，增用清胃利咽之品，诸证均获得缓解。本案为肝胃不和致胃脘痛之验案。

十二 便 秘

1. 气虚便秘案

季某，女，6 岁。2017 年 9 月 11 日初诊。

主诉：便秘 5 年。

患儿自幼便秘，间断发作，口服益生菌无效，迁延至今。现大便 2～3 天一行、质干、气味臭，纳食欠佳，不喜食蔬菜，饮水少，形体偏瘦，易感疲乏，夜寐尚安，舌淡红，苔白腻。辨证为气虚便秘，乃因脾气薄弱，运化无力，胃腑降浊失司。治法：益气健脾，消导通便。

处方：太子参 10g，白术 20g，茯苓 10g，枳实 6g，槟榔 10g，瓜蒌子 10g，郁李仁 10g，火麻仁 10g，莱菔子 10g，佩兰 10g，焦山楂 10g，焦六神曲 10g。7 剂。每日 1 剂，水煎服。并嘱增加蔬菜进量、多饮水。

9 月 18 日二诊：患儿服药后食欲及精神好转，大便转调。前方加减，再进 14 剂。

10 月 4 日三诊：患儿大便 1 日 1 行，质地调匀，食欲增进，精神正常。前方再进 14 剂巩固，并嘱注意日常饮食调理。

按语： 脾主升清，胃主降浊，皆由脾气主使。若小儿先天不足，或后天疾病、食积伤脾，则脾虚运化无力，升降失司，食欲不振，浊气不降，因而便秘，此为气虚便秘证。常用四君子汤加降气、润肠、消食之品治疗。其中白术一味，常用量 15～25g。明·李中梓《本草通玄·白术》云："白术，补脾胃之药，更无出其右者……土旺则清气善升，而精微上奉；浊气善降，而糟粕下输。"因而以之为健脾益气、升清降浊主将重用。

2. 食滞便秘案

王某，女，2 岁半。2018 年 10 月 11 日初诊。

主诉：便秘伴纳差近 2 年。

患儿 2 年前因乳食不节引发便秘至今。刻诊：患儿精神可，形体正常，面色欠华，纳食欠佳，挑食，不喜食荤菜，偶腹胀，矢气多，夜寐欠安，盗汗，大便 2~3 日一行、呈羊屎状、气味酸臭，小便调，舌质红，舌白腻。诊断：便秘。证属食滞中焦、肠腑失降，治以消积导滞、润肠通便。

处方：苍术 10g，白术 10g，佩兰 10g，陈皮 3g，鸡内金 6g，枳实 6g，槟榔 10g，瓜蒌子 12g，柏子仁 10g，莱菔子 10g，焦山楂 15g，焦六神曲 15g。14 剂。每日 1 剂，水煎服。

10 月 25 日二诊：患儿大便 2 日一行，成条，易解，纳差明显改善，食量增加，夜寐安稳，盗汗减轻，面色转润。前方出入，再予 14 剂巩固。

按语： 小儿乳食不节，脾胃损伤，积滞内停，腑气失降，发为食滞便秘。中焦不运则纳差、腹胀；脾虚气血生化乏源，则面色欠华；食滞郁久化热，热扰心神，迫津外泄，则夜寐欠安、盗汗；湿浊上泛则舌苔厚腻。治疗予苍术、白术、陈皮健脾燥湿助运；鸡内金、焦山楂、焦六神曲消食化积；枳实、槟榔、莱菔子行气导滞；佩兰清中焦郁热；瓜蒌子、柏子仁润肠通便。取得良效。

3. 热结旁流案

陆某，女，7 岁。2019 年 4 月 14 日初诊。

主诉：大便干结 3 年余，肛门流溢黄色粪水 1 年。

患儿为足月顺产儿，3 年前开始出现大便 7、8 日一行，质干量少。曾至多家医院就诊，查肠镜未见明显异常，予益生菌及中药煎剂口服，效果不显。1 年前无明显诱因下患儿出现肛门流溢黄色粪水。刻诊：患儿纳食尚可，大便日行、质干，肛门时有流溢少量黄色粪水、气味臭秽，小便正常，无腹痛，无外感症状，汗多，夜寐尚安，咽后壁红，舌苔薄白，腹胀硬。体重：26kg。辨证为肠腑燥屎内结，腑气不利。治法通腑泄浊，予小承气汤加味。

处方：枳实 10g，厚朴 5g，全瓜蒌 12g，大黄 8g（后下），虎杖 12g，大腹皮 10g，柏子仁 10g，木香 3g，焦山楂 12g，甘草 3g。7 剂。每日 1 剂，水煎服。

4 月 21 日二诊：患儿服上药后大便日行 3、4 次，量少、质干、难解，肛门流溢黄色粪水已止，无腹痛，小便如常，纳食可，无口臭，咽红，舌苔薄白，腹胀稍减。

近日无外感。白天活动后易汗，上半夜出汗较多，手足尚温，夜寐尚安。查体：身高 121cm，体重 25.5kg。腑气已通，余证如前，治以前法出入。

处方：枳实 10g，厚朴 5g，瓜蒌子 15g，生大黄 8g（后下），虎杖 12g，大腹皮 10g，莱菔子 10g，火麻仁 10g，白术 15g，焦六神曲 12g，甘草 3g。7 剂。每日 1 剂，水煎服。

4 月 28 日三诊：患儿服上药后腹胀较前好转，5 天前一次大便解出多量积粪，诸证显著消轻。刻诊：患儿大便间日一行，质软成形，纳食可，小便调，夜寐可，活动后易汗，精神好，咽稍红，舌苔薄白，腹软。患儿腹胀显著好转，大便通畅，证候已平。嘱饮食调节，少进荤菜，多进蔬菜。治以前方出入巩固，增健脾助运之品。

处方：太子参 10g，茯苓 10g，枳实 10g，槟榔 10g，莱菔子 10g，瓜蒌子 15g，虎杖 12g，木香 3g，火麻仁 10g，苍术 6g，白术 15g，焦六神曲 12g。14 剂。每日 1 剂，水煎服。

按语：本案患儿大便干秘、肛门时有流溢少量黄色粪水、气味臭秽、腹胀硬，认证为肠腑燥屎内结、热结旁流，治以通腑泄浊，小承气汤加味取效。《温疫论·大便》云："热结旁流者，以胃家实，内热壅闭，先大便闭结，续得下利，纯臭水，全然无粪，日三四度，或十数度。宜大承气汤，得结粪而利止；服汤不得结粪，仍下利并臭水，及所进汤药，因大肠邪胜，失其传送之职，知邪犹在也，病必不减，宜下之。"此类病案儿科临床并不多见，偶然得之，录以为鉴。

十三　便　血

湿热伤络案

倪某，男，3 个月。2016 年 3 月 21 日初诊。

主诉：便血 1 月余。

家长发现患儿大便中夹有鲜血已经 1 月余，曾到某医院就诊多次，检查除大便出血外未及其他异常，用过维生素 K1 肌肉注射等治疗，未见好转。刻诊患儿精神尚可，吮乳正常，时而啼哭不安，大便 1 日 4～6 次，便质软、成堆，每次大便中均夹有鲜红色血液、量多少不一，味臭秽，腹不胀，舌苔薄黄。患儿母亲自诉妊娠期正常，小儿系足月顺产，出生体重 3.25kg，Apgar 评分 10 分，出生后母乳喂养，至今除便血外未见患儿其他明显异常。诊断为便血（炎症性肠病可能），辨证肠腑湿热、损伤肠络，治以清肠化湿、凉血止血。

处方：葛根 3g，黄芩 3g，黄连 1g，地榆 3g，刺猬皮 3g，牡丹皮 3g，槐角 3g，甘草 2g。7 剂。每日 1 剂，水煎服。

药后患儿未来复诊。2 月后偶遇患儿奶奶，告知服药后 3 日患儿便血已止，每日大便次数亦减为 2～3 次，将 7 剂药物服完，后未再发。

按语： 婴儿便血，临床发病率不高。余 70 年代初在农村工作时曾遇见一例，因便血伴贫血，检查大便后诊断为钩虫病，引起众人惊叹，此病现已经少见。本案为 3 个月婴儿，因大便次数增多、每次大便中均夹有鲜红色血液、味臭秽、舌苔薄黄，辨证为肠腑湿热、损伤肠络，以葛根黄芩黄连汤清肠化湿加清肠凉血止血之品治疗，获得痊愈。

十四　疳　证

1. 脾虚失运案

王某，男，18 个月。1983 年 10 月 4 日诊。

主诉：形体消瘦 1 年。

患儿自 6 个月起因未及时添加辅食，食欲下降，形体日见减瘦。就诊时面色少华，形体瘦弱，体重 9kg，毛发稀黄，精神萎靡，常自汗出，进食甚少，每餐仅吃稀粥 3、5 匙，喜甜食，舌质淡，舌苔薄白。平时易于感冒、泄泻，9 月份先后发热 4 次。近日大便日行 1～2 次，稀糊状，夹未消化食物。诊断：疳证，疳气证。辨证为脾肺气虚、运化失健，治以健脾助运，异功散加减。

处方：党参 10g，茯苓 10g，炒山药 10g，陈皮 3g，焦山楂 10g，焦六神曲 10g。14 剂。每日 1 剂，水煎服。

药后食欲渐增，感冒发热未作。前方再服 14 剂，每餐已能进食 50 ～ 100g，面色转润，精神活泼，出汗大减，大便正常，体重增至 10kg。再以此方加减服用 4 周，病情获愈。

按语： 本案因未及时添加辅食而患，病已 1 年。就诊时除脾胃虚弱、饮食不化外，且肺虚易感。给党参、茯苓补脾益气，炒山药健脾化湿，陈皮理气助运，焦山楂、焦六神曲消食助运，处方简易，缓调取效。患儿虽同时有肺虚易感证候，经健脾益气治疗，肺气得充，外感亦显著减少，彰显培土可以生金之义。

2. 气血亏虚案

张某，男，13 个月。2008 年 2 月 15 日初诊。

主诉：消瘦 1 年余。

患儿由父亲带来就诊，诉因双方离婚，患儿由父亲一人抚养。近一年来，主要以米汤、米糊喂养，患儿消瘦日渐严重，现体重仅有 5.6kg。刻诊：患儿形体羸瘦，大肉已脱，皮包骨头，臀部干瘪，腹凹如舟，尚不能坐稳，面色无华，毛发萎黄，精神萎靡，啼哭声弱，表情淡漠，不思进食，大便稀溏，口唇色淡，舌质淡嫩，舌苔少，指纹色淡。诊断：疳证，干疳证。病因喂养不当，脾胃虚衰气血两败所致。治法：补益气血，兼助脾运。方取八珍汤加减。

处方：太子参 5g，炒白术 5g，茯苓 5g，当归 3g，川芎 3g，陈皮 2g，甘草 3g，炒谷芽 6g，炒麦芽 6g。14 剂。每日 1 剂，水煎服。并嘱必须少量逐步添加牛奶、菜泥、鸡蛋、鱼泥、肝泥、肉松、果汁等食物。

3 月 1 日二诊：经服用上方及饮食调理，患儿食量增加，已经能进食牛奶、菜泥、蛋花汤等食物，形体有增。拟前方出入再进。

处方：党参 5g，炒白术 5g，茯苓 5g，炒山药 6g，当归 3g，熟地黄 3g，陈皮 2g，炒谷芽 6g，炒麦芽 6g。14 剂。每日 1 剂，水煎服。并嘱继续增加饮食的品种与数量。

3 月 15 日三诊：患儿经 4 周调治，体重已增至 7.5kg，形体肌肉增长，面色转润，已能坐稳并爬动，食欲增进，食量增加，精神好转。前方加减再进4周。

4月12日四诊：经8周治疗，患儿体重已增至9.6kg，能进多种食物，形体接近正常儿童，时而嬉笑，能够站立片刻。患儿基本痊愈，再以上方出入继续治疗，同时指导喂养、抚育方法。

再治8周后复诊，患儿体重10.9kg，已能学步，形体、饮食、二便、精神、毛发等与正常同龄儿无明显差异。继续指导抚育方法，停用药物。

按语： 干疳一证，在20世纪70年代之前临床常见，自80年代起已经日益鲜有。本案病因主要为患儿父亲不懂得婴幼儿喂养方法，惟进米糊而成。就诊时气血两虚，理当补益气血，但患儿脾气亏败，又不可壅补，只能用补运兼施方法，缓培其本、缓调胃气，坚持治疗。同时，加强了对家长的喂养指导，食治、药治配合，方才获得治愈。

十五　睑　废

脾阳失举案

葛某，男，10岁。2006年7月10日初诊。

主诉：左眼睑无力下垂6年。

患儿于2000年出现左眼睑下垂，当地医院诊为"重症肌无力"，给予醋酸泼尼松治疗半年，治愈停药。其后每年发作，服用激素时有效，一但停药则复发。来诊时醋酸泼尼松已减量至5mg/d。刻诊：形体偏瘦，精神好，左眼睑下垂遮盖瞳孔2mm，复视，挑食，无咳喘，无发热，夜寐可，二便调，舌苔薄白，脉软。心肺听诊（－）。诊断：睑废（重症肌无力眼肌型）。辨证：脾阳不振，升提无力。治法：健脾升阳，温经通络。

处方1：炙黄芪20g，党参15g，茯苓10g，白术10g，黄精10g，薏苡仁10g，当归10g，升麻5g，陈皮3g，炙甘草3g。每日1剂，水煎服。每日1剂，水煎服。

处方 2：腰痛宁胶囊 4 粒，每晚服 1 次。

处方 3：醋酸泼尼松 5mg，1 日 1 次。2 周后改为 2.5mg，1 日 1 次。至 8 月 7 日起停药。

2007 年 3 月 31 日复诊：患儿家在外省，自上次就诊后左右眼睑下垂曾交替出现，但下垂程度减轻，坚持服用前中药汤剂及间断服用腰痛宁胶囊治疗半年后，左右眼睑抬举已正常、自如、有力。继服中药调理加腰痛宁胶囊，未见复发。

2007 年 8 月 6 日复诊：中药仍以前方出入，腰痛宁胶囊减量为每日 3 粒。

继续前法治疗观察至 2007 年 11 月未见复发，再给上方巩固治疗，后未再来诊。

按语：眼睑为肉轮，由脾所主。睑废，为眼睑下垂、展目无力之症，按脏腑辨证，当属脾阳不振、升提无力。治疗取健脾升阳、温经通络法，以补中益气汤加减。本案就诊时仍使用激素，左眼睑下垂未愈，使用中药、撤除激素后，眼睑抬举恢复正常，继续治疗观察 11 个月未曾复发。

现代研究报道：马钱子含马钱子碱、番木鳖碱等生物碱，有兴奋脊髓的反射功能、兴奋延髓的呼吸中枢及血管运动中枢、提高大脑皮层的感觉中枢功能等作用。是治疗重症肌无力的有效药物。但是，本品若使用过量，可以出现惊厥甚至窒息死亡等严重不良反应，使用对象及剂量应严格掌握。本案所用腰痛宁胶囊本用于寒湿瘀阻经络之腰腿疼，关节痛及肢体活动受限者，因内含少量马钱子，与补中益气汤配合用于重症肌无力，取得良好的效果。但儿科临床应用时，还是以审慎为是。

十六　再生障碍性贫血

脾肾亏虚案

曾某，男，4 岁 5 个月。2019 年 4 月 1 日初诊。

主诉：发现再生障碍性贫血 5 月余，伴身材矮小。

患儿 4 周岁时体检发现严重贫血，多次至当地医院就诊，于 2018 年 12 月 17 日查血常规示：红细胞计数 2.63×10^{12}/L，血红蛋白 76g/L，网织红细胞 0。骨髓穿刺检查报告：红系增生降低，分类未见有核红细胞，粒：红 =128：0。诊断意见：①纯红再障可能；②建议结合临床相关检查。临床诊断：再生障碍性贫血。予泼尼松每 3 天 10mg、5mg、5mg 口服治疗。今年 3 月 23 日至上海某医院检查，血常规：白细胞总数 15.9×10^9/L，中性粒细胞 84%、淋巴细胞 13.3%、单核细胞 2.5%、嗜酸性粒细胞 0.1%，红细胞计数 4.85×10^{12}/L，血红蛋白 147g/L。CRP ＜ 8mg/L。骨髓穿刺检查报告：再生障碍性贫血，考虑肠道病毒引发。患儿自出生时身高体重较正常同龄儿偏低。刻诊：患儿无外感症状，白天动则汗出，精神亢奋，性情急躁，纳食欠佳，夜寐尚安，二便调，平素易于疲劳，咽红，舌苔白。骨龄检查未见明显异常。本院 4 月 1 日查：①甲功五项：游离 T_3 5.5pg/L，余未见明显异常。②生长激素测定：0.71ng/L。查体：身高 102cm，体重 15kg。诊断为虚劳病（再生障碍性贫血），辨证属脾虚血亏、肾气亏虚，治以补脾助运、养血益肾，予当归补血汤、右归丸加减。

处方：炙黄芪 15g，党参 10g，全当归 10g，茯苓 10g，牡丹皮 10g，生地黄 10g，枸杞子 10g，怀山药 12g，山茱萸 10g，菟丝子 10g，补骨脂 10g，鹿角霜 10g，鸡血藤 10g，陈皮 3g，焦山楂 15g，焦六神曲 15g。14 剂。每日 1 剂，水煎服。

4 月 18 日二诊，患儿近来证情平稳，无外感发热。4 月 2 日至上海某医院查血常规各项指标正常，泼尼松已减量为 5mg 每日 1 次口服。刻诊患儿无外感症状，无鼻塞流涕，无咳嗽咳痰，纳食欠佳，二便调，多汗，夜寐尚安，毳毛增生，咽红，舌苔薄白。本院查：①血常规：白细胞总数 8.39×10^9/L，中性粒细胞 64.2%、淋巴细胞 31.5%、单核细胞 3.3%、嗜酸性粒细胞 0.4%、嗜碱性粒细胞 0.6%，红细胞计数 4.90×10^{12}/L，血红蛋白 148g/L。②血生化：肝肾功能：天门冬氨酸氨基转氨酶 28U/L，丙氨酸氨基转移酶 13U/L，总蛋白 67.05g/L，尿素 6.97mmol/L，肌酐 45.4μmol/L。③促肾上腺皮质激素 16.94pg/mL。患儿一般情况可，治疗继予脾肾并补，兼以助运。给 4 月 1 日方守方继服。

4 月 29 日三诊：患儿经治疗以来，血常规多次检查红细胞计数及血红蛋白保持在正常范围。继减泼尼松为 5mg 隔日 1 次。刻诊：患儿一般情况可，纳食欠佳，进食量少，二便调，多汗，夜寐尚安，咽红，舌苔薄白，毳毛增生。查体：身高 102cm，体重 16.4kg。血常规：白细胞总数 7.56×10^9/L，中性粒细胞 75.5%、淋巴细胞 22.1%、单核细胞 1.5%、嗜酸性粒细胞 0.4%、嗜碱性粒细胞 0.5%，红细胞计数 4.56×10^{12}/L，血红蛋白 138g/L。继予前方出入再进。

处方：炙黄芪 15g，生晒参 10g，茯苓 10g，怀山药 12g，生地黄 10g，山茱萸 10g，鹿角霜 10g，枸杞子 10g，菟丝子 10g，补骨脂 10g，巴戟天 10g，全当归 10g，焦山楂 15g，焦六神曲 15g。21 剂。每日 1 剂，水煎服。

5 月 20 日四诊：患儿服上药期间未诉特殊不适，1 周前已停用泼尼松治疗。刻诊：患儿纳食较前稍有好转，汗出减少，二便调，余无不适，咽稍红，舌苔薄白，面色尚润。辅检：①血常规：白细胞总数 7.5×10^9/L，中性粒细胞 31.6%、淋巴细胞 60.4%，红细胞计数 4.67×10^{12}/L，血红蛋白 137g/L，网织红细胞高分率 1.1%（4 月 27 日本院）。②骨髓穿刺检查报告：红系增生活跃，以中幼红细胞为主，形态未见明显异常；可见 1.0% 的幼淋细胞；粒红比为 1.95 ：1（5 月 10 日上海某医院）。继予前方出入巩固。

处方：炙黄芪 15g，生晒参 10g，生地黄 10g，枸杞子 10g，怀山药 12g，山茱萸 10g，菟丝子 10g，全当归 10g，白芍 10g，补骨脂 10g，川芎 6g，鸡血藤 10g，夏枯草 10g，焦山楂 12g，焦六神曲 12g。每日 1 剂，水煎服。

予上方略加减，生晒参易为党参。治疗至 9 月，维持稳定，后继续治疗巩固，症状、体征、辅助检查保持正常。

按语：本案诊断为单纯红细胞再生障碍性贫血，经激素治疗，红细胞、血红蛋白已上升，但为顺利减除激素、保持疗效，按辨证使用了补脾助运、养血益肾之当归补血汤、右归丸加减治疗。在激素减量、停药过程中，患儿症情稳定，复查骨髓象红系增生活跃、粒红比恢复正常，激素完全撤除后血常规保持正常。本案可为小儿再生障碍性贫血的中西医结合治疗积累资料。

第三章

心系病证医案

一 汗 证

1. 气阳不足案

文某，男，13 岁。2015 年 7 月 2 日初诊。

主诉：周身多汗 1 年余。

患儿自去年 6 月以来全身多汗，稍微活动则汗出沾衣，面色少华，形体瘦高，自感全身疲倦乏力，早晨起床困难，上课困倦，注意力尚能勉强集中，夜间入睡困难，臀部时感寒凉，周身酸胀不适，按揉后可稍缓解，时而恶寒，时而怕热，四肢凉，早餐纳食量少，中、晚餐量一般，二便调，平素性情急躁，易焦虑，不爱运动，咽稍红，舌质淡胖，舌苔薄白，脉平。心肺听诊阴性。身高 182cm，体重 64kg。肝肾功能检查未见异常。心电图示：窦性心动过缓伴不齐，心率 55 次 / 分。心脏彩超：未见明显异常，二、三尖瓣 S 期可见少量反流。诊断：汗证。辨证为气阳不足、营卫不和，治以益气温阳、调和营卫，兼以助运。以黄芪桂枝五物汤合异功散加味。

处方：炙黄芪 20g，桂枝 6g，白芍 10g，炙甘草 3g，党参 10g，茯苓 10g，白术 10g，陈皮 3g，益智仁 10g，夏枯草 12g，焦山楂 15g，焦六神曲 15g。14 剂。每日 1 剂，水煎服。

7 月 16 日二诊：患儿服用上药 14 剂后，汗出渐少，神疲、乏力好转，纳食有增。继续服用上药 10 剂，诸症皆显著改善。

按语： 汗为阳气蒸化津液所得，是人体五液之一。小儿汗证病因不外虚实两端。虚者，因机体虚弱，失于固摄闭藏，导致津液外泄。实者，因内有郁热迫津外泄。《小儿卫生总微论方·诸汗论》中云："小儿有遍身喜汗出者，此荣卫虚也。荣卫相随，通行经络，营周于身，环流不息。荣阴卫阳，荣虚则津液泄越，卫虚则不能固密，故喜汗出遍身也。"本案患儿多汗而面色少华、形体瘦高、乏力疲倦、舌质淡胖，是肺脾气虚；臀部时感寒凉、周身酸胀不适、肢凉，是阳气失运；时而恶寒、时而怕热，是营卫不和。因而认证为气阳不足、营卫不和，故用黄芪桂枝五物汤合异功散加减以益气温阳、调和营卫。方中重用黄芪以补气健脾、益卫固表，合党参、茯苓、白术、甘草以加强益气之功；桂枝温阳通脉，芍药和营敛阴，二者合以调和营卫；加用益智仁、陈皮，焦山楂、焦六神曲等理气消食运脾，以助脾胃化生气血。收到明显疗效。

2. 气阴亏虚案

胡某，男，4岁。2017年11月2日初诊。

主诉：多汗3年。

患儿自幼多汗，汗后身凉，夜寐时汗出湿衣。刻诊：患儿感冒，干咳偶作，流清涕，偶有喷嚏，胃纳可，腹胀甚，无矢气，二便调，面色少华，形体偏瘦，咽红，舌质淡红少津，舌苔薄白。证属气阴不足、肺卫不固，治以补益气阴。

处方：太子参10g，茯苓10g，白术10g，天冬10g，麦冬10g，五味子6g，煅龙骨20g（先煎），煅牡蛎20g（先煎），辛夷6g，瘪桃干10g，黄芩10g，枳实10g，浮小麦12g。21剂。每日1剂，水煎服。

11月30日二诊：服药后咳嗽、流涕已愈，汗出显著减少，纳食可，大便日行、偶偏干，腹稍胀，小便正常。偶有腿酸，稍有口臭，咽红，舌苔薄白。证候显著好转，治以前法出入，增益气、减止咳之品再进。

处方：党参10g，茯苓10g，白术10g，炙黄芪15g，枳实10g，槟榔10g，煅龙骨20g（先煎），煅牡蛎20g（先煎），麦冬12g，五味子6g，瘪桃干10g，虎杖10g，浮小麦12g。21剂。每日1剂，水煎服。

按语： 本案患儿自幼多汗，其他症状不多。仅从面色少华、形体偏瘦、舌质淡红少津、舌苔薄白分析，认为乃气阴不足，从补益气阴治疗，予四君子汤、生脉散合方加减，取得良效。

3. 营卫不和案

王某，男，5岁。2017年10月9日初诊。

主诉：自幼多汗。

患儿自幼形体瘦弱，面白少华，常自汗出，汗后肢凉，口和不渴，纳谷不馨，鼻衄时作，血色暗红，极易感冒，甚至每月数作，关节酸痛而无红肿，活动自如，咽红，舌质润，舌苔薄白。查血沉、抗"O"等均正常。诊断为汗证。辨证为体禀不足，营虚卫弱，失于固密。治以温阳摄阴，护卫和营。取桂枝龙骨牡蛎汤加味。

处方：桂枝 3g，炒白芍 10g，炙甘草 5g，煅龙骨 20g（先煎），煅牡蛎 20g（先煎），桔梗 6g，玄参 10g，碧桃干 10g，糯稻根 12g，生姜 2 片，大枣 10g。5 剂。每日 1 剂，水煎服。

10 月 14 日二诊：药进 5 剂，汗出大减，关节酸痛已止，鼻衄未作，精神振作，食欲增进，舌苔薄净。原法已效，加减再进。

处方：炙黄芪 10g，桂枝 3g，炒白芍 10g，炙甘草 5g，煅龙骨 20g（先煎），煅牡蛎 20g（先煎），桔梗 6g，玄参 10g，生姜 2 片，大枣 5 枚。10 剂。

此方连服 10 剂后，诸症悉除，形体亦转壮实，此后很少感冒。

按语：本案卫阳不足证象明显，常自汗出、汗后肢凉，是其辨证要领。虽有鼻衄，但认为与气阳不足有关，并非血热所致。是《素问·阴阳应象大论》"阴在内，阳之守也；阳在外，阴之使也。"功能失调的典型案例，因此，辨证为营虚卫弱，即卫阳不足、营阴失守，以温卫阳摄营阴、护卫和营治疗，取桂枝龙骨牡蛎汤加味。此为学习江育仁师经验应用于临证验案之一例。

4. 寒热夹杂案

刘某，女，5 岁。2014 年 2 月 20 日初诊。

主诉：自幼汗多、易感。

患儿平素体质虚弱，自幼多汗，白天稍动则汗出，夜卧初寐时头颈背部汗出如洗，四肢不温，手足冷，稍有不慎即感冒，纳食一般，口中时有异味，寐欠佳、翻身多、时有齘齿，平时大便 1～2 日一行、质干呈球状，小便调，腹胀，咽红，舌苔薄黄。心肺听诊阴性。诊断为汗证，证属肺卫不固、营卫不和、食滞积热，治当补肺固表、调和营卫、消积清热，方取玉屏风散加味。

处方：炙黄芪 15g，白术 10g，防风 5g，煅龙骨 20g（先煎），煅牡蛎 20g（先煎），桂枝 3g，白芍 10g，枳实 6g，槟榔 10g，虎杖 12g，黄芩 10g，炙甘草 3g。14 剂。每日 1 剂，水煎服。

3 月 8 日二诊：服药 2 周后，患儿汗出较前明显好转，手足转温，大便已恢复正常。营卫渐和，食滞已消，但肺气尚虚，遂以原方去枳实、槟榔、虎杖、黄芩调治。

患儿经常感冒，家长希望能够增强体质，减少感冒发作。连服此方两月余，调理固本，此后熬糖浆间断服用，治疗、随访半年，未见复发。

按语： 本案既有肺气亏虚卫表不固，又有营卫不和阳虚失煦，还有食滞化热运化失职，病属气阳两虚、寒热夹杂，故在玉屏风散补肺固表基础上，合用温卫和营、消积清热之品。《素问·异法方宜论》说："故圣人杂合以治，各得其所宜。"此为一例。

5. 胃热熏蒸案

刘某，女，11岁。2017年2月14日初诊。

主诉：盗汗10年。

患儿自幼盗汗，上半夜为甚。平素体健，不易生病。近2年来偶诉腹部不适，2016年4月至当地医院查Hp（＋），服药后Hp转阴，10月复查Hp（＋）。刻诊：患儿一般情况可，夜寐盗汗沾湿衣衫，纳食正常，口气臭秽，稍感腹胀，二便自调，咽红，舌苔薄黄。辨证为食滞胃热，熏蒸肌肤。治法：清胃化滞，固表止汗。给清胃散加消积化滞、固表止汗之品治疗。

处方：枳实10g，槟榔10g，升麻6g，黄连3g，黄芩10g，紫花地丁15g，牡丹皮10g，煅龙骨20g（先煎），煅牡蛎20g（先煎），木香3g，焦山楂12g。14剂。每日1剂，水煎服。

2月28日二诊：患儿服上药后盗汗减轻，腹胀好转，口臭已消。目前一般情况好，纳可，寐佳，二便调，咽稍红，舌苔薄白。辅检：13C呼气试验（－）（2月25日本院）。诸症好转，继以前法出入，再进14剂。

3月14日三诊：患儿服上药后盗汗已少。近日饮食不节，稍感腹胀，嗳气偶作，口气不显，纳可，眠安，二便正常。证候如前，偶有食伤，拟前方加行气消胀之品再进巩固。

处方：枳实10g，槟榔10g，木香3g，公丁香3g（后下），莱菔子10g，黄连3g，黄芩10g，紫花地丁15g，牡丹皮10g，煅龙骨20g（先煎），煅牡蛎20g（先煎），炙甘草3g。21剂。每日1剂，水煎服。

按语： 本案多汗见于夜间，以盗汗为主。患儿有腹部不适，口气臭秽，稍感腹胀，舌苔薄黄，分析其病因与食滞化热有关，故以清胃散清胃解热为主，加消积化滞、固表止汗药物治疗，取得良效。本案可为《素问·阴阳别论》"阳加于阴谓之汗。"之例。

二　胸　痹

1. 胸阳不振案

陆某，男，12岁。2014年1月10日初诊。

主诉：胸闷6月，加重伴胸痛3周。

患儿6月前感冒呕吐后出现胸闷，至某市人民医院就诊，查肌酸激酶、肌酸激酶同工酶等正常，予西药"营养心肌"后胸闷缓解。3周前患儿再次感冒，自觉胸闷加重，伴心前区刺痛，尚可忍受，十余分钟后可自行缓解。刻诊：患儿一般情况可，无心慌心悸，稍有口臭，纳可，寐安，二便调，咽稍红，舌苔白。查体：心率92次/分，心律齐，心搏有力，各瓣膜听诊区未闻及病理性杂音。心电图检查：窦性心动过速（2013年11月30日某市人民医院）。诊断为胸痹。辨证：胸阳不振，气机不利。治法：通阳理气，宽胸活血。

处方：炙黄芪15g，桂枝4g，枳实6g，郁金10g，瓜蒌皮6g，薤白10g，红花6g，丹参10g，延胡索10g，虎杖12g，党参10g，炙甘草3g。14剂。每日1剂，水煎服。

1月25日二诊：患儿服药期间胸闷胸痛未作。近2日受凉后出现流涕。刻诊：患儿一般情况可，但体位改变时可出现头晕、一过性黑蒙，黄白相间黏涕少许，无恶寒发热、咳嗽咯痰等不适，纳食尚可，稍有口臭，大便2～3日一行、质干难解，夜寐蹬被，咽稍红，咽后脓痰，舌苔薄白。心肺听诊阴性。证候如前好转，治宗前法，增消风化痰之品再进。

处方：炙黄芪15g，桂枝4g，郁金10g，瓜蒌皮10g，瓜蒌子12g，延胡索10g，丹参10g，虎杖12g，土牛膝12g，胆南星6g，天竺黄10g，焦山楂10g。21剂。每日 1 剂，水煎服。

2 月 15 日三诊：患儿服上药期间心前区刺痛发作 1 次，片刻自行缓解。近日未罹患外感。刻诊：患儿一般情况可，无胸闷胸痛、头晕头痛，无一过性黑蒙，手足欠温，纳可，寐安，二便调，咽稍红，未见脓痰，舌苔薄白。证候尚属稳定，治疗宗前法。

处方：炙黄芪 15g，桂枝 5g，白芍 10g，炙甘草 5g，红花 6g，郁金 10g，瓜蒌皮 10g，瓜蒌子 12g，薤白 10g，延胡索 10g，虎杖 12g，焦山楂 10g。21 剂。每日 1 剂，水煎服。

3 月 8 日四诊：患儿服药期间晨起头晕、黑蒙未见，但久蹲站起时有视物模糊感觉。近日着凉后出现鼻塞，时揉眼鼻，无恶寒发热、咳嗽咯痰、流涕、喷嚏等不适，纳佳，寐安，二便调，舌苔薄白，脉细软弱。证候稳定，治以前法出入，再进 21 剂。

3 月 29 日五诊：患儿本月 17 日晨起时出现头晕 1 次，伴有胸闷，自觉乏力，片刻缓解。刻诊：患儿一般情况可，鼻塞偶作，有时揉眼揉鼻，无头晕头痛、胸闷胸痛、心慌心悸等不适，近日晨起眼睑稍有肿胀，纳佳，寐安，大便正常，小便略感灼痛，咽红，舌苔薄黄。辅助检查：①心肌酶谱：谷草转氨酶 22 IU/L，肌酸激酶同工酶 20 IU/L，肌酸激酶 14 IU/L。②尿常规：未见明显异常。辨证为痰气内阻，胸阳不振。治法：理气宽胸，温阳助运。仍予前方加减。

处方：炙黄芪 15g，桂枝 5g，白芍 10g，炙甘草 5g，枳实 10g，郁金 10g，天麻 10g，薤白 10g，瓜蒌皮 10g，虎杖 10g，细辛 3g，焦山楂 10g。21 剂。每日 1 剂，水煎服。

此后患儿未再来诊。

按语：胸痹一病，在大龄儿童时有所见。本案患儿以胸闷、胸痛为主证，心脏听诊、心肌酶谱、心电图检查均未见明显异常。辨证认为胸阳不振、气机不利，治以通阳理气、宽胸活血。按《金匮要略·胸痹心痛短气病脉证治》所说："胸痹心中痞气，气结在胸，胸满，胁下逆抢心，枳实薤白桂枝汤主之，人参汤亦主之。"以枳实薤白桂枝汤加减，取得良好效果。

2. 气虚血瘀案

孔某，女，7岁。2017年7月15日初诊。

主诉：胸闷胸痛间作5年。

患儿5年前罹患"肺炎"后出现胸闷，后每因跑步及生气出现心前区刺痛，疼痛持续时间不长，无其他特殊不适。刻诊：患儿迎风流泪，纳食尚可，夜寐打鼾，二便正常，咽稍红，舌苔薄白。心肺听诊阴性。患儿平素体质较差，易于疲乏，易罹患外感。既往有"慢性结膜炎"病史。辅助检查：①心肌酶谱：肌酸激酶91U/L，肌酸激酶同工酶18U/L，乳酸脱氢酶213U/L（2017年7月14日本院）。②心电图检查：窦性心律，正常心电图（2017年7月14日本院）。诊断为胸痹。辨证为气虚血瘀，胸阳失展。治法：益气活血，宣阳宽胸。

处方：党参10g，茯苓10g，白术10g，川芎6g，郁金10g，牡丹皮10g，五灵脂10g，桂枝3g，瓜蒌皮10g，薤白10g，虎杖12g，炙甘草5g。14剂。每日1剂，水煎服。

8月10日二诊：患儿服上药期间胸闷胸痛未作，迎风流泪亦有所好转。未及时复诊。刻诊：近日患儿跑步较快时自觉胸痛，呈刺痛感，程度较轻，有时恶心，呕吐未作，余无特殊不适，纳食尚可，夜寐打鼾，二便正常，咽稍红，舌苔薄白。心肺听诊阴性。证候如前显著好转，嘱仍应继续服药治疗，予前法出入。

处方：党参10g，茯苓10g，白术10g，川芎6g，郁金10g，牡丹皮10g，五灵脂10g，法半夏10g，红花6g，桂枝3g，瓜蒌皮10g，薤白10g，虎杖12g，炙甘草5g。21剂。每日1剂，水煎服。

药后未再来诊。

按语：本案患儿自觉胸闷胸痛间歇发作已经5年，查心肌酶谱、心电图均正常。时常胸闷，每因跑步及生气出现心前区刺痛，平素体质较差，易于疲乏，易罹患外感。由此判断为胸痹，因气虚血瘀、胸阳失展而作，治以益气活血，宣阳宽胸。以人参养荣汤合瓜蒌薤白半夏汤加减治疗取效。

三　心悸

气阳不足案

姜某，女，11岁。2013年11月2日初诊。

主诉：胸闷、心慌5天。

患儿5天前出现胸闷，心中悸动不安，不能自主，持续约半小时，近日每天发作2～3次，以下午多见，于当地医院查心电图、心脏彩超未见明显异常。近期患儿学习紧张，平素手足冰冷，时有头晕，易疲惫乏力，面色少华，无外感，纳食可，二便调，夜寐尚可，咽红，舌苔薄白，脉弱。心肺听诊阴性。诊断：心悸。辨证为气阳不足、胸阳失展，治以益气温阳、宽胸宁心。以黄芪桂枝五物汤加减。

处方：炙黄芪20g，桂枝10g，白芍10g，生晒参10g，党参10g，茯苓10g，炙甘草10g，灵磁石20g（先煎），钩藤10g（后下），麦冬15g，五味子6g，枳实6g。7剂。每日1剂，水煎服。

11月9日二诊：患儿服药1周，胸闷、心悸症状已经缓解。前方再服14剂，以求巩固。

按语：《证治汇补·惊悸怔忡》云："惊悸者，忽然若有所惊，惕惕然心中不宁，其动也有时。怔忡者，心中惕惕然，动摇不静，其作也无时。"心悸之病多因体虚劳倦或外邪侵袭导致心失所养，心神不宁而发。心悸病机有虚实之分，虚者为气血阴阳不足，实者多有痰饮瘀热痹阻。小儿稚阴稚阳之体，其心悸以虚证多见，或兼有实邪留伏。治疗一般应以补虚为主，虚实错杂者，宜分清虚实之主次、缓急之不同，辨证施治。本案患儿素体气虚阳弱，近因学习紧张烦劳导致心血亏虚、心气不足、胸阳不振，心悸胸闷乃作。选用黄芪桂枝五物汤加味，方中炙黄芪、桂枝、白芍益气养营、温通心阳，加用生晒参、党参、茯苓、炙甘草以培补中州、化生气血，麦冬、五味子养阴宁心，灵磁石、钩藤宁心安神，佐以枳实理气宽胸，诸药合用，气、阴、阳并补，胸阳舒展，心悸乃除。

四 心律失常

1. 心络阻滞案

徐某，男，12岁。2016年1月25日初诊。

主诉：体检发现心电图异常4天。

患儿于1月21日体检行心电图检查报告：左前分支传导阻滞，不完全性右束支传导阻滞。查心脏彩超正常。无心悸、胸闷、胸痛、呼吸困难等症状，近日无外感。偶有清嗓，平素畏寒，纳食欠佳，夜寐尚安，二便正常，运动后易出现疝气下坠，咽红，扁桃体Ⅱ度肿大，舌质淡，舌苔薄白。听诊心律齐，各瓣膜听诊区未闻及病理性杂音。辨证为气虚血瘀，心络阻滞。治法：益气通阳，活血通络。

处方：炙黄芪15g，桂枝6g，白芍10g，细辛3g，红花6g，丹参10g，全当归10g，熟附片4g（先煎），蝉蜕6g，虎杖12g，板蓝根12g，炙甘草5g。12剂。每日1剂，水煎服。

2月6日二诊：患儿服上药后，清嗓减少，咽部有异物感，无咳嗽咳痰，无心慌胸闷等症状，易于疲劳，咽红，扁桃体Ⅱ度肿大，舌苔白。心肺听诊阴性。查24小时心电图示：窦性心律，睡眠现间歇性不完全性右束支传导阻滞，1月21日报告之"左前分支传导阻滞"消失。刻下以热结咽喉为主，治以消风利咽化痰。

处方：桑白皮10g，蝉蜕6g，玄参10g，浙贝母6g，胆南星6g，菊花10g，虎杖12g，蒲公英15g，败酱草15g，茯苓10g，芦根15g，炙甘草5g。14剂。每日1剂，水煎服。

此后患儿未来复诊。

2018年9月1日来诊：家长追述患儿2016年2月6日来诊后诸症消失，行疝气修补术。术前行24小时心电图检查示：不完全性右束支传导阻滞。手术照常进行。

现患儿平时一般情况好，生活、活动如常。

按语：患儿体检发现心脏左前分支传导阻滞、不完全性右束支传导阻滞，属于无症状性心律失常。不完全性右束支传导阻滞可见于先天性心血管病、风湿性心脏病、高血压性心脏病、冠心病、心肌病、急性心肌梗死后和肺梗死等，也可见于健康人。左前分支传导阻滞常由基础病产生，尤其是与其他心电图异常合并产生时，应引起临床高度重视，若是有心慌、胸闷、气短及活动后乏力等症状时，应及时处理，在原发病进展为双束支阻滞或三分支阻滞或同时伴有明显症状如晕厥抽搐等，应考虑安装心脏起搏器。本案患儿虽无明显临床症状，但属于双束支传导阻滞，值得引起重视。患儿偶有清嗓、咽红、扁桃体Ⅱ度肿大，与肺咽结热有关；平素畏寒、纳食欠佳、疝气病，属气阳不足表现；双束支阻滞分析与心络不通有关。因而辨证为气虚血瘀、心络阻滞，治以益气通阳、活血通络，再查24h心电图左前分支传导阻滞已消失，仅睡眠现间歇性不完全性右束支传导阻滞。随后以热结咽喉予消风利咽化痰治疗，诸症消失，顺利行疝气修补术。3年后追述无临床症状，生活、活动正常。本案对于认识和治疗"无症状"性传导阻滞之类病例可提供参考。

2. 气虚络阻案

张某，男，3岁。2016年7月14日初诊。

主诉：发现频发室性期前收缩近1月。

患儿平素食欲欠佳，6月19日至25日因"肺炎"在南京市某医院住院治疗。6月20日查24小时动态心电图：窦性心律＋异位，阵发性窦性心动过速，总心搏167199次，室性期前收缩23275次（部分单发、部分呈三联律、部分插入性）。未予抗心律失常药物治疗。出院诊断：支气管肺炎，室性期前收缩，中度营养不良。以"好转"出院。家长随即携患儿来本院就诊。刻诊：面色苍白，形体瘦弱，鼻塞，流黄浊涕，纳差，汗多，寐欠佳，大便干，咽淡红，舌苔薄腻。查体：体重11.5kg，心律不齐，频发期前收缩，约16次/分，双肺听诊无异常。诊断：心悸（复杂性室性期前收缩）。证属心脾气虚、运化失健，治以补益心脾、助运开胃。

处方：生晒参6g，茯苓10g，苍术10g，白术10g，佩兰10g，全当归10g，石菖蒲10g，远志6g，煅龙骨20g（先煎），煅牡蛎20g（先煎），陈皮3g，丹参10g，焦山楂15g，焦六神曲15g，鹿衔草12g。14剂。每日1剂，水煎服。

服药后出汗好转，继予上方加减持续治疗。治疗期间多次在本院复查 24 小时动态心电图：7 月 29 日室性期前收缩 21200 次 /24h，其中有阵室性二联律 2 次和阵室性三联律 1923 次；T 波改变。8 月至 12 月，患儿病情稳定，期间出现腹泻、感冒各 1 次，予以辨证治疗后痊愈。8 月 29 日室性期前收缩 18244 次 /24h，其中阵室性三联律 1182 次，部分时段 T 波低平。10 月 7 日室性期前收缩 15045 次 /24h；部分时段 T 波改变。

12 月 26 日十诊：少许清涕，无喷嚏，偶咳，纳可，挑食，夜寐易醒，汗出不多，二便调。12 月 10 日 24 小时动态心电图：室性期前收缩 13425 次 /24 小时，其中有阵室性三联律 88 次。治守前方出入，增通阳活络之品，改予糖浆剂缓调。

处方：炙黄芪 15g，全当归 10g，桂枝 4g，生晒参 10g，茯苓 10g，黄精 10g，白术 10g，丹参 10g，磁石 20g（先煎），炒枣仁 10g，炙甘草 10g，虎杖 12g，麦冬 12g，辛夷 6g，焦山楂 15g，焦六神曲 15g。10 剂。每用 5 剂，加水 900mL，浸泡 2 小时后，武火煮沸，文火煎煮 1 小时，倾出药液，药物再加水煎煮 1 次，弃去药渣，将两次药液合并，再文火煎煮浓缩至 450mL，加入蜂蜜、白糖各 100g，搅匀，煮一沸，冷却，熬成糖浆 450mL，贮广口瓶，冰箱冷藏。每服 15mL，1 日 3 次。

2017 年 1 月至 3 月：患儿一般情况可，未外感，挑食，心律不齐。3 月 14 日查 24 小时动态心电图：室性期前收缩 11564 次 /24h，其中阵室性三联律 39 次。继予上方加减治疗。

4 月至 6 月：患儿服药期间感冒发热 2 次，予以辨证治疗后痊愈，平时继服前方加减。

7 月 31 日十八诊：无发热、咳嗽、咽痛等外感症状，纳差，出汗不多，寐安，二便调，形体偏瘦，咽部淡红。听诊心率 96 次 / 分，律不齐，期前收缩 2 ～ 3 次 / 分，各瓣膜区未闻及病理性杂音。7 月 20 日 24 小时动态心电图：室性期前收缩 10273 次 /24 小时，阵室性三联律 18 次。证属气阴不足、脾运失健，治以补益气阴、养心通络、调脾助运。

处方：炙黄芪 15g，全当归 10g，生晒参 6g，茯苓 10g，灵磁石 20g（先煎），丹参 10g，麦冬 12g，苍术 6g，白术 6g，炙鸡金 6g，槟榔 10g，莱菔子 10g，焦山楂 15g，焦六神曲 15g，炙甘草 6g。18 剂。每日 1 剂，水煎服。

9月16日二十诊：近期患儿无外感，纳差。9月13日动态心电图：窦性心律不齐；部分时段T波改变。记录22小时59分未记录到室性期前收缩。频发室性期前收缩已消失，继予健脾助运为主以巩固治疗。

处方：太子参10g，茯苓10g，苍术6g，白术6g，陈皮3g，木香3g，全当归10g，丹参10g，炙鸡内金6g，枳实6g，槟榔10g，焦山楂15g，焦六神曲15g，炒谷芽15g，炒麦芽15g。24剂。每日1剂，水煎服。

2017年10月至2018年4月，患儿病情稳定，间断来院开药调理。2018年4月16日复查24小时动态心电图：窦性心律不齐；部分时段T波低平；无异位心律。2019年7月1日患儿因食欲不振来诊，再复查24小时动态心电图正常。

按语： 本案患儿平素食欲欠佳、形体瘦弱，提示脾气亏虚，失于健运。约1月前因"肺炎"住院，期间发现频发室性期前收缩伴室性二联律、三联律。分析病情，乃感受外邪，肺气闭郁，发为肺炎喘嗽，邪毒内舍于心，心体受伤、心用失常，继发为心悸病，经住院治疗，肺炎已平，心悸未消。初诊时，面色苍白、汗多、纳差、形体瘦弱、心悸，提示正气亏虚；咽淡红、苔薄腻，无发热、咽痛、咳嗽等症，提示邪毒已退；鼻塞、流涕由肺窍不利所致。病机分析为心脾气虚、运化失健、心神不宁，治以补益心脾，兼以助运开胃、宁心通络。方用四君子汤加味，以生晒参为君药大补心脾之气，白术、茯苓健脾益气，当归、丹参养血活血通络，佩兰、陈皮理气助运，石菖蒲、远志、煅龙骨、煅牡蛎宁心安神，焦山楂、焦六神曲消食助运，鹿衔草补虚活血通络抗心律失常。根据服药后的病情变化，随症加减。病程中出现外感、泄泻等疾病，按标本缓急原则治疗。病情好转，又教授家长制作糖浆方法，一次性制作10～20天的量，增加治疗的依从性。本病治疗过程较长，取效后应抓住病机，守方守法治疗，随证酌调。本案患儿坚持治疗14月，患儿在全身症状逐步改善的同时，室性期前收缩由23275次/24小时渐次减少，室性二联律、三联律同步减少，直至完全消失。室性期前收缩消失，提示心用恢复。随访近2年复查未发。本案辨证思路处方用药，可资借鉴。

五 少寐

1. 心火内盛案

李某，女，6岁。2018年9月2日初诊。

主诉：夜寐不安5年余。

患儿自幼夜寐不安，寐中易醒。现患儿一般晚21：30～22：00上床，晨6：30起床，其间多动少寐。左眼睑有一睑腺炎，稍见红肿。平素口腔黏膜易生溃疡，疼痛不显。纳食可，二便调，咽红，舌尖红，舌苔薄黄。诊断为少寐（睡眠障碍），睑腺炎。辨证为心火内盛、心神失安，治以清心安神、兼消肿散结，予导赤散加减。

处方：淡竹叶10g，生地黄10g，玄参10g，金银花10g，蒲公英15g，麦冬12g，虎杖12g，合欢皮10g，煅龙骨15g（先煎），灯心草2g，炒枣仁10g。7剂。每日1剂，水煎服。

9月9日二诊：患儿服上药7剂后，夜寐基本不醒，偶有翻身，无打鼾，睑腺炎已消、口疮未发。继予前方出入善后巩固。

按语： 少寐一证，临床时有所见。本病证属心神不安，理当从心论治，而分析其成因，则有肝火扰心、痰热扰心、心脾两虚、心肾不交、心虚失宁等多种。本案夜寐不安、易生口疮、舌尖红，皆为心火上炎之象，另有睑腺炎反复发生亦为心肝火盛证象。因而治以清心安神，同时消肿散结，取导赤散加养阴宁心、解毒消肿之品。多年痼疾，竟一朝获安。

2. 心肝火旺案

王某，女，7岁。2017年1月7日初诊。

主诉：夜寐不安7年。

患儿自幼夜寐不安，常有梦呓，偶有龄齿、打鼾。1周前患儿受凉后出现鼻塞，清涕少许。3天前患儿鼻衄1次，量少，片刻自止。刻诊：患儿鼻塞偶作，清涕少许，夜寐不安，纳食偏少，二便正常，咽红，舌苔薄白。平素好动，注意力不集中，性情烦急。诊断为少寐（睡眠障碍）。辨证为心肝火旺，神明不安。治法：清心平肝，安神定志。

处方：淡竹叶10g，生地黄10g，麦冬12g，炒枣仁10g，栀子6g，煅龙骨20g（先煎），合欢皮10g，远志6g，夏枯草10g，辛夷6g，灯心草2g，甘草3g。14剂。每日1剂，水煎服。

1月21日二诊：患儿服上药后夜寐改善，梦呓未作。现患儿鼻塞流涕症状已解，纳食欠佳，喜食零食，二便正常，夜寐尚安，无齘齿、打鼾，咽部淡红，舌苔薄白。心肺听诊阴性。平素好动话多，注意力不集中，性情烦急。前方奏效，继予原方加减，增补益安神之品。

处方：淡竹叶10g，生地黄10g，麦冬12g，炒枣仁10g，柏子仁10g，当归10g，远志6g，合欢皮10g，茯苓10g，栀子6g，甘草3g，焦六神曲12g。30剂。每日1剂，水煎服。

按语： 本案患儿夜寐不安，伴见鼻衄、好动、注意力不集中、性情烦急，分析病机，是为心肝火旺、神明不安，故以清心平肝、安神定志法治疗，取导赤散加平肝潜阳、养心安神药物治疗取效。

3. 心虚肝亢案

潘某，男，9岁。2009年11月12日初诊。

主诉：睡眠障碍间作4年余。

患儿平素每于发热后出现睡眠难以入寐。2005年12月29日受惊吓后又出现发热，家长诉患儿睡眠中坐起，自诉害怕，咬牙、叹气，抱住家长，起床小便。于2007年2月10日、2008年2月7日、2009年10月25日又如此发作3次，每次均要发作十几日方能缓解，此次前2天刚恢复。无热惊史。2008年2月25日查24小时动态脑电图示：3Hz左右棘慢波，睡眠中双颞区可见较少量中高幅波。被南京某医院诊断为"睡眠障碍"。刻诊：患儿胆怯，易于烦躁，多汗，面色润，形体丰，学习成绩好，二便正常，舌苔薄，脉软。诊断为少寐（睡眠障碍）。辨证属心虚肝亢，治以养心平肝。

处方：柏子仁10g，炒枣仁10g，生地黄10g，麦冬10g，茯苓10g，党参10g，玄参 10g，天麻 10g，钩藤 10g（后下），龙齿 20g（先煎），白芍 10g，炙甘草 3g。16剂。每日 1 剂，水煎服。

11 月 28 日二诊：患儿最近症状改善，无夜间惊坐发作，寐中安稳，纳食可，二便调，咽稍红，舌苔薄黄。治以前方再进 14 剂。

12 月 12 日三诊：患儿近期寐中安稳，咳嗽声作，纳食一般，大便稍稀、日行 1次，多汗，咽红，舌苔薄白，脉平。治予前法出入，养心安神为主。

处方：柏子仁 10g，炒枣仁 10g，龙齿 20g（先煎），麦冬 12g，远志 10g，胆南星 6g，天麻 10g，钩藤 10g（后下），茯苓 10g，党参 10g，橘红 4g，浮小麦 12g。14剂。每日 1 剂，水煎服。

12 月 26 日四诊：患儿服上药期间证情平稳，现已无恐惧感，夜寐安，未诉特殊不适，咽稍红，舌质红，苔薄白。证候好转，治以前方去党参、麦冬、胆南星，加郁金、白芍、炙甘草，继服 14 剂。

2010 年 1 月 9 日五诊：患儿近期一般情况可，偶尔发热时睡眠中有惊吓感，咽稍红，舌质红，舌苔薄白。2009 年 12 月 28 日查 24 小时动态脑电图报告：各导联可见多量散在中高幅波，5～7Hz 慢波及少量 δ 波，睡眠中见数次短暂阵发高幅 3～4Hz 慢波持续 1～2s。证候如前，脑电图报告好转，治以前法出入，以糖浆剂缓调。

处方：柏子仁 10g，炒枣仁 10g，龙齿 20g（先煎），生地黄 10g，麦冬 12g，天麻 10g，钩藤 10g（后下），白芍 10g，党参 10g，郁金 10g，茯苓 10g，橘红 4g，炙甘草 3g，浮小麦 12g，灵磁石 20g（先煎）。10 剂。每用 5 剂，加水 1200mL，浸泡 2小时后，武火煮沸，文火煎煮 1 小时，倾出药液，药物再加水煎煮 1 次，弃去药渣，将两次药液合并，再文火煎煮浓缩至 600mL，加入蜂蜜、白糖各 150g，搅匀，煮一沸，冷却，熬成糖浆 600mL，贮广口瓶，冰箱冷藏。每服 20mL，1 日 3 次。

2 月 4 日六诊：患儿夜寐安宁，惧怕感消除，日间偶作喷嚏，时感鼻眼瘙痒，动则汗出，纳可，二便调。治以前法出入。

处方：柏子仁 10g，炒枣仁 10g，龙齿 20g（先煎），生地黄 10g，麦冬 12g，白芍 10g，钩藤 10g（后下），党参 10g，郁金 10g，茯苓 10g，浮小麦 12g，灵磁石 20g（先煎），辛夷 6g，五味子 6g，碧桃干 10g，炙甘草 3g。10 剂。依前法制为糖浆剂服用。

2月24日七诊：患儿近来寐中安稳，无惧怕感，喷嚏时作，伴清嗓，喉中有痰，活动后易汗，纳食可，二便调，咽后壁充血，淋巴滤泡增生。治予前法加消风之品再进。

处方：柏子仁10g，炒枣仁10g，远志10g，茯苓10g，龙齿20g（先煎），白芍10g，麦冬10g，钩藤10g（后下），辛夷6g，五味子6g，野菊花10g，蝉蜕6g，灵磁石20g（先煎），党参10g，芦根15g，浮小麦15g。10剂。依前法制为糖浆剂服用。

后患儿因他病前来就诊，家长诉上药服完后，少寐、惊惧、咬牙等证再未发作，复查脑电图亦完全恢复正常。

按语： 少寐有多种证候。本案患儿证以心虚胆怯为主，又有肝亢心神不安之象，因而采用养心平肝法为主治疗，假以时日，获得缓解。其中龙齿一味，为古代哺乳动物牙齿化石，质重而味甘性凉，归心、肝经，镇惊安神效佳，余在胆怯、惊惧、少寐病中常用。

4.心脾不足案

匡某，男，11岁。2013年1月26日初诊。

主诉：夜寐不安2年。

患儿2年前无明显诱因下出现夜寐不安，寐多翻身，伴有龇齿。平素易疲乏，自觉鼻痒，喷嚏偶作，易生口疮，纳食可，二便调，形体偏瘦，咽淡红，舌苔薄白。既往有"过敏性鼻炎"病史。诊断：少寐（睡眠障碍）。辨证：心脾不足，心神不安，伏风内潜。治法：补益心脾，安神定志，兼消风宣窍。

处方：柏子仁10g，炒枣仁10g，玄参10g，生地黄10g，茯苓10g，辛夷6g，五味子6g，煅龙骨20g（先煎），珍珠母20g（先煎），远志10g，连翘10g，甘草3g。21剂。每日1剂，水煎服。

2月23日二诊：患儿服上药后睡眠改善，但疲劳后仍有夜寐欠安。现患儿一般情况可，鼻痒、喷嚏已止，无特殊不适主诉，易于疲乏，纳食一般，昨日大便2次、质地偏溏，咽部淡红，舌苔薄黄。证候如前，治以前方加清心之品再进。

处方：柏子仁10g，炒枣仁10g，生地黄10g，淡竹叶10g，珍珠母20g（先煎），党参10g，煅龙骨20g（先煎），茯苓10g，麦冬12g，蝉蜕6g，栀子6g，甘草3g。

21 剂。每日 1 剂，水煎服。

此后家长来诉，患儿睡眠已经安宁。

按语： 本案患儿除夜寐不安、寐多翻身之外主诉不多，我们只是从患儿形体偏瘦、易于疲乏、或有大便不调，认为病机为心脾不足导致心神不安，给补益心脾、安神定志之柏子养心丸为主方，配伍少量清心、消风之品治疗，获得效验。

六　注意缺陷多动障碍

脾虚肝亢案

徐某，男，13 岁。2011 年 5 月 28 日初诊。

主诉：头痛、多动、注意力不集中 2 年。

患儿 2 年前起头痛，以太阳穴为主，睡眠后好转。现每月头痛 3 至 4 次，多发作于剧烈运动后，下午 3 点左右，隐痛，与情绪无关。纳食欠佳，大便干、2 ～ 3 日一次，小便调，目赤，舌苔薄白，脉弦。测血压 100/60mmHg。患儿平素多动，上课注意力不集中，性情急躁易怒，某医院诊断为"注意缺陷多动障碍"。证属肝风痰火，心脾不足。治以平肝降火，健脾助运。

处方：决明子 10g，夏枯草 10g，天麻 10g，钩藤 10g（后下），牛膝 10g，白芷 10g，瓜蒌子 15g，合欢皮 10g，茯苓 10g，橘红 4g，焦山楂 10g，焦六神曲 10g。14 剂。每日 1 剂，水煎服。

6 月 13 日二诊：患儿服药期间头痛未明显发作，运动后头稍胀，可自行缓解，纳食增加，大便转调，日行 1 次，夜寐欠安、梦多，上课注意力不集中，好动，性情急躁，咽后壁红，结膜充血。患儿头痛减轻，但心脾不足、肝火内亢证候依然，治以前法增平肝之品再进。

处方：天麻 10g，钩藤 10g（后下），菊花 10g，夏枯草 10g，瓜蒌子 15g，决明子 10g，夜交藤 10g，橘红 4g，茯苓 10g，牛膝 10g，焦山楂 10g，焦六神曲 10g。14

剂。每日 1 剂，水煎服。

6 月 27 日三诊：患儿服药后头痛未作，胀感亦消失，纳食一般，小便黄，大便正常，寐欠安、噩梦多、易惊醒。上课注意力较前好转，多动有减，目赤，舌苔薄白，脉弦。证候好转，继以前法出入再进。

处方：天麻 10g，钩藤 10g（后下），远志 10g，茯苓 10g，夜交藤 10g，白芍10g，夏枯草 10g，川芎 10g，决明子 10g，瓜蒌子 15g，焦山楂 10g，焦六神曲 10g。14 剂。每日 1 剂，水煎服。

7 月 21 日四诊：患儿头痛头胀未作，纳食较前有增，大便正常，小便黄，睡眠较前好转，噩梦减少，上课注意力、好动、性情急躁均较前好转。证候改善，治以前法出入。

处方：天麻 10g，钩藤 10g（后下），决明子 10g，夜交藤 10g，白芍 10g，茯苓10g，远志 10g，瓜蒌子 15g，益智仁 10g，龙骨 20g，焦山楂 10g，焦六神曲 10g。14剂。每日 1 剂，水煎服。

8 月 11 日五诊：患儿现注意力已能集中，多动减少，头痛未作，纳食不佳，二便调，寐安，形体偏瘦，面目红赤。治以前法增开窍、助运之品。

处方：天麻 10g，钩藤 10g（后下），决明子 10g，石菖蒲 10g，远志 10g，茯苓10g，夏枯草 10g，夜交藤 10g，煅龙骨 20g（先煎），焦山楂 10g，焦六神曲 10g，炒谷芽 15g。14 剂。每日 1 剂，水煎服。

8 月 29 日六诊：患儿现注意力集中，小动作仍有，头痛未作，纳食增加，二便调，寐安，舌苔薄白。治以前法出入再进巩固。

处方：天麻 10g，钩藤 10g（后下），决明子 10g，酸枣仁 10g，茯苓 10g，远志10g，煅龙骨 20g（先煎），夏枯草 10g，夜交藤 10g，焦山楂 10g，焦六神曲 10g，炒谷芽 15g。18 剂。每日 1 剂，水煎服。

9 月 17 日七诊：患儿药后注意力集中，小动作少，情绪稍急躁，易生气，纳可，寐安，二便调。证候如前，治宗前法。

处方：石菖蒲 10g，郁金 10g，远志 10g，茯苓 10g，夏枯草 10g，石决明 20g（先煎），合欢皮 10g，决明子 10g，栀子 6g，白蒺藜 10g，焦山楂 10g，焦六神曲10g。21 剂。每日 1 剂，水煎服。

2012 年 1 月 16 日八诊：患儿已停药 3 月。近 1 月来情绪易急躁，上课注意力又不能集中，干扰同学学习，学习成绩一般，纳食可，二便调，寐可，咽红，脉弦滑。证候如前，治以前法增平肝之品。

处方：石菖蒲 10g，郁金 10g，远志 10g，夏枯草 10g，栀子 6g，黄芩 10g，石决明 20g（先煎），茯苓 10g，钩藤 10g（后下），天麻 10g，夜交藤 10g，甘草 3g。21剂。每日 1 剂，水煎服。

2 月 4 日九诊：患儿药后情绪较前好转，注意力仍不集中，小动作频繁，纳食可，二便调，寐可，舌苔薄黄。证候如前，治以前法增安神之品。

处方：石菖蒲 10g，茯苓 10g，党参 10g，合欢皮 10g，钩藤 10g（后下），石决明 20g（先煎），郁金 10g，生地黄 10g，栀子 6g，柏子仁 10g，甘草 3g。21 剂。每日 1 剂，水煎服。

此后于 2 月 27 日九诊、4 月 5 日十诊、4 月 30 日十一诊、5 月 21 日十二诊、7月 9 日十三诊、8 月 2 日十四诊、8 月 23 日十五诊，均在前方基础上略作加减服用。患儿症状时有反复，但总体渐见好转，注意力不集中改善、多动减少、性情急躁好转。

9 月 20 日十六诊：患儿上课时注意力已比较集中、小动作少，性情好转，精神状态良好，二便调。证候缓解，再以健脾养心、安神平肝法善后。

处方：党参 10g，茯苓 10g，白术 10g，炙黄芪 15g，当归 10g，白芍 10g，益智仁 10g，酸枣仁 10g，灵磁石 20g（先煎），夜交藤 10g，陈皮 3g，焦六神曲 10g。21剂。每日 1 剂，水煎服。

按语：注意缺陷多动障碍近 30 多年来儿科临床上较为常见，其以注意缺陷为主者多以心脾两虚为主，以多动为主者实在心肝痰火、虚在肾虚肝亢，亦常见两者兼见、虚实夹杂的证候。本案患儿便是既有心脾不足，又有肝风痰火，治以平肝安神、补益心脾，依证情调整用药，治疗 1 年多，方见到证情缓解。本病目前临床仍属于较难治的疾病，因缺乏诊断的客观指标，建议确定诊断时需要谨慎，而其更为有效、安全的治疗方法，还需要同道们共同努力深入研究。

七 孤独症谱系障碍

气虚痰蒙案

史某，男，2岁7月。2012年11月3日初诊。

主诉：无主动语言交流、缺乏目光对视1年。

患儿自幼不善交流，1岁半时家人与之交流无反应，不识人与物，好动，双下肢行走无力，双手不能有力握拳、手指不能伸直。到南京某医院诊治，参加培训后能识物，但不识人，仍不与人交流，缺乏目光对视，回避他人目光，触觉迟钝，对疼痛不敏感，知饥饿不知大小便，自己玩耍不理他人，动作刻板。南京某医院评估：语言理解能力同10月大小儿童，交往能力1岁以下，发育能力正常，头颅MRI结构正常。入睡时汗多，大便时干时稀，次数不定，小便正常，纳食尚可，夜寐不安，喜翻身，舌苔薄白，指纹色淡。诊断为孤独症谱系障碍，证属心脾不足、痰蒙心窍，治以益气养心、豁痰开窍。

处方：生晒参6g，太子参10g，茯苓10g，炒白术10g，橘红4g，石菖蒲10g，远志10g，益智仁10g，郁金10g，柏子仁10g，珍珠母20g（先煎），炙甘草3g。10剂，熬糖浆900mL。每服15mL，1日3次。

11月24日二诊：与人交流略有改善，开口讲话，四肢活动能力如前，纳食好转，大便不成形，常揉鼻。证候如前，治以前方出入。

处方：生晒参6g，太子参10g，茯苓10g，炒白术10g，石菖蒲10g，远志10g，益智仁10g，郁金10g，灵磁石20g（先煎），牡丹皮10g，酸枣仁10g，炙甘草3g，焦山楂15g，焦六神曲15g。10剂。每用5剂，加水900mL，浸泡2小时后，武火煮沸，文火煎煮1小时，倾出药液，药物再加水煎煮1次，弃去药渣，将两次药液合并，再文火煎煮浓缩至450mL，加入白糖200g，搅匀，煮一沸，冷却，熬成糖浆450mL，贮广口瓶，冰箱冷藏。每服15mL，1日3次。

12月15日三诊：认知力尚可，稍有交流，双下肢乏力，走楼梯、跳起不够利索，患儿每至冬季流涎较多，喜揉鼻，纳可，寐中龇齿，二便调，舌苔薄白。证治如前，原方加减。

处方：生晒参6g，茯苓10g，炒白术6g，石菖蒲10g，远志10g，益智仁10g，郁金10g，怀山药12g，灵磁石20g（先煎），辛夷6g，钩藤10g，炙甘草3g。依前法制为糖浆剂服用。

2013年8月12日复诊：患儿以上方加减变化，已坚持服药9月。与人交流较前好转，性格较前活泼，能与家人简单交流，但与同龄儿童交流障碍，走路时无明显异常，但跳跃2次后即出现双下肢不协调，纳寐可，食量增进，解大小便时能自己说明要求，舌苔薄白。患儿证候有好转，治疗宗前法。

处方：党参10g，茯苓10g，炒白术10g，益智仁10g，石菖蒲10g，郁金10g，远志6g，灵磁石20g（先煎），柏子仁10g，生地黄10g，焦山楂12g，焦六神曲12g，牡丹皮10g。依前法制为糖浆剂服用。

12月23日复诊：患儿服药已经1年。正常生活，能与人简单交流。进入学前班，老师提问能主动求答，与同学同玩，交流欠协调。最近1月性情较急躁，纳食欠佳，偶有咳嗽，夜寐可，二便调，咽稍红，舌苔薄白。心肺听诊正常。患儿近来应人能有增强，患病减少，小病能自愈。治以前法出入，增清肝镇静之品。

处方：党参10g，茯苓10g，炒白术10g，益智仁10g，决明子10g，石菖蒲10g，郁金10g，灵磁石20g（先煎），夏枯草10g，陈皮3g，远志6g，焦山楂10g，焦六神曲10g。依前法制为糖浆剂服用。

2015年6月25日复诊：患儿坚持服药已近3年。平时语言丰富，活动较多，性情活泼，能与同学一起玩耍，与成人对话，主动向家长提出问题，近来早餐进食少，其余情况好，舌苔薄腻。证候如前，继予益气养心、化痰开窍治疗。

处方：炙黄芪15g，全当归10g，生晒参6g，茯苓10g，石菖蒲10g，郁金10g，益智仁10g，橘红3g，麦冬10g，酸枣仁10g，远志6g，炒白术10g，焦山楂10g，焦六神曲10g，炙甘草3g。依前法制为糖浆剂服用。

此后仍以上方随症加减，生晒参、党参交替使用。偶感外邪时临时改用解表宣肺等法施治。2016年后因患儿生活、交往能力完全正常，已进入小学学习，能主动读书，上课举手要求发言，完成学习要求，仅在患病时仍来就诊。至 2019 年 9 月，小儿已读四年级，正常生活，与儿童、成人交往如常，性情活泼，反应灵敏，学习成绩好，常受到老师表扬。

按语：患儿初诊时神情淡漠，行为孤僻，目光回避，不能言语，动作刻板，智能迟缓，由脾气虚弱，水谷运化不能，后天培补不足，心气亏虚。《灵枢·邪客》曰："心者，五脏六腑之大主也，精神之所舍也。"心主神明，心神失养，表现为表情淡漠、不愿言语；脾主四肢，水谷精微生化乏源，不能布散濡养肌肉，则见生长迟缓，下肢行走萎软乏力。本例患儿因心脾不足，气机升降失调，津液输布障碍，宿痰内伏，蒙蔽心窍，以致智能迟缓，不分亲疏，行为自我而不能与人沟通交往。故治以健脾益气、养心安神、化痰开窍，使脾胃气机升降恢复，心神得以充养，而智识渐开。本人治疗本病心脾两虚证常用生晒参、党参、茯苓、益智仁，认为有较好的益气增智效果，但生晒参久用有性早熟之虞，因而常与党参交替使用。

患儿从二诊开始已见效应，逐渐四肢活动轻快有力，活泼好动，语言发育，与周围人交流、社会交往逐步改善。痰蒙心窍渐解，心主神志功能渐复，对周围渐生兴趣，智能增进。患儿坚持中药调理 3 年余，语言发育、社会交流、兴趣活动，以及卫表御邪能力均日益增强，生活、学习已经与正常儿童无异，疾病痊愈。

第四章

肝系病证医案

一 惊 风

1.暑热动风案

张某，男，4 岁。2018 年 8 月 13 日初诊。

主诉：发热惊厥间作 3 年。

患儿于 2015 年发热后惊厥 1 次，持续时间几十秒后自行缓解，3 年间未再明显发作。2018 年 8 月 9 日患儿骤起发热，体温 39.2℃，随即意识丧失、双目向上凝视、四肢僵直抽搐，持续时间约 6 分钟。家长携患儿至南京市某医院就诊，查血常规：白细胞总数 6.25×10^9/L，中性粒细胞 39.5%、淋巴细胞 45.6%、嗜酸性粒细胞 0.2%，血红蛋白 131g/L，血小板计数 184×10^9/L。CRP ＜ 8mg/L。电解质四项示：K3.81mmol/L，Na 135.2mmol/L，Cl 99.2mmol/L，Ca 1.18mmol/L。头颅 CT 未见明显异常，予退热栓塞肛及输液治疗，于 8 月 11 日热退。家长于 8 月 11 日携患儿再次至南京市某医院就诊，以"①热性惊厥；②急性上呼吸道感染"收住入院，住院期间查细胞免疫：T 辅助 / 淋巴细胞 27.25%，$CD4^+/CD8^+$ 比值 0.8。体液免疫：IgA 1.21g/L，C4：0.121g/L。肺炎支原体抗体阴性。血生化：AST 47U/L，LDH 306g/L，HBDH 269U/L。CK－MB 24U/L，PCT 0.224ng/mL。尿常规、粪常规、心电图、胸片及脑电图均未见明显异常。予热毒宁、奥拉西坦、维生素等治疗。刻诊：患儿无恶寒发热，无咳嗽咳痰，纳可，二便调，咽红，舌苔薄腻，下眼睑青。个人史：患儿孕 39 周 +1 天顺产娩出，母乳 + 奶粉混合喂养至 10 月大，平素体健。诊断：急惊风（热性惊厥）。辨证为暑邪外感，引动肝风。治以清暑解热，平肝息风。

处方 1：金银花 10g，连翘 10g，薄荷 6g（后下），佩兰 10g，淡豆豉 10g，淡竹叶 10g，钩藤 10g（后下），蝉蜕 6g，虎杖 12g，浙贝母 6g，桔梗 6g，甘草 3g。7 剂。每日 1 剂，水煎服。

处方 2：羚珠散 0.6g×2 支 ×6 盒。每服 0.6g，1 日 3 次。发热时服 2 天。

8月20日二诊：患儿外感已解，惊厥未作，纳食佳，汗多，二便调，后半夜多翻动不安，一般情况可，咽红，舌苔薄白。治以补肺固表，平肝息风。

处方：黄芪15g，炒白术10g，防风5g，煅龙骨20g（先煎），煅牡蛎20g（先煎），桑白皮10g，地骨皮10g，蝉蜕6g，桔梗6g，钩藤10g（后下），虎杖12g，薄荷6g（后下），甘草3g。14剂。每日1剂，水煎服。

9月2日三诊：患儿服上药期间证情平稳。刻诊：患儿恶热，纳可，寐安，大便日行一次，质稍干，汗减，平素常发口疮，性情急躁，咽红，扁桃体Ⅱ度肿大，舌苔薄腻，舌尖小溃疡一枚，口唇干，下眼睑青。治以前法出入，增利咽清心之品。

处方：黄芪15g，炒白术10g，防风5g，煅龙骨20g（先煎），煅牡蛎20g（先煎），桑白皮10g，地骨皮10g，胖大海5g，蝉蜕6g，钩藤10g（后下），虎杖12g，蒲公英15g，甘草3g。14剂。每日1剂，水煎服。

2019年8月1日因他病来诊，询问自去年就诊之后，至今只发热1次，热起时给服羚珠散2天，未发生惊厥。

按语：本案于盛夏骤起发热惊风，虽然来诊时惊风已止，但因辨证为暑邪外感、引动肝风，故仍以清暑解热、平肝息风治疗，至外感证候全解后才予补肺固表等培本。当时开给羚珠散，嘱仅在再次发热时服，虽然此次未曾用到，但在后来一次发热时及时使用，因而未发生惊厥，显示了治于未病的良好定惊作用。

羚珠散处方为：羚羊角粉、珍珠粉、牛黄、僵蚕、朱砂、琥珀、胆南星、冰片、石菖蒲油。对于外感发热有助于退热，而对于有热性惊厥史者，在发热初起及时应用，更有着良好的镇静、定惊作用。近年来，我在临床屡试不爽。使用方法，先开给有热性惊厥史的患儿家长取回备用，待下次发热初起即按6月～1岁每次0.3g每8小时一次、1～3岁每次0.6g每12小时一次、3岁以上每次0.6g，每8小时一次，连服2天。2天后不再服用，如还有惊厥发生，当做仔细检查诊断后再作恰当处理。需要注意的是，羚珠散中含有朱砂，是有毒药材，但根据用法用量计算得出，羚珠散中朱砂日服用量最高约0.24g，符合《中华人民共和国药典》规定的朱砂日服用量0.1～0.5g范围。但尽管如此，羚珠散儿科应用仍不可久服，以免蓄积中毒，即使用于癫痫等慢性病，我们应用此品时，最多仍然掌握在不超过一个月。

2. 热盛生风案

吉某，男，9岁。2018年7月19日初诊。

主诉：热性惊厥间作4年余。

患儿4年前发热后出现惊厥1次，此后证情尚平稳，未见发作。2018年6月28日出现发热、咽痛，住入我院治疗。次日患儿高热，热峰达39.2℃，伴发惊厥，发作时双目上视、四肢僵直，家长予按压人中穴，1分钟后患儿抽搐自止。于7月16日查24小时动态脑电图示：记录过程中可见多次单发性2～3Hz中幅尖慢复合波发放，左侧额、颞区显著。刻诊：患儿无发热咳嗽，无咽痛咽痒，纳可，寐安，二便调，平素性情急躁，咽红，扁桃体Ⅱ度肿大，舌质红，苔薄黄。诊断为急惊风（复杂性热性惊厥）。辨证为肺卫不固、热结咽喉、肝阳化风，治以补肺固表、利咽消风。同时给羚珠散镇惊息风以为再次发热时加用。

处方1：黄芪15g，白术10g，防风5g，煅龙骨15g（先煎），煅牡蛎15g（先煎），桑白皮10g，蝉蜕6g，蒺藜10g，钩藤10g（后下），虎杖12g，土牛膝12g，芦根15g。11剂。每日1剂，水煎服。

处方2：羚珠散0.6g×2支×6盒。每服0.6g，1日3次。发热时服2天。

7月29日二诊：患儿服上药期间证情尚平稳，未罹外感，未见惊风发作，平素注意力不集中，学习成绩尚可，咽红，扁桃体Ⅰ度肿大，舌质红，苔黄腻，脉弦滑。7月23日本院检查：①血常规：白细胞总数$4.72×10^9$/L，中性粒细胞61.6%、淋巴细胞32.2%、嗜酸性粒细胞2.1%，红细胞计数$4.68×10^{12}$/L，血红蛋白136g/L。②尿常规：维生素C++，胆红素（－），余正常。③粪常规：未见明显异常。④肝肾功能：AST 27U/L，ALT 31U/L，γ-GT 13U/L，TBIL 5.69μmol/L，DBIL 1.39μmol/L。⑤头颅MR：左侧脑室后角旁小囊性灶。证候如前，治以前方出入。

处方：黄芪15g，白术10g，防风5g，煅龙骨15g（先煎），煅牡蛎15g（先煎），桑白皮10g，蝉蜕6g，蒺藜10g，焙蜈蚣2g，虎杖12g，败酱草15g，芦根15g。14剂。每日1剂，水煎服。

8月9日三诊、24日四诊：患儿证候稳定，咽稍红，扁桃体Ⅰ度肿大，舌质稍红，舌苔薄黄，脉滑数。治以前法再进，14剂、14剂。

9月6日五诊：主诉：咽痛5日伴发热4日。患儿5日前出现咽痛，次日发热，

T：39.6℃，至某医院就诊，查血常规：白细胞总数 8.98×10⁹/L，中性粒细胞 72.1%、淋巴细胞 17.6%，红细胞计数 4.58×10¹²/L，血红蛋白 135g/L，血小板计数 250×10⁹/L。CRP 20mg/L。诊断为急性化脓性扁桃体炎，予"头孢菌素"输液治疗，同时服用了羚珠散，此次高热未作惊厥。刻诊：患儿咽痛明显，时诉头痛，无咳嗽咳痰，纳差，夜寐欠佳，二便调，咽充血，扁桃体Ⅱ度肿大、化脓，舌质红，舌苔薄黄腻，舌尖、右颊黏膜溃疡各 1 枚。辨证为热毒结咽、腐化成脓，治以清泄肺胃、消痈排脓。

处方：金银花 10g，连翘 10g，薄荷 6g（后下），白芷 10g，桔梗 10g，皂角刺 10g，黄芩 10g，生大黄 6g（后下），虎杖 12g，蒲公英 15g，败酱草 15g，芦根 15g。7 剂。每日 1 剂，水煎服。

9 月 13 日六诊：患儿服上药 1 剂后发热已退，头痛、咽痛已止，现扁桃体化脓已消，诸症悉减。治转调理，补肺固表，消风化痰。

处方：黄芪 15g，白术 10g，防风 5g，煅龙骨 15g（先煎），煅牡蛎 15g（先煎），桑白皮 10g，蝉蜕 6g，玄参 10g，虎杖 12g，蒲公英 15g，紫花地丁 15g，芦根 15g。14 剂。每日 1 剂，水煎服。

9 月 27 日七诊：患儿咳嗽偶作，少痰，易生眼眵，夜寐欠安，咽红，咽后壁淋巴滤泡增生，舌苔灰黄，脉弦。心肺听诊正常。患儿咽热减而未消，治以清肺利咽，化痰安神。

处方：黄芪 15g，白术 10g，防风 5g，煅龙骨 15g（先煎），煅牡蛎 15g（先煎），桑白皮 10g，桔梗 6g，浙贝母 6g，远志 6g，虎杖 12g，蒲公英 15g，甘草 3g。14 剂。每日 1 剂，水煎服。

10 月 11 日八诊：患儿证候如前好转，自 7 月 29 日就诊以来，未作惊厥。查体：咽红，舌苔薄白。治宗前法出入。

处方：黄芪 15g，白术 10g，防风 5g，煅龙骨 15g（先煎），煅牡蛎 15g（先煎），桑白皮 10g，桔梗 6g，远志 6g，钩藤 10g（后下），胆南星 6g，虎杖 12g，甘草 3g。14 剂。每日 1 剂，水煎服。

10 月 22 日本院复查 24 小时动态脑电图：①患者背景脑波较同年龄正常组散在慢波活动增多，部分短距阵发出现，右侧显著。②此次检查双侧半球见单发性中高幅尖波、2.5 ～ 4Hz 尖慢复合波突出于背景脑波活动，右侧显著。

10 月 25 日九诊、11 月 9 日十诊：近期一般情况尚可，晨起喷嚏，偶伴流涕，咽红，扁桃体Ⅰ度肿大，舌质红，苔薄腻，脉弦。继予清肺利咽为主治疗，加补肺固表之品。以下方给服两次 14 剂。

处方：黄芪 15g，白术 10g，防风 5g，煅龙骨 20g（先煎），煅牡蛎 20g（先煎），桑白皮 10g，辛夷 6g，蝉蜕 6g，钩藤 10g（后下），虎杖 12g，蒲公英 15g，败酱草 15g，芦根 12g。每日 1 剂，水煎服。

11 月 22 日十一诊：患儿 3 天前再发口疮，时诉疼痛，唇干，下唇肿，下唇内侧黏膜口疮 3 枚，咽红，舌质红，苔薄腻。治以前方增减。

处方 1：黄芪 15g，白术 10g，防风 5g，煅龙骨 20g（先煎），煅牡蛎 20g（先煎），蝉蜕 6g，钩藤 10g（后下），蒺藜 10g，虎杖 12g，栀子 6g，紫花地丁 15g，甘草 3g。14 剂。每日 1 剂，水煎服。

处方 2：锡类散 1 支。外用喷涂口疮。

12 月 6 日十二诊、20 日十三诊：患儿口疮已愈，大腿外侧及臀部少量皮疹，不伴瘙痒，余无特殊，咽红，舌质红，舌苔薄黄。证候尚属稳定，治予前法出入。

处方：黄芪 15g，白术 10g，防风 5g，煅龙骨 20g（先煎），煅牡蛎 20g（先煎），制黄精 10g，地肤子 10g，钩藤 10g（后下），夏枯草 10g，牡丹皮 10g，虎杖 12g，甘草 3g。28 剂。每日 1 剂，水煎服。

2019 年 1 月 3 日十四诊：患儿近来未罹外感，刻诊以遗尿、多汗为主，咽红，舌苔薄黄。治以前方增温脾之品再进。

处方：黄芪 15g，白术 10g，防风 5g，煅龙骨 20g（先煎），煅牡蛎 20g（先煎），石菖蒲 10g，煨益智仁 10g，乌药 3g，怀山药 12g，虎杖 12g，连翘 10g，甘草 3g。14 剂。每日 1 剂，水煎服。

1 月 24 日十五诊：患儿口疮又生，舌尖右侧及下唇内侧各有口疮 1 枚，咽红，舌苔薄黄。余证平稳。治以前法增清心之品。

处方：黄芪 15g，白术 10g，防风 5g，煅龙骨 20g（先煎），煅牡蛎 20g（先煎），淡竹叶 10g，生地黄 10g，钩藤 10g（后下），栀子 6g，虎杖 12g，灯心草 2g，甘草 3g。10 剂。每日 1 剂，水煎服。

2 月 11 日十六诊：患儿近 2 日出现咳嗽，喉间有痰，未有发热，纳寐可，大便正常，近期遗尿未作，咽红，舌质红，舌苔薄黄。心肺听诊正常。2月12日本院24小时动态脑电图示：①背景脑波基本符合同年龄正常组脑电特征；②此次记录过程中未见明显痫样波发放。辨证为外感风邪、肺热失宣，治以宣肺化痰止咳，其后给前方再调。

处方：桑叶10g，杏仁10g，菊花10g，桔梗6g，前胡10g，黛蛤散10g（包煎），浙贝母6g，金银花10g，虎杖12g，拳参10g，甘草3g。7剂。每日1剂，水煎服。

2月28日十七诊：患儿服上方7剂后咳嗽已平，又服1月24日10剂。证候稳定，无明显不适。

此后以去年12月6日方加减间断服用，随诊至2019年8月，热性惊厥未曾发作。

按语： 本案2018年7月19日因发热惊厥，24小时动态脑电图见多次单发性2～3Hz中幅尖慢复合波发放、额颞区显著，来我处就诊，诊断为急惊风（复杂性热性惊厥），治以补肺固表、利咽消风，同时给羚珠散镇惊息风以为再次发热时加用。治疗期间9月2日曾高热（T39.6℃）、急性化脓性扁桃体炎，给服羚珠散及中西药物，未作惊厥。其后随证处治，10月22日再查脑电图示：①患者背景脑波较同年龄正常组散在慢波活动增多，部分短距阵发出现，右侧显著。②此次检查双侧半球见单发性中高幅尖波、2.5～4Hz尖慢复合波突出于背景脑波活动，右侧显著。继续中药补肺固表、利咽消风治疗。2019年2月12日复查24小时动态脑电图已完全恢复正常。患儿治疗观察1年，惊风未再发作。

本案主要因热结咽喉高热而引动肝风，在解毒利咽的同时给予镇惊息风之羚珠散，再加平时补肺固表等法扶正祛邪，取得较好的疗效。本案患儿因为已届9岁，发热惊厥，脑电图异常（且额颞区显著），在外院已被诊断为癫痫，余认为尚属中医急惊风、西医复杂性热性惊厥范围，经中医药治疗，在证候控制的同时，脑电图亦转为正常，为家长解除了癫痫之忧。

3. 阴阳虚衰案

翟某，男，8月。2009年3月16日初诊。

主诉：消瘦、抽搐1月余。

患儿2009年1月在某医院诊断为中毒性肺炎，高热后出现两目上视，双侧手掌后伸，治疗（具体用药不详）半月余无明显改善，患儿家长要求自动出院。现患儿咳嗽阵作，肢软无力，无恶寒发热，无气喘气促，两目上视，双侧手掌后伸，角弓反张，体温偏低，不欲进食，每日仅饮少量乳汁约30mL，大小便正常，寐可。

既往史：患儿系足月顺产，出生身长、体重在正常范围。出生时因特殊面容在某医院被诊断为"21-三体综合征"。有先天性心脏病病史，已手术治疗。8月来先后患肺炎5次。妊娠时母亲28岁、父亲30岁，非近亲结婚，母孕期无患病史，无毒物、化学物质接触史，多次妊娠期检查未见异常。

刻诊：神志尚清，精神萎靡，静卧少动，嗜睡，啼哭声音低弱，呼吸微弱，触其口唇未能引起吸吮动作。生长发育迟缓，反应迟钝，四肢不温，眼眶凹陷，眼距增宽，眼裂缩小，鼻梁平塌，颈项僵硬，舌常伸出口外，项背呈反弓状，肢体时时搐动。肺部听诊两肺呼吸音低，心前区可闻及杂音，腹部凹陷，皮下脂肪缺失，皮肤干枯，下肢肌力低下，双手拇指、示指肌张力增强，舌质光红。体重3.5kg，体格发育明显落后。诊断：（中医）疳证，干疳证；慢惊风。（西医）21-三体综合征；Ⅲ度营养不良；先天性心脏病手术后。

辨证认为本例患儿先天不足，脾胃失健，水谷精微不能运化，全身肌肤、脏腑无以充养。再加有先天性心脏病病史，肺炎5次，属长期疾病暗耗，脏腑气血衰弱，津液干涸，而成干疳、慢惊风之证，已现气血阴阳虚衰之象，当急予益气养血、滋阴温阳、滋肾平肝，以图挽其垂危。

处方：西洋参5g，生晒参5g，炙黄芪10g，茯苓5g，当归5g，熟地黄5g，制龟甲10g（先煎），制附片2g（先煎），炙甘草3g，炒麦芽10g。4剂。每日1剂，水煎服。同时建议给予补液治疗，家长拒绝。

3月20日二诊：患儿复诊，咳声稍响，食量渐增，喉中吼声大减，形体羸弱，眼眶凹陷，二便调，晚间曾肢体抽搐，两目上视，舌质红，苔少。辨证同前。因患儿家庭远在陕西，要求处方回乡服用。

处方：西洋参5g，生晒参5g，红参4g，麦冬5g，五味子3g，制龟甲10g（先煎），炙黄芪8g，熟地黄5g，制附片2g（先煎），蝉蜕3g，炒麦芽10g。30剂。每用5剂，加水600mL，浸泡2小时后，武火煮沸，文火煎煮1小时，倾出药液，药物再加水煎煮1次，弃去药渣，将两次药液合并，再文火煎煮浓缩至300mL，加入蜂蜜、白糖各 50g，搅匀，煮一沸，冷却，熬成糖浆 300mL，贮广口瓶，冰箱冷藏。每服 10mL，1 日 3 次。

5 月 30 日三诊：患儿抽搐发作较前明显减少，每日发作 3～4 次，每次持续几秒钟，体重增加约 250g，仍不愿主动进食，智力发育差，不识人、不会说话、不会笑，大便干、2～3 日 1 行，每天进食约 50 mL，睡眠时间少，囟门坍塌。辨证气阴亏虚，肝风内动。治以益气养阴，息风平肝。

处方：西洋参 10g，生晒参 5g，炙黄芪 10g，制龟甲（先煎），熟地黄 6g，肉苁蓉 10g，炙鳖甲 10g，生首乌 6g，钩藤 6g，炒谷芽 10g，炒麦芽 10g。30 剂，如前熬制为糖浆剂服。

7 月 11 日四诊：患儿症状平稳，每日能进食牛奶约 60～80 mL，患儿仍无意识，呼之不应，睡眠差，手指呈钩状，但平时可伸展，体重增长约 1kg，皮下脂肪出现，易吐乳，双目已可平视。喂食时可张口，触及口唇能引起吸吮动作，哭声较前响亮，无法扶坐，无法抓眼前物品，大便 2 日一行。辨证先天肾亏，虚风内动。治以补肾平肝为主。

处方：熟地黄 5g，紫河车 5g，茯苓 5g，枸杞子 5g，钩藤 5g，制龟甲 6g（先煎），石菖蒲 5g，生晒参 5g，益智仁 5g，炙甘草 3g，鹿角霜 5g，炒麦芽 6g。30 剂，如前熬制为糖浆剂服。

8 月 15 日五诊：患儿体重增加约 3kg，现已达 6.5kg，每日牛奶已增至 700 mL 余，且逐渐添加辅食。患儿抽搐仅偶尔出现，哭声较前响亮，牙齿尚未萌出，颈软仍不能抬，舌淡紫，苔少。治宗前法加减。

处方：熟地黄 6g，枸杞子 6g，怀山药 6g，紫河车 6g，制龟甲 6g（先煎），生晒参 5g，鹿角霜 6g，茯苓 6g，益智仁 6g，石菖蒲 6g，郁金 6g，钩藤 6g，炒谷芽 10g，炒麦芽 10g。30 剂，如前熬制为糖浆剂服。

按语： 本案患儿诊断为"干疳证、慢惊风"，气血阴阳俱虚。疳者干也，有津液干涸之意。患儿出生后因"21-三体综合征""先天性心脏病"手术治疗、肺炎 5 次，气阴俱耗、脾胃衰败，水谷精微不能运化，全身肌肤、脏腑无以充养，终至气血虚弱、阴阳衰微，而虚风妄动，铸成危症。治以益气养阴、回阳救逆、滋肾平肝，方选参附汤合大定风珠加减。方中人参甘温大补元气、附子大辛大热温壮元阳，二药相配，具有上助心阳、下补肾气、中健脾土的作用，为抢救气阳虚衰重危证候之良方。熟地黄、西洋参、当归滋阴养血；黄芪、茯苓、炙甘草、炒麦芽健脾补气开胃；制龟甲滋阴潜阳、平息虚风。患儿证情缓解后，在益气养阴温阳的基础上，渐增补肾平肝之品，如石菖蒲、钩藤、益智仁、枸杞子、紫河车等，缓图其效。本例患儿虽然21-三体综合征不可能治愈，但经五个月治疗，阴竭阳脱之危象解除，体质、饮食有增，干疳证、慢惊风得到缓解，家长十分感谢。后曾有通讯联系，要求继续处方治疗，但因患儿先天愚型（唐氏综合征），精血亏耗，远期预后终属不佳。

二 癫 痫

1. 风痰内蕴案

邹某，女，8 岁。2007 年 9 月 3 日初诊。

主诉：无热惊厥 3 次。

患儿 2006 年 6 月 30 日、2007 年 4 月 4 日、2007 年 8 月 20 日各发作无热惊厥 1 次。好发作于晨间睡醒时，喉中痰嘶，手指搐搦，头颈向右侧歪斜，持续时间约 5 分钟，发作后语言不清，疲乏入睡，睡后好转。患儿形体较胖，平素易于感冒流涕、喷嚏。未服相关西药。2007 年 4 月 2 日查脑电图报告：异常脑电图（右侧中、后颞区痫样放电）。诊断为癫痫，风痰内蕴证。辨证为痰浊内蕴，肝风妄动。治法：豁痰清心，平肝息风。

处方：天麻 10g，钩藤 12g，石决明 20g（先煎），石菖蒲 10g，远志 10g，矾郁金 10g，橘红 4g，蒺藜 10g，制僵蚕 6g，蝉蜕 6g，法半夏 6g，辛夷 6g，五味子 6g。4 剂。每日 1 剂，水煎服。

9 月 8 日二诊：患儿近日癫痫未作，每日流涕、鼻痒、喷嚏，早晚为甚，食欲好，形体丰，舌质红，苔薄黄。追诉 1 岁内因跌伤曾被诊为"脑震荡"。治以前法加减。

处方1：天麻10g，钩藤10g，制僵蚕6g，蝉蜕6g，辛夷10g，川芎6g，五味子6g，石菖蒲10g，矾郁金10g，蒺藜10g，胆南星10g，瓜蒌皮6g，远志10g。14剂。每日1剂，水煎服。

处方2：定痫散160g，琥珀粉20g，混匀。每服2g，1日3次，冲服。

9月22日三诊：近来一般情况可，癫痫未发，晨起仍有喷嚏、流涕，晚间发作减少，伴鼻痒，食欲好，大便1日2次。治宗前法出入。

10月8日四诊：患儿自就诊以来未见痫证发作，食欲好，形体丰，天气凉时鼻痒、喷嚏发作明显。治以前法出入，予糖浆剂缓服。

处方1：天麻10g，制僵蚕6g，蝉蜕6g，辛夷6g，蒺藜10g，胆南星10g，石菖蒲10g，矾郁金10g，钩藤10g，五味子6g，石决明20g（先煎）。10剂。每用5剂，加水600mL，浸泡2小时后，武火煮沸，文火煎煮1小时，倾出药液，药物再加水煎煮1次，弃去药渣，将两次药液合并，再文火煎煮浓缩至600mL，加入蜂蜜、白糖各100g，搅匀，煮一沸，冷却，熬成糖浆600mL，贮广口瓶，冰箱冷藏。每服20mL，1日3次。

处方2：定痫散160g，琥珀粉20g，混匀。每服2g，1日3次，冲服。

以后患儿一直于我处治疗至2010年10月，前方出入，痫证未再发作，复查脑电图正常。停药。

按语：癫痫发病，以风、痰证候较多见，治法以豁痰清心、平肝息风并举为主法。风平则痰静，痰去则气畅，脏气得平，风平痰消，气机通流，阴阳之气得以顺接，则痫可休止。

癫痫临证需根据患儿证候寒温选用适当的豁痰药，如温化痰浊之天南星、远志、法半夏、陈皮、茯苓、旋覆花；清化痰热之矾郁金、胆南星、天竺黄、瓜蒌皮、浙贝母、青礞石。《医宗必读·痰饮》有"治痰不理脾胃非其治也"之说，因此，癫痫化痰治疗时常选用健脾而兼能化痰之品，如法半夏、橘红、茯苓、白术、天竺黄、浙贝母、焦山楂、焦六神曲等。

癫痫风证是另一主证，平肝息风开窍是治疗癫痫的重要环节。息风止痉常用药有天麻、钩藤、蒺藜、菊花、防风等植物药。但是，余认为动物药灵动性猛，搜剔风邪，平肝息风、止痉定痫之力强于草木、金石类药。羚羊角平肝息风最为佳品，作用强而无毒副作用，在癫痫频发阶段最为常用，发作缓解一段时间后则渐给停药。此外，地龙、胆南星、僵蚕祛风解痉兼化痰热，全蝎、蜈蚣、蝉蜕、蛇蜕息风定惊，乌梢蛇、白花蛇搜风通络，可逐顽风，均可选用。

定痫散是本人治疗小儿癫痫的散剂经验方。方药组成：全蝎、蜈蚣、鹿角片、僵蚕、白芍、胆南星、煅龙齿。方中以全蝎、蜈蚣搜风镇痉通络，胆南星、僵蚕祛风止痉化痰，龙齿平肝潜阳安神，鹿角通督活血，白芍养阴柔肝，诸药共奏平肝息风化痰定痫之功。另根据证情常配用琥珀粉镇惊安神，活血散瘀。对于发作频繁者常同时使用羚羊角粉，其擅长平肝息风解痉潜阳，用于定痫有较强功效，且长期服用者均未见明显毒副作用。

2. 热惊转痫案

王某，男，8 岁。2000 年 9 月 2 日初诊。

主诉：发热抽搐史 6 年。

家长诉患儿自 2 岁以来，每逢发热则易于发作抽搐，发时双目凝视、四肢强直、口吐白沫、呼之不应，重时需送医院抢救方止，每年发作 1～2 次。2000 年 8 月 30 日在南京某医院查脑电图报告不正常脑电图，脑波记录所见：两顶枕示短－长程中幅，8～9c/s，α 节律和 α 波，调幅欠佳，波形欠齐，睁眼 α 抑制，左右大致对称，各导联杂有稍高 4～6c/s 波散发，HV 中全导数次爆发高幅（250μv）2.5～3.5c/s，δ 节律波及 3.5～4c/s 慢波长程阵发，以双额、中央、顶部为著，慢波两侧无明显差异，HV 恢复尚好，闪光刺激无特殊。到诊时无明显不适，平素好动，易感冒，鼻塞不通，喷嚏多，夜寐汗多，舌质淡，苔薄白，脉浮细。诊断为癫痫，风痫证。辨证属肺卫不固，易罹外感，痰热内蕴，热引风动。治以补肺固表，豁痰清热，息风定痫。

处方 1：黄芪 15g，白术 10g，防风 3g，煅龙骨 15g（先煎），煅牡蛎 15g（先煎），辛夷 6g，僵蚕 6g，黄芩 6g，郁金 10g，石菖蒲 10g，橘红 4g，远志 10g，胆南星 6g。21 剂。每日 1 剂，水煎服。

处方 2：定痫散 120g。每服 2g，1 日 3 次。

以上方加减治疗 3 月，患儿未曾发热，亦未发作抽搐。继用以上汤剂方为基础随症加减，制成糖浆剂口服，定痫散继服。2001 年 3 月 10 日复查脑电图示儿童异常脑电图，脑波记录所见：脑波以长程8c/sα节律及7c/sθ波为主。波幅30～130μV，调率调幅差，两侧α波对称，各导联可见较多的中－高幅5～7c/sθ波，过度呼吸时上述慢波明显增多，有时可见少量中幅2～3c/sδ波，对称性，α波受光抑制，未见棘锐波。

继续原法出入坚持治疗，临床观察至12岁，患儿发热显著减少，其间只有一次感冒发热达38.5℃，未发作抽搐。2002年3月时复查脑电图已经报告为"正常范围脑电图"。

按语： 本案患儿曾被认为复杂性热性惊厥，因病史已经6年，患儿年届8岁，呈典型全身强直－阵挛性发作，脑电图异常（出现250μV的极高波幅），因而被诊断为癫痫。患儿每逢发热则意识丧失、肢体抽搐，符合风痫证候特征。本案发作总由外感发热引起，故治病求本，以补肺固表防御外感为首要，配合使用豁痰清热、息风定痫药物，坚持治疗四载，终于在外感发热显著减少的同时，癫痫再未发作，脑电图复查正常，获得痊愈。

3. 痰蒙心窍案

何某，女，3岁。2011年12月24日初诊。

主诉：热性惊厥2次，失神一过性发作半年。

患儿去年3月出现发热惊厥，T：39℃，今年春天又作一次发热惊厥。平时常吞咽清涎，恶心呕吐，时有失神发作，1日多次，受惊后更易发作，胆怯，纳食一般，形体偏瘦，夜寐欠安，大便偏干、日行，小便调，咽部红，扁桃体Ⅰ度肿大，舌质红，苔薄黄。2011年9月13日南京某医院头颅核磁检查报告：右侧颞叶小岛叶异常信号。脑电图检查报告：局限性异常脑电图，双侧蝶极、前颞棘慢波，左右不同步。诊断：癫痫，痰痫证。辨证属脾气不足，痰蒙心窍，心神失主。治法：健脾化痰，养心安神。

处方1：石菖蒲10g，远志6g，郁金6g，柏子仁10g，炒枣仁10g，珍珠母20g（先煎），茯苓10g，白术10g，浙贝母6g，天麻10g，钩藤10g（后下），炙甘草3g，焦六神曲10g。10剂，每日1剂，水煎服。

处方2：定痫散75g，琥珀粉60g，混匀。每服1.5g，1日3次。

2012年11月3日复诊：患儿以上方出入，服药已经11个月。证情逐渐好转，发作次数渐减，近期仅 4 天前发作 1 次，意识模糊，时长 2～3 秒。刻诊：纳可，夜寐欠安，易醒，大便日行一次，质偏干，小便调，舌苔薄黄，咽部红。治法如前加减，改予糖浆剂。散剂继服。

处方：石菖蒲 10g，郁金 6g，远志 10g，茯苓 10g，全瓜蒌 15g，枳实 6g，炒枣仁 10g，煅龙骨 15g（先煎），煅牡蛎 15g（先煎），灵磁石 20g（先煎），浙贝母 6g，钩藤 10g（后下）。每用 5 剂，加水 900mL，浸泡 2 小时后，武火煮沸，文火煎煮 1 小时，倾出药液，药物再加水煎煮 1 次，弃去药渣，将两次药液合并，再文火煎煮浓缩至 450mL，加入蜂蜜、白糖各 100g，搅匀，煮一沸，冷却，熬成糖浆 450mL，贮广口瓶，冰箱冷藏。每服 15mL，1 日 3 次。

2013 年 5 月复诊：自上次就诊之后失神发作再未出现，复查脑电图正常，继服中药糖浆剂及散剂治疗。

2013 年 12 月复诊：患儿癫痫失神发作已一年未见，嘱继服中药糖浆剂及散剂治疗，至疗程满 3 年为止。

按语：本案患儿证候表现以失神为主，刻下以痰痫为病。分析其临床证候，属脾气不足、痰蒙心窍、心神失主，治以健脾化痰、养心安神为主法。发作期以汤剂及散剂为主，缓解期改服糖浆剂，坚持服药，疗程 3 年，未再发作。

4. 风痰惊痫案

江某，男，13 岁。2000 年 4 月 29 日初诊。

主诉：抽风病史 3 年。

患儿 1997 年 12 月突发抽风，后时因发热、考试精神紧张而发作。发作时意识丧失，两目凝视，四肢抽搐，角弓反张，数分钟后自行缓解，每年发作 1～2 次。1997 年 12 月 21 日查脑电图示儿童异常脑电图：①以 5～6c/s θ 波为背景节律，75～125μV，左右欠对称。各极见多量 2～3.5c/s δ 波，150～200μV，时呈节律性出现。HV 试验时，上述 2～3.5c/s δ 波时呈短暂阵发，波幅高达 500μV。在外院曾服卡马西平、苯巴比妥，但药后患儿精神欠佳，注意力不集中，已停用卡马西平，苯巴比妥仍每日 45mg 继服。刻诊：患儿形瘦性急，寐时多汗，注意力不集中，胃纳欠佳，二便调，舌质红，苔黄腻，脉细。诊断为癫痫，风痰惊痫证。辨证属风痰内蕴、心肝失主，治以豁痰清心、平肝息风。

处方1：石菖蒲10g，远志10g，胆南星10g，钩藤10g（后下），全瓜蒌10g，煅龙骨15g（先煎），石决明15g（先煎），煅牡蛎15g（先煎），广地龙10g，灵磁石20g（先煎），焦山楂10g，焦六神曲10g。30剂。每日1剂，水煎服。

处方2：定痫散150g，琥珀粉20g，羚羊角粉9g，三粉混匀。每服2g，1日3次。

9月28日复诊：上药服用1月期间未发作癫痫。患儿多动少宁，性情稍急躁，睡眠多汗，胃纳欠佳，大便先干后调，舌苔黄腻，脉弦滑。证属痰热内蕴，心肝失主，治以前法加黄芩继进，并以汤剂方为基础随症加减制成糖浆剂口服，减用苯巴比妥量，继服药4月。癫痫未发作，再以前法治疗，已完全停用苯巴比妥，仅服糖浆剂及定痫散。

处方1：石菖蒲10g，远志10g，郁金10g，煅龙骨20g（先煎），煅牡蛎20g（先煎），僵蚕10g，胆南星10g，黄芩6g，灵磁石30g（先煎），法半夏6g，玄明粉10g（冲入），焦六神曲10g，焦山楂10g。每用5剂，加水1200mL，浸泡2小时后，武火煮沸，文火煎煮1小时，倾出药液，药物再加水煎煮1次，弃去药渣，将两次药液合并，再文火煎煮浓缩至600mL，加入蜂蜜、白糖各150g，搅匀，煮一沸，冷却，熬成糖浆600mL，贮广口瓶，冰箱冷藏。每服20mL，1日3次。

处方2：定痫散150g，琥珀粉20g，羚羊角粉9g，三粉混匀。每服2g，1日3次。

以上法治疗一年半，癫痫未发作。停用糖浆剂，仅以定痫散每日6g巩固治疗。其间2002年8月复查脑电图示正常。坚持治疗3年，患儿生活、学习正常，停药。

按语： 癫痫一病，虽然通常分为风痫、痰痫、惊痫、瘀痫四种主要证候，但实际上多数患儿并非以单一证候出现，尤其是风、痰、惊三证常相兼而见，只不过各有轻重而已，因而，治疗用药常取平肝息风、豁痰开窍、镇惊安神配合使用。

临证常用平肝息风药如天麻、钩藤、蒺藜、羚羊角、全蝎、蜈蚣、地龙、僵蚕、石决明、菊花、夏枯草，豁痰开窍药如石菖蒲、远志、郁金、胆南星、浙贝母、瓜蒌皮、法半夏、橘红、天竺黄，镇惊安神药如琥珀、龙骨、龙齿、磁石、酸枣仁、柏子仁、茯苓、朱砂、青礞石等，均应当按照主症、次症选用配伍。若有因产伤外伤或颅内器质性病变导致癫痫，或者癫痫久发，气机逆乱，瘀血阻滞，痰瘀相结为患者，需加用活血通络之品，如三七、红花、桃仁、川芎、赤芍、水蛭等。

5. 痰火动风案

杨某，男，12 岁。2001 年 7 月 14 日初诊。

主诉：癫痫病史 19 个月。

患儿自 1999 年 12 月以来发作无热抽搐，每半年 2 次。起病时恶心欲吐，常见于睡前 20 分钟，突然意识丧失，两目上视，口吐白沫，四肢强直，约 3 ～ 10 分钟后神清痉止，随即入睡。1999 年 12 月 31 日查脑电图示儿童异常脑电图伴痫性放电，脑波记录所见：①基本节律为 8 ～ 12 c/s，35 ～ 100μV 的 α 波节律，波形尚可，调节较差，两侧基本对称。②较多的 4 ～ 7c/s，10 ～ 80μV 的 θ 波，分布于颞顶区，两侧对称，颞部可见 1.8 ～ 3.5c/s δ 波，尖棘慢波综合。③HV 同上。在南京某医院给服丙戊酸钠 0.1g、1 日 3 次，尼莫地平 15 mg、1 日 3 次。2000 年 7 月 31 日复查脑电图示：广泛中度异常脑电图，脑波记录所见：基本节律变慢，以 4 ～ 7c/s 中幅 θ 波活动为主，间有少量 10c/s 左右不规则 α 波，枕区著，节律和调幅明显失调，光反应 α 波受抑制不完全，各区导联见稍多量 3 ～ 3.5c/s 中幅 δ 波，HV 时慢波明显增多，伴高幅尖波及慢波于各导联呈阵发性发放，两侧电活动对称。近 2 月因癫痫频发而增加服药剂量，丙戊酸钠 0.2g、1 日 3 次。刻诊：患儿精神可，食欲不佳，大便正常，形体一般，性情急躁，时有头晕，学习成绩中等，舌苔薄黄腻。诊断为癫痫，痰火动风证。证属痰火内蕴、心肝失主，治以清心平肝、豁痰息风。

处方 1：龙胆 3g，黄芩 6g，胆南星 10g，代赭石 30g（先煎），决明子 10g，钩藤 12g（后下），僵蚕 10g，生地黄 10g，菊花 10g，远志 10g，法半夏 10g，茯苓 10g，焦六神曲 10g。30 剂。每日 1 剂，水煎服。

处方 2：定痫散 170g，羚羊角粉 9g，二粉混匀。每服 2g，1 日 3 次。

处方 3：尼莫地平 15mg，1 日 3 次。丙戊酸钠 0.2g，1 日 3 次。继服。

8 月 13 日二诊：上药服用 1 月，癫痫未发，性情急躁好转，食欲可，二便调，舌苔厚腻，脉濡。治以前法继进，将汤剂改糖浆剂内服。

11 月 17 日复诊：服上药已 3 月，于 11 月 9 日起一周内曾有 3 次发作，每次约 2 ～ 3 分钟，口吐白沫，两手拘挛，呼之不应，神志迷糊，全身乏力，发作后入睡，诱因不明。仍服前药。患儿反应较差，记忆力稍差，头昏，时有恶心，纳差欲吐，喉间有痰不易咯吐，夜寐易惊，舌质淡，苔白，脉濡。证属肝火已降，痰浊内蕴，神明失主。治以涤痰泄浊，平肝息风。

处方1：石菖蒲10g，远志10g，郁金10g，玄明粉10g（冲服），法半夏10g，橘红3g，胆南星10g，僵蚕10g，枳壳10g，钩藤12g（后下），天麻10g，茯苓10g，焦六神曲10g。30剂。每日1剂，水煎服。

处方2：定痫散200g，琥珀粉40g，羚羊角粉18g，三粉混匀。每服2g，1日3次。

处方3：尼莫地平15mg，1日3次；丙戊酸钠0.2g，1日3次。继服。

12月17日复诊：上药服用1月，证情稳定，继以前法中药治疗，同时已开始渐减而停服西药。

2002年6月1日诊：患儿近半年证候稳定，但曾于5月25日因情志因素连发4次，发作时两臂抽搐，口角歪斜，两目凝视，呼之不应，口吐白沫，喉中有痰，发作后入睡。到诊时述有头昏头痛，夜寐仍时有惊惕，舌苔薄腻，脉濡。证属痰火未清、肝风煽动，治以豁痰平肝息风。

处方1：石菖蒲10g，远志10g，胆南星10g，法半夏6g，矾郁金10g，龙胆3g，石决明15g（先煎），枳实10g，钩藤12g（后下），蒺藜10g，青礞石20g（先煎），焦六神曲10g。每日1剂，水煎服。

处方2：定痫散180g。每服2g，1日3次。

处方3：羚羊角粉18g。每服0.3g，1日2次。

11月30日诊：上药已服半年，证情稳定，癫痫未发作，一般情况可，时有头昏头痛，食欲欠佳，寐可，舌苔薄黄腻，脉细。11月3日复查脑电图示轻度异常脑电图，脑波记录所见：基本节律性活动为中电位10～11c/s的α波，调幅可，两半球大致等对。记录中见少量阵发性高电位5～6c/sθ波活动，以后半球略明显，过度换气中上述异常波明显增多。患儿证情趋稳定，改予健脾化痰法治疗以期断痫。停服羚羊角粉。

处方1：石菖蒲10g，远志10g，胆南星10g，僵蚕6g，法半夏6g，矾郁金10g，玄明粉5g（冲服），茯苓10g，天麻10g，石决明15g（先煎），枳实10g，钩藤12g，橘红4g，蒺藜10g，焦山楂10g，焦六神曲10g。每用5剂，加水1200mL，浸泡2

小时后，武火煮沸，文火煎煮 1 小时，倾出药液，药物再加水煎煮 1 次，弃去药渣，将两次药液合并，再文火煎煮浓缩至 600mL，加入蜂蜜、白糖各 150g，搅匀，煮一沸，冷却，熬成糖浆 600mL，贮广口瓶，冰箱冷藏。每服 20mL，1 日 3 次。

处方 2：定痫散 360g。每服 2g，1 日 3 次。

继用此方加减，治疗至 2003 年 4 月 10 日复查脑电地形图：正常脑电地形图；复查脑电图：界限性脑电图。患儿单纯中药治疗至今已 1 年多未发病，生活正常，学习成绩中等。继续服药巩固，观察至 2005 年初，以痊愈停药。

按语：癫痫是慢性病，治疗必须长期服药，一般至少 3 年，以不少于 5 年为宜。目前的抗癫痫西药，都有不同程度的副作用，如共济失调、嗜睡、记忆力减退、头晕、胃肠道反应、呼吸抑制、视力模糊等。余治疗小儿癫痫，若是首诊，我仅用中药治疗。但亦有些患儿已经西药抗癫痫药物治疗，或因疗效不佳，或因担心其副作用，或已经发生副作用，患儿前来就诊，希望能用中药取代西药。一般我会给予中药治疗，但同时嘱西药只能逐步停药，不可骤停，需待中药加入后，证候稳定，再逐步减少西药用量直至停药。

癫痫目前还属于难治性疾病，已有中药或西药治疗的痊愈率都在 70% 左右，换用或配合使用治疗方法只能提高有效率约 10%。中药副作用少于西药是其优势，但我们应当从最大限度提高疗效、减少副作用出发，不拘于只采用某种方法。对于不同的疗效欠佳患者，如何采用不同的药物配伍，达到可能的最佳疗效和最小的副作用，是今后深入研究的重点。

6. 心虚胆怯案

潘某，男，9 岁。2009 年 11 月 12 日初诊。

主诉：癫痫反复发作 4 年余。

患儿 4 年前因受惊吓后出现夜间坐起，自诉"害怕"，发作时咬牙、叹气，夜寐时有两臂抽动，已发作 4 次，分别于 2005 年 12 月 29 日、2007 年 2 月 10 日、2008 年 2 月 7 日、2009 年 10 月 25 日夜间入睡时发作，每次发作时上述症状持续约 3～5 分钟，反复 10 余次。多次查脑电图报告：频发 3Hz 左右棘慢波，睡眠中双侧颞区可见较显慢波。头颅 MRI、CT 示正常。期间于当地医院予中药间断治疗，未得到有效控制，上月又有发作。自幼胆怯，寐中惊惕，幼儿园在外玩耍后无故啼哭，性情急躁，多汗，易感冒，形体丰，肤色润，纳可，二便调，舌边红，苔薄黄。患儿足月剖腹产，出生体重4.15kg，混合喂养，母乳喂至8月龄，辅食按时添加。父母体健。诊断：癫痫，惊痫证。辨证为心虚胆怯、心神不安、痰扰动风，治以养心安神、镇惊平肝。方取镇惊丸加减。

处方：柏子仁10g，炒枣仁10g，生地黄10g，麦冬10g，茯苓10g，党参6g，玄参10g，天麻10g，钩藤10g，制僵蚕6g，龙齿20g（先煎），白芍10g，炙甘草3g。16剂。每日1剂，水煎服。

11月28日二诊：患儿服药期间证情平稳，癫痫未发，但寐中偶有惊吓感，舌质淡，苔薄黄。原方18剂。

2010年10月9日复诊：近10个多月期间门诊随诊调整用药，诉今年10月3、4、5日夜间如厕时双手稍有抽动，持续1分钟左右，未诉"害怕"，未发热，纳可，二便调。证候基本稳定，拟改汤剂为糖浆剂缓调。

处方1：石菖蒲10g，茯苓10g，白术10g，远志10g，龙齿20g（先煎），灵磁石20g（先煎），炒枣仁10g，合欢皮10g，天麻10g，钩藤10g，柏子仁10g，炙甘草3g。每用5剂，加水1200mL，浸泡2小时后，武火煮沸，文火煎煮1小时，倾出药液，药物再加水煎煮1次，弃去药渣，将两次药液合并，再文火煎煮浓缩至600mL，加入蜂蜜、白糖各150g，搅匀，煮一沸，冷却，熬成糖浆600mL，贮广口瓶，冰箱冷藏。每服20mL，1日3次。

处方2：琥珀粉90g。每服1g，1日3次。

2012年4月14日复诊：患儿近半年证情平稳，一直以上方加减熬制糖浆服药。至今患儿已有一年半未曾发病。2012年1月13日于本院复查脑电图示：患者背景脑波基本符合同年龄正常组儿童脑电特征。此次记录未见明显异常脑电活动，未见典型癫痫发作波。患儿服用中药治疗以来，感冒减少，拟从补肺固表、祛风化痰、宁心安神法继续巩固治疗。

处方：炙黄芪15g，白术10g，防风5g，煅龙骨15g（先煎），煅牡蛎15g（先煎），辛夷6g，蝉蜕6g，远志10g，蒺藜10g，野菊花10g，石菖蒲10g，胆南星6g，广地龙6g。30剂。如前法熬糖浆服。

2013年1月14日复诊：患儿癫痫再未发作，夜寐手部抽动亦消失。继予上方加减持续治疗。

2013 年 10 月复诊：患儿癫痫停作已近 4 年，无任何不适，脑电图正常。应家长要求，同意停药。

按语： 惊痫一证，临床时有所见，其证以心神失主为主。患儿起病前常有惊吓史，发作时表现为神志恍惚，惊惕不安等症状。证候多属心虚胆怯、心神不安、痰扰动风，需用养心安神镇静之品。其中矿物药质重镇惊如琥珀、灵磁石、龙齿、龙骨等，宁心安神如酸枣仁、柏子仁、合欢皮，心气不足如党参、茯苓、炙甘草，心阴不足如生地黄、麦冬、玄参，肝火旺盛如天麻、钩藤、野菊花等，皆常常配合使用。

7. 肝脾不和案

张某，女，9 岁。2000 年 11 月 20 日初诊。

主诉：腹痛反复发作 2 年。

患儿自诉经常头晕、腹痛。腹痛位于脐周，痛时较剧，但数分钟后能自行缓解，每周发作 2～3 次。就诊时面色少华，形瘦，时有头晕，二便调，舌质红，苔薄黄，脉弦细。查脑电图报告：儿童异常脑电图。脑波记录所见：脑波以长、短程 8c/s 及 7c/s θ 波为主，波幅 20～130μV，调率调幅差，波幅对称，各导联可见较多的中－高幅 4～5c/s θ 波。过呼吸时，上述慢波有时呈短程阵发性出现，波幅达 350μV，并可见 2～3c/s 高幅 δ 波，未见棘锐波，过呼吸后恢复原来背景节律。诊断为腹型癫痫，肝脾不和证。辨证属脾弱痰聚，肝亢生风。治以健脾化痰，平肝息风。

处方 1：白术 10g，茯苓 10g，法半夏 10g，天麻 10g，钩藤 12g，石决明 15g（先煎），陈皮 3g，枳壳 10g，黄连 3g，黛蛤散 10g（包煎），六神曲 12g。14 剂。每日 1 剂，水煎服。

处方 2：定痫散 120g。每服 2g，1 日 3 次。

12 月 4 日二诊：上方服用两周，患儿主诉头晕减轻，腹痛仍作。继予前法加减治疗，去石决明、黛蛤散，加胆南星 6g、吴茱萸 3g。

2011 年 1 月 3 日复诊：前方出入治疗 1 月，腹痛发作次数逐渐减少。再予 12 月 4 日方加减继服。

2011 年 4 月 2 日复诊：患儿坚持服药，诉未再发作腹痛，头晕头痛亦除，无明显不适，面部气色好转，唯食欲稍差，二便尚调。辨其证属肝阳已平、脾阳不振、痰浊内蕴，治以温脾化痰、助运开胃、兼以疏肝，改予糖浆剂治疗。

处方1：黄芪15g，桂枝3g，白芍10g，甘草3g，法半夏6g，吴茱萸4g，黄连3g，胆南星10g，陈皮3g，焦山楂10g，焦六神曲10g，决明子10g，柴胡6g。每用5剂，加水1200mL，浸泡2小时后，武火煮沸，文火煎煮1小时，倾出药液，药物再加水煎煮1次，弃去药渣，将两次药液合并，再文火煎煮浓缩至600mL，加入蜂蜜、白糖各100g，搅匀，煮一沸，冷却，熬成糖浆600mL，贮广口瓶，冰箱冷藏。每服20mL，1日3次。

处方2：定痫散120g。每服2g，1日3次。

患儿坚持治疗近4年，其间偶因感冒、咳嗽等有轻度腹痛，经辨证治疗获愈。2002年8月13日曾复查脑电图示正常脑电图。至2004年家长停止来诊治疗。

讨论：腹型癫痫是癫痫的一个特殊类型，临床表现以反复发作性腹痛为主要特征，疼痛出现与消失突然，疼痛多位于脐周或上下腹部，持续时间数秒至半小时。由于发作时无突然昏倒、四肢抽搐、口吐白沫、喉中异声等典型癫痫全身强直－痉挛性发作症状，故临床易被误诊，只能依靠脑电图检查协助明确诊断。

本案患儿就诊时诉主要症状为头晕、腹痛，伴见面色少华、形瘦、舌质红、苔薄黄、脉弦细，脑电图检查示慢波增多，因而诊断为腹型癫痫，辨证属脾弱痰聚、肝亢生风、肝脾不和，治疗予健脾化痰、平肝息风。治疗后头晕消失，腹痛未解，故认为肝亢已解、风痰未消，减平肝之剂，增消逐风痰之品。此后坚持以此方加减治疗，并渐增温阳化痰助运药物，在腹痛缓解的同时，脑电图也转为正常，收到满意的效果。

8. 肝亢肾虚案

石某，女，14岁。2000年11月25日就诊。

主诉：惊厥病史12年余。

家长诉患儿有蒙被缺氧综合征病史，其母幼时有高热惊厥病史。患儿自1岁多开始每发高热易惊厥，每年约发作1～2次。2000年2月开始起不发热也时而发作意识丧失、两目上视、肢体抽动，数分钟后能自行缓解。于2000年2月23日查脑电图示儿童异常脑电图，脑波记录所见：描记中脑波见以20～70μV，9～11Hz α

波活动，波形不齐，右枕位 α 波波幅明显减低，光刺激后抑制尚好。各导联可见较多量棘慢波呈短程爆发性发放，右额、颞位稍偏胜。过度换气中脑波节律同上，上述棘慢波指数稍增多。过度换气停止后渐恢复原背景脑波。另外，患儿 1999 年查头颅 CT 时发现右侧枕顶叶脑软化。2000 年 3 月 2 日于南京某医院求诊，给服托吡酯治疗，但患儿服药后出现幻听现象，遂于 2000 年 7 月停药，转中医治疗。来本处就诊时诉平素易头晕头痛，劳累后尤甚，注意力难集中，纳可，寐安，舌质红，苔根腻，脉细弦。诊断为癫痫。辨证属肝亢肾虚、风痰内蕴，治以平肝息风、补肾活血、健脾化痰。

处方 1：天麻 10g，钩藤 12g（后下），茯苓 10g，法半夏 6g，炙黄芪 12g，党参 10g，丹参 10g，红花 5g，桃仁 10g，僵蚕 10g，鹿角霜 10g，陈皮 3g，杜仲 10g，决明子 10g。30 剂。每日 1 剂，水煎服。

处方 2：定痫散 180g。每服 2g，1 日 3 次。

12 月 23 日二诊：服药 1 月，癫痫未发作，头晕头痛好转，寐安，纳可，二便调顺，舌质红，苔根微腻，脉细。治以前法继进，并以上方为基础随症加减，制成糖浆剂口服，继服定痫散。

之后一直以上方加减，曾加用熟地黄、枸杞子、山茱萸、菟丝子、牡丹皮、紫河车等补肾药物，长期用糖浆剂口服，同时服定痫散。坚持治疗 3 年余未见发作。复查头颅 CT 右侧枕顶叶脑软化灶如前，脑电图检查正常。患儿平时表现一切正常，学习成绩较好。停用药物治疗。数年后偶遇患儿家长，告知患儿完全正常，已在大学读书。

按语：本案有蒙被缺氧综合征病史，头颅 CT 检查发现右侧枕顶叶有脑软化灶。对于此类患儿，按肾生髓理论推导，可以在方中加用补肾益精生髓药物，以及适量活血通络之品。经治疗虽然脑软化灶不易改变，而症状缓解、脑电图恢复正常，生活、学习如常则仍可认为疾病痊愈。此种病案余还另有数例，均收到良好效果，可见若认为颅脑有器质性改变则不可以药物治愈的悲观观点是不可取的。

三　黄　疸

湿热毒盛案

徐某，女，38岁，农民。1968年1月15日初诊收入住院。

主诉：恶寒发热、黄疸20天。

患者病起已20天，自觉全身不适、乏力，纳减，腹胀，溲黄，寒热往来，曾作疟疾治疗未效，因病情日渐加重而转来县人民医院。查患者神识清楚，寒热往来，热盛寒轻（T：40.1℃），脘腹胀满，目睛及全身皮肤黄染，小溲黄赤，大便秘结，舌苔薄腻而黄，脉弦数。肝剑突下4cm，肋下2.5cm，质地Ⅱ度，有压痛。腹部叩诊见移动性浊音。已作血生化检查，诊断为急性病毒性肝炎。中医诊断为黄疸。辨证认为邪毒居于少阳表里之间，湿热稽留阳明胃肠内外，幸素体壮实，虽病延两旬，正气未衰，与邪毒抗争剧烈。治宜清利少阳，利湿通腑，以奋力逐邪。取茵陈蒿汤合柴胡、黄芩、四苓主之。西药给葡萄糖电解质液加维生素C静脉滴注。

处方：茵陈30g，大黄10g（后下），黄芩10g，柴胡10g，苍术10g，猪苓10g，茯苓10g，栀子10g，夏枯草15g，泽泻10g，陈皮6g，车前子10g（包煎）。3剂。每日1剂，水煎服。

1月18日查房：上方连服3天，寒热减轻，体温已降至38.3℃，小便增多，大便通调，腹胀渐松，饮食增加。减少柴胡、黄芩用量为各6g，再进4剂。

1月22日查房：续服中药4天，身热已平，黄疸大减，腹部移动性浊音消失，肝肋下1.5cm，舌苔仍薄腻微黄。予原方去柴胡、大黄，加减调治一月，症状全部消失，血生化及体检均正常而痊愈出院。

按语： 本案为1968年初我在泰兴县人民医院期间所治阳黄病例。茵陈蒿汤为阳明病湿热郁蒸主方，吴瑭用于阳明温病，外闭发黄，内闭腹满，内外皆闭，势不可缓之候，为泻火逐湿之法。其中茵陈为利湿退黄之主君，成人日服30克为重症重剂之举，大黄则为泻火解毒大将；柴胡、黄芩相伍，可解少阳结热；四苓为五苓去桂枝之辛温，但取利水渗湿之功。三方合用，驱邪热外达，逐湿毒下泄，为少阳阳明同病，湿热胶结不解之重剂。本病例为湿热黄疸重证，素体壮实，正气未衰，能毒者以厚药，故但以驱邪为要，热势衰退后，仍续搜湿热余邪，除恶务尽，终成全功。

四　头　痛

1. 肝风痰火案

徐某，男，13 岁。2011 年 5 月 28 日初诊。

主诉：头痛反复发作 2 年。

患儿 2 年前运动后出现头痛，以太阳穴为主，隐隐作痛，睡眠后好转。现平均每月发作 3 ～ 4 次，多在剧烈运动后发作，或在 15 时左右发病。平素多动，上课注意力不集中，性情急躁易怒。刻诊：面色青黄，目赤，纳食不佳，大便干、2 ～ 3 日一行，小便调，夜寐安和，两眼球结膜充血，舌质淡红，苔薄白，脉弦。血压 100/60mmHg。诊断：头痛（神经性头痛）。辨证属肝风痰火，脾运失健。治宜平肝降火，健脾助运。治予经验方清肝泻火汤。

处方：天麻 10g，钩藤 10g（后下），决明子 10g，夏枯草 10g，白芍 10g，瓜蒌子 10g，合欢皮 10g，茯苓 10g，橘红 4g，牛膝 10g，焦山楂 10g，焦六神曲 10g。14 剂。每日 1 剂，水煎服。

6 月 14 日二诊：患儿药后头痛未见明显发作，唯昨日运动后稍有胀感，寐欠安，梦多，上课注意力欠集中，咽后壁红，球结膜充血减轻，舌质红，苔薄黄。原方有效，出入再进。

处方：天麻 10g，钩藤 10g（后下），菊花 10g，夏枯草 10g，瓜蒌子 15g，决明子 10g，夜交藤 10g，橘红 4g，茯苓 10g，牛膝 10g，焦山楂 10g，焦六神曲 10g。21 剂。每日 1 剂，水煎服。

7月4日三诊：患儿服用上药后头痛未作，胀感消失，纳食较前增加，小便稍黄，大便调，夜寐欠安，寐中有惊醒，上课注意力不集中较前好转，目赤，舌质红，苔薄白，脉弦。再以前方加减服用。

处方：天麻 10g，钩藤 10g（后下），远志 10g，夜交藤 10g，白芍 10g，夏枯草 10g，川芎 10g，决明子 10g，瓜蒌子 15g，茯苓 10g，焦山楂 10g，焦六神曲 10g。每日 1 剂，水煎服。

再服药 30 剂后，头痛未复发作，纳食增加，夜寐安和，上课基本可以集中精力，学习成绩上升。随访 2 个月未复发。

按语： 本案患儿头痛病程较久，且隐隐作痛，看似当属肝肾阴虚所致，实则不然。患儿有目赤、性情急躁易怒、多动等症，为肝阳亢旺有余之征。其头痛 2 年，久治不愈，诸法未效，"百病多由痰作祟"，在久治不效病例中需注意从痰浊内蕴考虑。合而观之，此证为痰火内蕴，肝风上扰所致之实证头痛。故用天麻、钩藤、夏枯草、决明子平肝降火。而纳食不佳、面黄则是脾弱运迟之表现，故在治疗中注意健脾助运，使脾运痰消而火无依附之处，此为治痰火之本，故加入橘红、茯苓、焦山楂、焦六神曲等消食助运化痰之品。白芍、牛膝养阴柔肝，引火下行；瓜蒌子通便，引痰热从肠腑下泄；合欢皮安神定志。此类患儿头痛多与学习负担重，精神紧张所致，故当减轻患儿学习负担，并减少对患儿训斥，多与患儿进行情感交流和鼓励安慰，可对病情缓解有助。

2. 风阳上扰案

王某，男，11 岁。2016 年 6 月 23 日初诊。

主诉：头痛反复发作近 3 年。

患儿 2013 年 9 月无明显诱因下出现头痛，疼痛以两侧太阳穴为主，疼痛剧烈，反复发作。至当地医院就诊，做头颅 CT 检查示正常，予天麻片口服，头痛缓解。2014 年 9 月再次出现头痛，呈跳动样疼痛，持续时间约 20 分钟，至当地医院查视频脑电图示：界限性儿童脑电图，睡眠期 1 次广泛性慢波、棘慢波阵发。未予特殊治疗。2015 年 4 月头痛再次发作，持续时间约 20 分钟，至当地医院行头颅 CT 示：副鼻窦炎。未予特殊治疗。今年 3 月、4 月均作头痛，继予天麻片口服，头痛缓解。刻诊：患儿头痛不显，鼻塞偶作，无头晕目眩、无恶心呕吐、无胸闷心慌等不适，纳可，寐安，二便调，性情急躁，咽充血，舌质红，苔薄白，脉弦。诊断为头痛，辨证为肝经风阳上扰，治以平肝潜阳息风。

处方：天麻10g，钩藤10g（后下），石决明20g（先煎），蒺藜10g，胆南星6g，川芎10g，藁本10g，夏枯草10g，栀子6g，生地黄10g，牛膝10g，甘草3g。21剂。每日1剂，水煎服。

7月14日二诊：患儿服上药期间头痛未作，近期无感冒鼻塞流涕等不适，纳可，寐安，二便调，性情急躁，舌苔薄白。血压：91/58mmHg。血常规：白细胞总数$8.31×10^9$/L，中性粒细胞37.3%、淋巴细胞55.4%、嗜酸性粒细胞2.9%。血红蛋白139g/L。尿常规：未见明显异常。（7月14日本院）证候如前，治以前方出入。28剂。每日1剂，水煎服。

8月15日三诊：患儿头痛未曾发作，目前一般情况可，纳可，寐安，二便调，性急好转，咽红，舌苔薄腻，脉平。证候如前，治疗予前法巩固。

按语：本案患儿头痛病史近3年，发作时疼痛剧烈，近期有3次发作。患儿性情急躁，脉弦，既往发作时服天麻片有效，故虽然就诊时不在发作期，仍认证为肝经风阳上扰，以天麻钩藤饮加减平肝潜阳息风，治疗期间未见头痛发作，得到缓解。

3. 肝风瘀滞案

朱某，男，13岁。2014年1月11日初诊。

主诉：头痛反复发作5年。

患儿近5年来无明显诱因下反复出现头痛，主要位于头部左侧，呈胀痛或刺痛，有时伴有腹痛，脐周为主。2006年至江苏省某医院就诊，予中药煎剂口服，疗效不显。2010年至南京市某医院就诊，诊断为"偏头痛"，予中西医结合治疗，疗效欠佳。刻诊：患儿常诉头痛，左侧头部明显，呈胀痛或刺痛，近来发作较频繁，6天内约发作11次。腹痛发作较少，但有时与头痛同时发作，患儿平素性格温和，余无特殊不适，纳谷不馨，二便正常，夜寐尚安，舌质红，苔薄白。查血压100/65mmHg。辅助检查：①颅内多普勒检查：双侧大脑中动脉流速偏低，双侧大脑中动脉、前动脉分叉处频谱形态改变（2009年12月8日南京市某医院）。②脑电图检查：未见明显痫样波发放，正常范围脑电图（2010年6月17日本院）。诊断为头痛，辨证为风阳上扰、气滞血瘀，治法平肝潜阳、行气活血。

处方1：明天麻10g，钩藤10g（后下），黄芩10g，龙齿20g（先煎），石决明20g（先煎），丹参10g，白芷10g，红花6g，五灵脂10g，生地黄10g，白芍10g，生甘草3g。14剂。每日1剂，水煎服。

处方2.羚羊角粉，每服0.6g，1日3次。

处方3.琥珀粉，每服1g，1日3次。

1月25日二诊：患儿服上药汤剂期间，家长未给服散剂，患儿头痛、腹痛未再发作，一般情况可，纳可，眠安，二便尚调。证候如前，近2周未发作，治疗仍需循前法继进。

处方：明天麻10g，钩藤10g（后下），白芷10g，夏枯草10g，生地黄10g，红花6g，丹参10g，石决明20g（先煎），五灵脂10g，白芍10g，生甘草3g。14剂。每日1剂，水煎服。

2月10日三诊：患儿服上药期间，仅于1月30日除夕下午出现头痛1次，痛尚可忍，数小时后自行缓解，未诉腹痛等其他不适，鼻塞偶作，有时挤眼，纳可，寐安，二便调，舌质红，舌苔薄，脉弦滑。证候如前，治以前法出入，增消风之品再进。

处方1：明天麻10g，钩藤10g（后下），石决明20g（先煎），川芎10g，怀牛膝10g，制僵蚕6g，栀子6g，夏枯草10g，丹参10g，红花6g，辛夷6g，胆南星6g，五灵脂10g，生甘草3g。14剂。每日1剂，水煎服。

处方2：羚羊角粉，每服0.6g，1日3次。

处方3：琥珀粉，每服1.5g，1日3次。

2月22日四诊：患儿服上药期间，头痛、腹痛未作。刻诊：患儿一般情况可，偶有挤眉弄眼，纳可，寐安，二便调，咽后壁红，舌苔薄白。证候稳定，治宗前法再进以巩固疗效。

按语： 患儿头痛反复发作5年，表现为头部左侧胀痛、刺痛。颅内多普勒检查见双侧大脑中动脉流速偏低，双侧大脑中动脉、前动脉分叉处频谱形态改变。辨证为风阳上扰、气滞血瘀，治以平肝潜阳、行气活血。给天麻钩藤饮加减合活血通络之品治疗后症状减轻，但旋而复发，加用前有医嘱而家长未给服之羚羊角粉平肝息风、琥珀粉活血镇惊，则头痛等诸症皆除。琥珀为古代松科松属植物的树脂埋藏于地下经年长久转化而成，长于镇惊安神，又有活血散瘀之功，用于有经脉瘀滞之头痛正合其宜。

4. 肾虚肝亢案

申某，女，14 岁。2011 年 10 月 6 日初诊。

主诉：发现血压升高半年。

患儿半年前体检时发现血压升高，140/100mmHg，伴有左半侧头痛，时而心烦性躁，易感疲乏，大便 2～3 日一行，起初未予重视，4 月至当地医院查头颅 CT、核磁、脑血流图、腹部彩超、尿常规等未见明显异常。伴有入睡困难，发育良好，咽红，舌苔薄黄，脉弦。现测血压 130/90mmHg。诊断：头痛，肾阴不足肝阳上亢证。辨证为肾阴不足、水不制木、肝阳上亢，治宜养阴平肝潜阳，仿济生肾气丸、天麻钩藤饮意加减。

处方 1：生地黄 10g，白芍 10g，枸杞子 10g，牛膝 10g，钩藤 10g（后下），天麻 10g，夏枯草 10g，石决明 20g（先煎），丹参 10g，益母草 10g，谷精草 10g，龟甲 10g（先煎）。13 剂。每日 1 剂，水煎服。

处方 2：羚羊角粉，每服 0.3g，1 日 2 次。

10 月 19 日二诊：近期头痛未作，烦躁减轻，测血压 120/85mmHg，原来易感疲乏症状好转，大便由 2～3 日一行转为每日一行。治以前法出入，予糖浆剂缓服。

处方：天麻 10g，钩藤 10g（后下），石决明 20g（先煎），决明子 10g，枸杞子 10g，生地黄 10g，夏枯草 10g，牛膝 10g，龟甲 10g（先煎），丹参 10g，车前子 10g（包煎），菊花 10g。每用 5 剂，加水 1200mL，浸泡 2 小时后，武火煮沸，文火煎煮 1 小时，倾出药液，药物再加水煎煮 1 次，弃去药渣，将两次药液合并，再文火煎煮浓缩至 600mL，加入蜂蜜、白糖各 150g，搅匀，煮一沸，冷却，熬成糖浆 600mL，贮广口瓶，冰箱冷藏。每服 20mL，1 日 3 次。

11 月 4 日三诊：服药期间有考试，血压亦保持在 120/80mmHg 左右，无不适。近 1 周偶觉头有胀痛，持续数分钟后缓解，纳可，寐佳，余无明显不适。证属阴虚阳亢，继以前法出入。

处方：天麻 10g，钩藤 10g（后下），石决明 20g（先煎），代赭石 20g（先煎），枸杞子 10g，龟甲 10g（先煎），牛膝 10g，白芷 10g，车前子 10g（包煎），夜交藤

10g，夏枯草 10g，益母草 10g。如前制为糖浆剂服。

11 月 19 日四诊：血压基本稳定，125/85mmHg，药后疲乏改善。仍以前法出入。

处方：天麻 10g，钩藤 10g（后下），牛膝 10g，生地黄 10g，丹参 10g，旱莲草 10g，女贞子 10 g，车前子 10g（包煎），龟甲 10g（先煎），代赭石 20g（先煎），枸杞子 10g，夏枯草 10g，甘草 3g。如前制为糖浆剂服。

12 月 4 日五诊：血压维持在 105/70mmHg，无不适症状。继续用前方糖浆调理。2 月后间断服药，随访未见血压升高。

按语： 儿童原发性高血压临床不常见，或有见于青春期女孩，其病机多为肝肾阴亏，不能涵养肝木，风阳上扰而发。本例患儿在体检中无意发现高血压，经多方检查未见明显器质性病变，因而诊断为原发性高血压病。患儿除头痛、烦躁、疲乏无力外，舌脉均正常，其余无特异性症状。临床辨证认为肝肾不足，水不制木，阴不潜阳，风阳上扰，以滋肾平肝法为主，兼用潜阳息风之药，经过 3 个多月的调理，使血压降低且保持平稳，不适症状消除。现代高血压发病率有年轻化趋势，对于幼年高血压，首先要排除肾炎、嗜铬细胞瘤等疾病引起的继发性高血压，然后再行辨证论治。本案中曾使用用咸寒入肝经之羚羊角，对于阳亢风动诸疾，如头痛、眩晕、癫痫、惊风等病证，加入方中常可增强、巩固疗效。

五 头 昏

湿蒙清阳案

许某，男，12 岁。2012 年 8 月 30 日初诊。

主诉：头昏反复发作 1 年。

患儿 1 年前无明显诱因下出现头昏，劳累后加重，休息后缓解。今年 1 月至南京市某医院就诊，行头颅 MRI、心电图等检查未见明显异常，予复方氨基酸口服，头昏仍作，因来求诊。刻诊：患儿自诉头昏沉重，首如裹，活动后加重，有时恶心欲吐，无头晕目眩，纳可，寐安，二便调，性情急躁，咽红，舌苔白，脉濡滑。诊断为头昏，辨证为痰湿内阻、清阳被蒙，治法化湿宣阳平肝，取半夏白术天麻汤加减。

处方：法半夏 10g，白术 10g，天麻 10g，钩藤 10g（后下），茯苓 10g，蒺藜 10g，石决明 20g（先煎），橘红 4g，夏枯草 10g，菊花 10g，牛膝 10g，甘草 3g。14 剂。每日 1 剂，水煎服。

9 月 15 日二诊：患儿服药期间头昏未作，运动后亦未头昏，恶心呕吐未作，纳可，寐安，大便偏干，小便正常，舌质红，舌苔薄黄，脉濡滑。以往经常感冒发热咳嗽，去年经服调理药后，已很少发生。证候如前，治以前方出入，减牛膝、石决明，加栀子 6g、决明子 10g，18 剂。每日 1 剂，水煎服。

10 月 4 日三诊：患儿在 10 天前头昏发作 1 次，发于晨起之时，伴有胃脘部不适，恶心未吐，食欲减退，二便正常，夜寐尚安，双下肢疱疹性荨麻疹，舌苔薄白，脉平。9 月 30 日晚被虫咬，双下肢起疱疹，已用泼尼松口服 2 日。患儿内服药治疗有效，近 1 个多月来头昏仅发作 1 次，且症状较轻。治疗仍宗前法。皮疹乃湿毒外泛，加用解毒消风法内外合治。

处方 1：法半夏 10g，天麻 10g，钩藤 10g（后下），白术 10g，橘红 4g，忍冬藤 12g，虎杖 12g，夏枯草 10g，蒺藜 10g，紫花地丁 15g，地肤子 10g。7 剂。每日 1 剂，水煎服。

处方 2：解毒搽剂 1 瓶。外用。

10 月 11 日四诊：患儿头昏未发，下肢疱疹性荨麻疹已消，身无所若。再给 9 月 15 日方 14 剂巩固。

按语： 本案患儿以头昏反复发作为主诉，且症状较重。因其昏重如裹、有时恶心欲吐、性情急躁、咽红、舌苔白、脉濡滑，分析与痰湿内阻、清阳被蒙相关，故取半夏白术天麻汤加减以化湿宣阳、平肝息风，收到显著的效果。

六 眩 晕

1. 痰饮上逆案

李某，女，12岁。2011年7月23日初诊。

主诉：反复发作性头晕6年余，加重3月余。

患儿2005年7月曾出现幻听一次，后偶有发作，家长未予重视。2011年4月开始头晕频繁发作，每日3～6次，自觉心中发凉，偶有幻听，每次发作症状不一，无意识丧失，持续约30秒后自行缓解，纳可，眠安，性情急躁，二便调，咽红，舌苔薄黄，脉平。查头颅CT未见异常。24小时动态脑电图示：高度不正常脑电图（左侧前中颞散在单发棘慢波）。无惊厥史。诊断：眩晕。辨证为风阳上扰、痰浊内蕴，治以平肝息风，方取天麻钩藤饮加减。

处方：天麻10g，钩藤10g（后下），蒺藜10g，石菖蒲10g，远志10g，夏枯草10g，石决明20g（先煎），菊花10g，胆南星6g，黄芩6g，茯苓10g，焦六神曲10g。7剂。每日1剂，水煎服。

7月30日二诊：服上药1周，症状未见明显变化，头晕每日仍发作4～6次，心中发凉，夜寐心悸不安，纳食佳，二便调，咽红，舌苔薄黄，脉软。再次分析证候，认为患儿无肝火上炎之象，却有痰饮阳虚之征，故从"无痰不能作眩"出发，以痰饮夹肝风上逆、清阳失宣，治以豁痰化饮、宣阳息风，改予苓桂术甘汤合半夏白术天麻汤加减。

处方：法半夏10g，白术10g，天麻10g，远志10g，橘红4g，制僵蚕6g，石菖蒲10g，郁金10g，茯苓10g，钩藤10g（后下），桂枝4g，炙甘草3g。14剂。每日1剂，水煎服。

8月13日三诊：患儿服用上药后，头晕大为缓解，2周之中头晕仅发作2次，程度较前大为减轻。效不更方，予前方继续服用14剂。

8月27日四诊：患儿头晕未发。将前方改汤剂为糖浆继续治疗，以巩固疗效。

治疗、随访3月，头晕未见发作，无不适症状。

按语： 眩晕一病，首先要检查原因，常见有耳源性眩晕、贫血、高血压、颅内器质性或功能性病变等，若是难以查明原因，而患者自觉痛苦不堪，则医者亦束手难施对策。温习文献，《素问·至真要大论》说："诸风掉眩，皆属于肝。"《景岳全书·眩运》说："……故在丹溪则曰：无痰不能作眩，当以治痰为主，而兼用他药。余则曰：无虚不能作眩，当以治虚为主，而酌兼其标。"故历代中医学对此病多从风、痰、虚论治。本患儿头晕有6年之久，且反复发作，多方求治而无效。初诊辨为风阳上扰，治以平肝息风，处以天麻钩藤饮加减，用药7剂而病情未见明显变化。再析证情，患儿有心中发凉、心悸不安等痰饮内蕴、阳气不足的表现，遂改弦更张，以痰饮挟肝风上逆、清阳失宣论，治以豁痰化饮、宣阳息风，予《金匮要略》苓桂术甘汤合半夏白术天麻汤加减，取仲景意"病痰饮者，当以温药和之。"其中桂枝一味，既能温阳化饮，又可通阳宣络，在无肝亢阳盛证象而有阳气不足之候者用之颇为切合，患儿经年疢疾获得治愈，桂枝功不可没。

2. 肾虚肝亢案

陶某，男，8岁。2017年10月8日初诊。

主诉：头晕伴视物旋转3年。

患儿近3年来无明显诱因下反复出现头晕，伴视物旋转，平均5天发作1次，无头痛头昏、无恶心呕吐、无心慌胸闷、无耳鸣等不适，纳食欠馨，大便正常，溺尿难控，夜寐尚可，学习成绩一般，舌苔薄白。目前服药槐杞黄胶囊、缩泉胶囊、双歧杆菌，未见显效。既往有"隐性脊柱裂、地中海贫血"病史，查血红蛋白105g/L。诊断为眩晕，辨证为肾虚肝亢，治以补肾平肝，予杞菊地黄丸加减。

处方：熟地黄10g，枸杞子10g，山茱萸10g，茯苓10g，牡丹皮10g，菊花10g，夏枯草10g，天麻10g，钩藤10g（后下），蒺藜10g，桑螵蛸10g，焦山楂12g。28剂。每日1剂，水煎服。

11月6日二诊：患儿服上药后，头晕及视物旋转症状均消失，但自觉疲乏，注意力不集中。纳食欠馨，进食较慢，大便正常，日间尿急难以控制、仍有溺尿，无尿频尿痛，入睡困难，咽稍红，舌苔薄白，脉沉。治疗以前法出入，增益气固胯之品。

处方：熟地黄 10g，枸杞子 10g，山茱萸 10g，怀山药 15g，乌药 3g，益智仁 10g，茯苓 10g，炙黄芪 15g，党参 10g，天麻 10g，酸枣仁 10g，焦山楂 12g，焦六神曲 12g。28 剂。每日 1 剂，水煎服。

12 月 4 日三诊：头晕及视物旋转症状均未发，精神好转，溅尿偶见，饮食改善。再予上方出入巩固。

按语：患儿头晕伴视物旋转已经 3 年，加之小便难以自控时有溅尿，有轻度贫血。辨证为肾水不足、肝阳上扰，治以补肾平肝，用杞菊地黄丸加减，短期内便收到了显著效果。

七 小儿中风

气虚瘀滞案

李某，男，3 岁。2018 年 8 月 16 日初诊。

主诉：外伤后左侧偏瘫 34 天。

患儿于 2018 年 7 月 13 日不慎摔倒，后脑着地，当天夜里呕吐 1 次，2 天后家长发现患儿走路跛行。7 月 17 日至南京某医院就诊，以"外伤后左侧偏瘫 4 天"收入住院。入院后查头颅 CT：右侧基底节区出血。予止血、营养神经等治疗。7 月 26 日复查头颅平扫＋重建：①右基底节区软化灶形成可能。②右侧脑室体旁淡片状低密度影。③双基底节区多发钙化灶，右顶叶细条状钙化灶？④左侧上颌窦窦腔密度增高，右侧上颌窦及蝶窦黏膜厚。出院时左侧下肢肌力 3～4 级，上肢 2 级。7 月 28 日出院，后转另院康复科住院，予针灸、推拿等治疗，肢体功能有所恢复，但肌力仍未恢复正常，上肢功能受限。8 月 16 日来本院求治。刻诊：患儿笑时嘴角右歪，左手指不能伸开，左下肢略外翻、走路跛行。夜寐出汗稍多、易醒欠安，纳食可，大便 2～3 日 1 行、黄软成形，小便偏黄，咽稍红，舌苔薄白，脉虚细而涩。肌力：

左上肢2级、左下肢3～4级。诊断小儿中风，中经络证。辨证属外伤后经脉瘀滞失和，治以益气通阳、活血通络，予补阳还五汤加减。

处方：炙黄芪15g，桂枝6g，白芍10g，炙甘草3g，全当归10g，红花5g，牡丹皮10g，川芎6g，路路通10g，伸筋草10g，地龙6g，牛膝10g。14剂。每日1剂，水煎服。

9月1日二诊：患儿服中药期间同时配合针灸、电疗及康复训练，症状有好转，肌力有所增加，肌张力仍高。笑时口角右歪稍减轻，左手指能打开，但不能抓握物品，左下肢略外翻。自汗、盗汗多，夜寐尚安，无口气，偶有腹痛、便后痛减，无嗳气、呃逆，纳食不香，大便2～3日1次、黄软成形，小便正常，咽稍红，舌苔薄白，脉虚细而涩。肌力左上肢3级，左下肢4级。治疗宗前法，增益气助运固表之品。

处方：炙黄芪15g，桂枝6g，白芍10g，炙甘草3g，全当归10g，地龙6g，红花5g，牛膝10g，路路通10g，党参10g，焦山楂15g，煅龙骨20g（先煎），煅牡蛎20g（先煎）。14剂。每日1剂，水煎服。

9月16日三诊：患儿服上药期间继续配合针灸、推拿及康复训练，肌力较前增强，现左上、下肢肌力均已达4级，左手可松开，仍不能抓物，左下肢力量稍差，能站立，行走基本正常。无外感症状，纳可，寐安，出汗较前减少。患儿大便前诉腹痛，每日1次，质糊状。咽稍红，舌苔薄白，脉虚细而涩。治疗仍取前法加减。

处方：炙黄芪15g，桂枝6g，白芍10g，炙甘草3g，全当归10g，地龙6g，红花5g，牛膝10g，路路通10g，党参10g，牡丹皮10g，伸筋草10g。14剂。每日1剂，水煎服。

继而坚持复诊，曾随症加减蜈蚣、络石藤、鸡血藤、僵蚕、乌梢蛇、生地黄、天麻、土牛膝、虎杖、板蓝根等药。症状逐步有所改善。

2019年2月2日复诊：患儿于2019年1月18日在南京某医院头颅平扫＋磁共振血管成像：①右侧苍白球陈旧性出血梗死灶，部分软化灶形成。②右侧侧脑室体部旁白质内陈旧性梗死灶。③脑部MRA与MRV未见明显异常。患儿口角歪斜已纠正，左肩歪斜不显，左侧上、下肢肌力5级，运动功能基本恢复，协调能力较右侧稍差，无口气，手足温，纳食可，夜寐安，二便调，咽红，舌苔薄白。心肺听诊正常。治疗继予益气通阳、活血通络。

处方：炙黄芪 15g，桂枝 6g，白芍 10g，炙甘草 3g，焙蜈蚣 2g，广地龙 6g，玄参 10g，红花 6g，鸡血藤 10g，虎杖 12g，全当归 10g，丹参 10g。21 剂。每日 1 剂，水煎服。

1 个月后随访，患儿未有不适，运动、协调功能恢复正常。家长停止治疗。

按语： 本病因外伤后左侧偏瘫，病属小儿中风。中风病临床上在 2 周以内为急性期，2 周到 6 个月之间为恢复期，6 个月以上为后遗症期。根据 1996 年全国中风协作组出台的第 2 代诊断及疗效评定标准，患儿属于"中风恢复期"。证属外伤后气阳不足、经脉瘀滞。方选补阳还五汤合黄芪桂枝五物汤加减。补阳还五汤出自清代名医王清任《医林改错·瘫痿论》，主治气虚血瘀之中风证，症见半身不遂、口眼㖞斜、舌黯淡、苔白、脉缓无力。原方重用生黄芪四两为君药补气扶正以固本，桃仁、红花各一钱、赤芍一钱半活血化瘀，归尾二钱、川芎一钱养血行气而不伤正，针对久病入络加用地龙搜剔通络。现代药理研究报道，本方具有改善血液流变学及血流动力学作用，抑制血小板聚集和抗血栓作用，抗氧化、调节免疫和抗感染作用，保护血－脑脊液屏障、修复神经组织及抑制细胞凋亡等作用。方中加用桂枝，取其味辛、甘，性温，温通经脉、散寒活血之功效，与黄芪配伍，益气温阳、和血通经。另多次用到虫类药，如地龙、蜈蚣、乌梢蛇、僵蚕等，皆取其性喜走窜，搜风舒经通络。其余药物随症加减。本案患儿为外伤后经脉瘀滞失和，余重用补气、温经、活血、通络药物，使气旺血行、经脉温通以治其本，祛瘀通络以治其标，标本兼顾。补气而不壅滞、活血又不伤正，合而用之，则气旺阳达瘀消而络通。同时配合针灸、电疗及康复训练，综合治疗，加速了治愈过程。

八　发　颐

1. 热结少阳案

吴某，男，10 岁。2015 年 5 月 18 日初诊。

主诉：反复双侧腮腺肿胀化脓 5 年。

患儿近 5 年内双侧腮腺化脓 4 次，每至南京市某医院，予"头孢菌素""热毒宁"静滴及中药外敷治疗，疗效尚可。近 1 年以单侧腮腺肿大为主，药物治疗后继而出现对侧腮腺肿大。今年 4 月 14 日患儿出现右侧腮腺肿大，查血常规：白细胞 7.41×10^9/L，中性粒细胞 55.7%、淋巴细胞 31.2%。CRP4mg/L，予"热毒宁"静滴及中药外敷治疗后减轻而未愈。5 月 16 日复查血常规：白细胞 6.93×10^9/L，中性粒细胞 62.5%、淋巴细胞 24.1%。C 反应蛋白 7mg/L。B 超报告：双侧腮腺内及下方淋巴结增大。刻诊：患儿左侧腮部肿大、耳后为主，未见皮肤红肿，口腔内左侧腮腺管口肿胀。患儿自诉张口困难。无发热，胃纳可，寐可，二便调，咽红，舌苔薄黄。左侧腮部肿胀，质硬、触痛，颈部淋巴结可触及 3 枚。诊断发颐（慢性化脓性腮腺炎），证属热毒壅结少阳经脉，治以清利少阳、消肿散结。

处方：柴胡 6g，黄芩 10g，瓜蒌皮 10g，蒲公英 15g，夏枯草 10g，荔枝核 10g，法半夏 6g，浙贝母 6g，煅牡蛎 20g（先煎），虎杖 12g，玄参 10g，丹参 10g，生甘草 3g。7 剂。每日 1 剂，水煎服。

5 月 25 日二诊：患儿服药后病情好转，耳后肿胀消退，左耳下稍有压痛，皮色正常。晨起流清涕、偶有喷嚏，咽部不利、有痰、时有清嗓，胃纳可，二便调，夜寐安，咽稍红，扁桃体 Ⅱ 度肿大，舌苔薄黄，口腔内两侧腮腺管口稍肿胀，颈淋巴结肿胀已消。左腮肿胀已消，触痛轻。证候如前，继予前法出入。增清肺利咽化痰之品再进。

处方：柴胡 6g，黄芩 10g，瓜蒌皮 10g，蒲公英 15g，虎杖 12g，浙贝母 6g，荔枝核 10g，煅牡蛎 20g（先煎），玄参 10g，辛夷 6g，丹参 10g，芦根 15g。6 剂。每日 1 剂，水煎服。

药后腮腺及腮腺管口胀肿全消，再以前方出入巩固治疗一月。后患儿再未来诊。

按语： 发颐一病，位在少阳经脉循行之所，常因误诊为痄腮治疗不彻底而反复发作。本案患儿反复发作双侧腮腺肿胀化脓已经 5 年，虽然经多次治疗，而因见效辄止一再复发。来诊时左侧腮部肿胀，质硬、触痛，颈部淋巴结肿大。辨证认为热毒壅结少阳经脉，治以清利少阳、消肿散结，取小柴胡汤意，加解毒消肿之品，合力清热解毒、通经散结。获效后击鼓再进，攻逐余邪，治疗 1 个半月，终使多年痼疾化解。

2. 少阳瘀毒案

李某，男，5 岁。2013 年 3 月 14 日初诊。

主诉：腮腺肿胀疼痛反复发作 2 年余。

患儿近 2 年来反复出现腮腺肿胀疼痛约十余次，至南京市某医院就诊，诊断为"慢性腮腺炎"。最近 1 次发作于 4 天前，表现为右侧腮腺肿大，色不红，触痛不可近，伴有低热，体温约 37.7℃，遂至该院就诊，行颈部 B 超检查示：双侧腮腺炎，双侧颈淋巴结肿大。予抗感染及对症治疗后肿痛有减。刻诊：患儿右侧腮腺稍肿胀、质软、色不红、轻度触痛，无恶寒发热等不适，纳可，寐安，二便调，两颌下可触及多枚肿大淋巴结，咽红，扁桃体Ⅱ度肿大，舌苔薄白。诊断为发颐（慢性腮腺炎），辨证为热结少阳、瘀毒阻滞、经络不利，治以疏利少阳、解毒消肿。

处方：柴胡 6g，黄芩 10g，郁金 10g，瓜蒌皮 6g，牡丹皮 10g，蒲公英 15g，浙贝母 6g，煅牡蛎 20g（先煎），虎杖 12g，荔枝核 10g，玄参 10g，甘草 3g。7 剂。每日 1 剂，水煎服。

3 月 21 日二诊：患儿服上药后，腮腺肿痛已平，纳可，寐安，二便调。因其反复发作，家长要求调理巩固。查体：腮腺无肿胀，颌下淋巴结肿大较上次减少、右颌下可触及 3 枚，咽红，扁桃体Ⅰ度肿大，舌苔根部略黄。证候如前好转，治以前方出入巩固。

4 月 1 日三诊：患儿 2 天前受凉后又出现腮腺肿大，无触痛，继服上药，腮腺肿势渐退，余无特殊不适主诉，纳可，寐安，二便调，右侧腮腺稍见肿胀，两侧颌下淋巴结肿大、各 2～3 枚，口内颊黏膜腮腺管口稍见肿胀，咽红。辨证为外感后热结少阳经络，治宗前法疏利少阳。

4 月 11 日四诊：患儿服上药后腮腺肿痛几平，目前一般情况可，纳可，寐安，二便调，两侧腮腺未见明显肿胀，两侧颌下淋巴结肿大，各 2～3 枚，较前减小，咽部淡红。证候如前，仍以前方出入。

4 月 25 日五诊：患儿服上药期间腮腺肿胀疼痛已消，目前一般情况可，纳可，寐安，二便调，腮部无肿胀，颌下淋巴结可触及、较前减小，咽部淡红，舌苔薄白。刻下证候稳定，治以疏利少阳经络巩固。

5 月 13 日六诊：患儿 5 月 5 日再次出现左腮肿胀疼痛，伴有发热，热峰 39.0℃，至当地医院就诊，予"头孢硫脒"静滴 5 天后热退，左腮肿痛减轻。刻诊：无特殊不适主诉，纳可，寐安，二便调，左侧腮腺稍肿，两侧颌下淋巴结肿大、各 2～3 枚、如枣核大小，两腮腺管口稍肿胀，咽红，咽后脓痰，舌苔薄黄腻。辨证为外感后热结少阳，发颐再起。治法：清利少阳，解毒消肿。

处方：柴胡 6g，黄芩 10g，黄连 3g，蒲公英 15g，牡丹皮 10g，橘核 10g，夏枯草 10g，败酱草 15g，郁金 10g，虎杖 12g，甘草 3g。14 剂。每日 1 剂，水煎服。

5 月 27 日七诊：患儿服上药期间腮腺未见明显肿胀疼痛，目前一般情况可，纳寐佳，二便调，两侧腮腺无明显肿胀，两颌下淋巴结肿胀、各 2～3 枚，如枣核大小，两侧腮腺管口稍有肿胀，咽红，舌质红，苔薄黄。辨证为少阳经脉不和，毒瘀阻滞。治法：疏利少阳，解毒活血。

处方 1：柴胡 6g，黄芩 10g，郁金 10g，白芷 10g，蒲公英 15g，牡丹皮 10g，紫花地丁 15g，橘核 10g，夏枯草 10g，川芎 10g，生甘草 3g。14 剂。每日 1 剂，水煎服。

处方 2：青敷膏，外用（两侧腮部，下颌角）。

2013 年 6～9 月，患儿一直于我处中药煎剂口服，期间腮腺肿痛未作，颈部淋巴结亦见减小。

2013 年 9 月 12 日复诊：患儿服药期间腮腺肿痛未作，目前一般情况可，纳可，寐佳，二便调，两侧腮腺无肿胀，口腔内腮腺管口右侧可见痕迹，两侧颈部仅右颌下可触及枣核大小淋巴结 1 枚，咽稍红，舌苔薄白。患儿证候稳定，拟予前方继服，改糖浆剂缓调。

处方：柴胡6g，黄芩10g，茯苓10g，浙贝母6g，郁金10g，玄参10g，煅牡蛎15g（先煎），夏枯草10g，牡丹皮10g，橘核10g，虎杖12g，蒲公英15g，生甘草3g。15剂。每用5剂，加水900mL，浸泡2小时后，武火煮沸，文火煎煮1小时，倾出药液，药物再加水煎煮1次，弃去药渣，将两次药液合并，再文火煎煮浓缩至450mL，加入蜂蜜、白糖各100g，搅匀，煮一沸，冷却，熬成糖浆450mL，贮广口瓶，冰箱冷藏。每服15mL，1日3次。

后随访2年，2014年、2015年患儿腮腺肿胀疼痛各发作1次，症状较轻，治疗后较快康复。

按语： 本案患儿发颐反复发作2年余，且就诊期间频繁再发，辨证为热结少阳、瘀毒阻滞、经络不利，治疗在疏利少阳同时，给解毒散结活血消肿之品。坚持治疗半年余，方才获得病情稳定，但停药后仍有偶发。可见发颐必须早期彻底治疗，若遗毒未清，久则形成瘀毒互结，滞留少阳经脉，造成反复发作。

九　肝痈

毒瘀壅结案

张某，男，13岁。1984年7月31日入住本院儿科病区，住院号10215。

主诉：发热，肝区痛15天。

患儿于1984年7月14日自觉疲乏，纳减。16日发热，T：39.5℃，畏寒，无汗，腹痛，泻黄色稀水便。3天后，腹泻止，仍发热，肝区痛，在当地医院用庆大霉素、青霉素治疗未效。7月26日曾在南京某医院作B超检查诊断为"细菌性肝脓肿"，经治疗未见好转。7月30日来本院门诊，收住入院。入院时患儿精神委顿，面色淡白，形体消瘦，畏寒，发热，微汗，纳呆，每日粮食进量150g，大便3日未行，右胁肋下疼痛。

体检：T：38.3℃。神志清，精神差。舌质淡，苔白腻。巩膜皮肤无黄染。心肺听诊无异常发现。肝区饱满，肝上界第 5 ～ 6 肋间，剑突下 4.5cm，右肋下 4cm，质Ⅱ度，表面光滑无结节，边缘钝，肝区叩击痛、压痛明显。脾左肋下 2cm，质软。B超检查：肝脏右叶有低回声暗区，约 3×4cm。

诊断：肝痈（细菌性肝脓肿）。分析本例患儿发热后腹痛，后固定于右肋下肝区，肝脏肿大触痛，B超检查肝脏右叶有较大之低回声暗区。辨证为毒瘀壅结证，乃湿热壅结少阳、厥阴之络，气滞血瘀，毒腐成脓，阳明热结。治以两解少阳、阳明，解毒消痈，活血化瘀。予大柴胡汤加减。

处方：柴胡 6g，枳壳 6g，栀子 10g，厚朴 6g，蒲公英 15g，赤芍 10g，丹参 10g，金银花 12g，败酱草 15g，黄芩 10g，薏苡仁 15g，大黄 6g（后下）。4 剂。每日 2 剂，煎煮，分 4 次服。

8 月 2 日：服药 2 天，身热已退，大便畅行，肝区疼痛消失。取原方继服 2 天。

8 月 4 日：患儿身热未起，精神转佳，食欲增进，肝区无疼痛，舌苔薄腻。原方有效，去厚朴，加黄芪，改为每日 1 剂。

8 月 13 日：前方加减服用 9 剂。患儿精神正常，精力增强，肝区不痛，纳食有增，但面色少华、出汗较多。体检：肝脏已减至剑突下 2cm，肋下 2.5cm。脾脏肋下刚触及。患儿热毒壅结之象已减而气血亏虚之象显露。前方减清热解毒消痈之品，增益气养血、软坚敛汗药物。

处方：柴胡 3g，枳壳 6g，蒲公英 15g，金银花 10g，赤芍 10g，白芍 10g，黄芪 10g，当归 10g，丹参 10g，煅龙骨 20g（先煎），煅牡蛎 20g（先煎）。7 剂。每日 1 剂，水煎服。

8 月 21 日：患儿精神佳，食欲旺，每日食量达 750g，面色转华，出汗减少，舌质淡红，苔薄白。肝剑下 1.5cm，肋下 1cm，质Ⅰ度。脾脏肋下未触及。肝功能检查正常。因发现患儿感染疥疮，担心传染他人，准其出院，带回中药继服。

处方：柴胡 3g，枳壳 6g，赤芍 10g，白芍 10g，丹参 10g，当归 10g，煅龙骨 20g（先煎），煅牡蛎 20g（先煎），炙黄芪 10g，蒲公英 10g，生薏仁 10g。10 剂。每日 1 剂，水煎服。

9 月 7 日：患儿来院复查，一般情况良好，身无所苦。肝剑突下 1.5cm，右肋下

0.5cm，质Ⅰ度。血沉 20mm/h。B 超检查：肝脏光点较密集，分布均匀，血管走向清楚，较前对比，低回声暗区消失。

按语：肝痈在目前儿科临床不太常见。本例为农村患儿，患病后就诊不及时，以至热毒壅结，留注少阳、厥阴经络，气机不利，血脉瘀滞，热毒化腐成痈。入院时其病在肝脏，又为少阳经脉循行之处。本例除热毒羁留少阳之外，又具湿热蕴阻胃肠之征，故认证为少阳、阳明合病，取《伤寒论》大柴胡汤为主方。方中柴胡、黄芩清解少阳；大黄、薏苡仁清利阳明；赤芍、丹参活血化瘀；枳壳、厚朴化湿行气；栀子、金银花、蒲公英、败酱草解毒消痈。合用为疏利少阳，解毒消痈，化瘀消癥之方。后因热象已退，肝痈渐消，虚象显露，增以益气养血之品，终收全功。本例具备肝痈之典型症状，又经 B 超检查而明确诊断，未用西药及穿刺排脓等处理方法，单纯中药治疗，症状逐步改善，肝脏回缩较快，终至脓肿完全吸收，疗效满意。

同样病例，余此前在高淳县东坝医院曾治疗两例，症状重于本案，惜未留存病案记录。个人体会，中药治疗细菌性肝脓肿，采用清利少阳阳明、解毒消痈、活血化瘀法，其疗效优于抗生素，在高淳所治病例曾引起西医老师啧啧称奇。其机理应与中药不仅具有清热解毒作用，而且由于其活血化瘀功效，能够穿过脓腔壁而渗入腔内，且有促进肝脏脓肿消减炎症肿胀吸收的作用，因而产生较快"消痈"的效应。

十　抽动障碍

1. 肝风痰火案

濮某，男，13 岁。2012 年 2 月 18 日初诊。

主诉：抽动发作 4 年，加重 1 年半。

患儿 4 年前抽动始作，仰头、张口、歪嘴、眨眼，未予特殊处理，数月后有所好转，后反复发作。1 年半前发作加重，仰头、张口、歪嘴、眨眼发作频繁，伴喉中

"吭吭"怪声连作，服用阿立哌唑、肌苷片、胞磷酸胆碱钠等药物后症状有所缓解。2月前因感冒后症状又复加重，现患儿自觉颈项不舒，目睛不适，多仰头、眨眼、喉中怪声、作惊惕状，纳食佳，二便调，夜寐和，性情急躁，咽红，舌苔薄腻。心肺听诊阴性。诊断：抽动障碍，肝风痰火证。辨证属肝经痰火动风，治以清肝豁痰息风，以经验方风宁汤加减。

处方：天麻10g，钩藤10g（后下），僵蚕6g，胆南星6g，石决明20g（先煎），蝉蜕6g，焙蜈蚣2g，地龙10g，蒺藜10g，远志10g，虎杖12g，芦根15g。14剂。每日1剂，水煎服。

3月3日二诊：服上药后眨眼明显减少，仰头、歪嘴及喉中怪声亦有所减轻，自觉喉中有痰，偶有鼻衄，量不多、易止。目前已渐停服阿立哌唑。纳可，二便调，寐中呓语，性情急躁有缓，咽红，舌苔薄黄腻，脉滑。证候如前有减，治予前方出入。

处方：天麻10g，钩藤10g（后下），蒺藜10g，胆南星6g，石决明20g（先煎）、矾郁金10g，蝉蜕6g，焙蜈蚣2g，地龙10g，浙贝母6g，虎杖12g，芦根15g。21剂。每日1剂，水煎服。

3月31日三诊：患儿眨眼、仰头、歪嘴、喉中怪声均减轻，现感咽喉部有刺激感，纳寐可，二便调，咽稍红，舌苔薄黄腻，脉滑。原方去地龙，加夏枯草，继予21剂。每日1剂，水煎服。

患儿证情得以缓解，后以风宁汤加减又服2月余，明显改善，抽动、怪声消后未发。

按语： 抽动障碍是近年来日趋增多的一种小儿神经精神疾病，以眨眼、面部抽搐、做鬼脸、多动，不自主发声等多组肌肉不自主抽动为临床特征。本病多为本虚标实证，其标为风、火、痰，风可分为实风与虚风，实风又可分为肝风与肺风，虚风为阴虚风动；痰又可分为痰火与痰浊。其本在肝脾肾三脏亏虚。临证从脏腑辨证入手，治疗以息风豁痰为大法，余自拟风宁汤，方中钩藤、天麻、蒺藜平肝息风；石菖蒲、胆南星、郁金豁痰开窍；僵蚕、蜈蚣、茯苓化痰解痉；甘草缓急制动。诸药合用，痰清肝平风息，阴阳之气顺，抽动秽语亦除。在实际应用中，随症加减，如兼气郁化火者，可酌加夏枯草、石决明、菊花、黄芩、栀子以平肝疏肝，理气泻火；兼痰蒙心窍者，可酌加半夏、浙贝母、枳实、远志祛痰安神；兼心脾两虚者，可酌加党参、益智仁、白术、酸枣仁健脾益气，养心安神等。

2. 风痰扰动案

戴某，男，10 岁。2007 年 9 月 2 日初诊。

主诉："抽动障碍"病史 6 年。

患儿 4 岁时无诱因交替出现眨眼和努嘴，6 岁时以上症状同时出现，并伴清嗓音，被诊断为"抽动障碍"，服氟哌啶醇、苯海索及中药 1 年。初服时症状明显改善，半年后症状又重，并出现流涎、吞咽困难、木僵、多眠等不良反应，停用氟哌啶醇等药后不良反应消失。近期患儿感冒，症状更为加重。刻诊：频繁眨眼，努嘴，扭颈，双上肢断续抽动，搓手，腹部抽动，清嗓音，重复语言，多疑急躁，面黄少华，舌红，苔白略腻，脉滑数。诊断为抽动障碍，风痰扰动证。病机为风痰内扰，肝风妄动。乃因脾失健运，痰浊内生，痰浊上干清窍则言语失常，土虚木乘则肝风内动，又感外风煽动内风，使症状更重。治以平肝息风，化痰柔筋。以自拟风宁汤加减。

处方：天麻 10g，钩藤 10g（后下），陈皮 3g，法半夏 6g，菊花 10g，防风 6g，五味子 6g，龙骨 15g（先煎），焙蜈蚣 2g，石菖蒲 10g，白芍 10g，甘草 3g。14 剂。每日 1 剂，水煎服。

9 月 16 日二诊：服药后患儿已无重复语言，抽动亦减轻。原方加减。

处方：天麻 10g，钩藤 10g（后下），陈皮 3g，法半夏 6g，菊花 10g，防风 6g，五味子 6g，龙骨 15g（先煎），焙蜈蚣 2g，葛根 10g，白芍 10g，甘草 3g。14 剂。每日 1 剂，水煎服。

11 月 18 日复诊：前方随症加减，又服 49 剂，抽动诸症减少过半。因患儿平素胆怯多疑，病久多虚，增健脾化痰、开窍宁神之品。

处方：天麻 10g，钩藤 10g（后下），陈皮 3g，法半夏 6g，菊花 10g，防风 6g，五味子 6g，龙骨 15g（先煎），白芍 10g，白术 10g，茯苓 10g，远志 10g，甘草 3g。14 剂。每日 1 剂，水煎服。

其后上方加减，1 周服药 4 剂，继服半年，症状全部消失。

按语：《素问·至真要大论》说："诸风掉眩，皆属于肝。"认为凡风证病皆在肝。而本例患儿神情不能自主，又与痰浊蒙窍、心神不安有关。分析病机为风痰内扰，肝风妄动。采用平肝息风，化痰清热法处治，后又增健脾化痰、开窍宁神之品。本例患儿病已6年，服用氟哌啶醇后锥体外系反应等较重，且病情反复，病属久羁顽症，坚持服用中药8月终获痊愈。

3. 肝肺生风案

王某，女，5岁。2019年2月23日初诊。

主诉：反复搐鼻、挤眼近1年，加重1月。

患儿自2018年3月无明显诱因下出现频繁搐鼻、挤眼，家长未予重视，后自行好转。2018年4月上述症状又起，遂至南京某医院就诊，予"菖麻熄风片"口服1月后，症状消失。2018年8月、2019年1月患儿再次出现频繁搐鼻、挤眼，经服上药后减轻。刻诊：患儿搐鼻、挤眼偶作，伴口角上㖞，每次抽动发作前性情暴躁，无咳嗽咯痰，晨起鼻痒，喷嚏偶作，无鼻塞、流涕，纳可，寐佳，二便调，易汗，口气不显，胆怯，性急，咽红，舌苔薄黄。诊断为抽动障碍。辨证为肝亢风动，肺风犯窍。治法：清肝息风，宣窍祛风。

处方：夏枯草10g，白芍10g，天麻10g，钩藤10g（后下），蒺藜10g，辛夷6g，蝉蜕6g，地龙6g，胆南星6g，黄芩10g，栀子6g，甘草3g。21剂。每日1剂，水煎服。

3月16日二诊：患儿服上药后诸症好转，现搐鼻、挤眼、㖞嘴症状已平。近日无外感，无鼻塞、流涕、喷嚏，鼻痒减轻，纳可，寐安，二便调，上半夜出汗较多，手足尚温，口气不显，胆怯，性急，咽稍红，舌苔薄黄。患儿抽动已平，治以前方出入巩固。

处方：夏枯草10g，白芍10g，天麻10g，钩藤10g（后下），蒺藜10g，辛夷6g，苍耳子6g，菊花10g，广地龙6g，黄芩10g，煅龙骨20g（先煎），甘草3g。28剂。每日1剂，水煎服。

4月13日三诊：患儿服上药期间一般情况可，无外感症状，抽动已平，偶有揉鼻，无鼻塞、流涕、喷嚏，纳佳寐安，二便正常，恶热，上半夜出汗较多，手足尚温，胆怯，咽稍红，舌苔薄白。患儿抽动已平，偶有揉鼻，易汗，治以前方出入21剂巩固。

按语：余一向认为，抽动障碍属于风证，按《小儿药证直诀·脉证治法》"肝主风"之论，其病发生，为肝风妄动无疑。但五脏相关，抽动障碍兼见他脏证候者亦为常见。如兼见搔鼻、鼻痒、喷嚏者，按鼻为肺之窍的理论认识，当与肺风犯窍有关，应当肝肺同治，予常在平肝息风药物同时，配合使用辛夷、苍耳子、蝉蜕、菊花、木蝴蝶等宣肺消风药物，可取效验。

4. 肝脾生风案

朱某，男，9岁。2012年9月20日初诊。

主诉：清嗓5月余，口周红赤1周。

患儿近5月来清嗓频作，鼻痒揉擦，无挤眉眨眼等其他抽动症状。去年秋季患儿曾有眨眼频繁，后自行缓解。患儿近1周来自觉口干，喜舔口周，口周皮肤红赤，可见散在红色皮疹，瘙痒不显，既往患儿每至秋季则上述症状发作，纳可，眠安，二便调，动则多汗，咽红，舌苔薄黄。诊断为抽动障碍，辨证为脾热熏窍，阴虚动风。治法：清脾泄热，养阴息风。

处方1：升麻6g，黄连3g，黄芩10g，败酱草12g，钩藤10g（后下），生地黄10g，牡丹皮10g，紫草10g，五味子6g，蝉蜕6g，地肤子10g（包煎），甘草3g。14剂。每日1剂，水煎服。

处方2：黄芩油膏1盒，外用涂口周。

10月4日二诊：患儿服上药后口周皮肤红赤逐渐减轻，现已基本恢复正常，但清嗓仍作，纳佳，大便日行2～3次、质调，夜寐尚安，汗出减少，唇干减轻，咽部淡红，舌苔薄白。患儿服用前药后，脾胃积热已解。刻诊以肝阴不足，肝阳妄动为主，治以养阴平肝为主。

处方：生地黄10g，枸杞子10g，白芍10g，天麻10g，蒺藜10g，蝉蜕6g，麦冬12g，五味子6g，炙乌梅10g，夏枯草10g，地龙6g，甘草3g。14剂。每日1剂，水煎服。

11月3日三诊：患儿服上药期间清嗓几平。2周前受凉感冒后晨起清嗓又作，继服上药14剂后减轻。自觉口干目干，口周皮色基本正常。刻诊患儿清嗓偶作，无鼻塞，清涕少许，喷嚏偶作，有时揉眼揉鼻，汗出正常，纳可，寐安，二便调，咽稍红，扁桃体Ⅱ度肿大，舌苔薄黄。天气转冷，患儿畏寒，手足欠温。证候如前好转，治以前法出入巩固。

处方：桑白皮 10g，地骨皮 10g，生地黄 10g，麦冬 12g，辛夷 6g，蝉蜕 6g，蒺藜 10g，桔梗 6g，五味子 6g，天麻 10g，地龙 6g，甘草 3g。16 剂。每日 1 剂，水煎服。

11 月 19 日四诊、12 月 1 日五诊、12 月 15 日六诊：证候稳定，患儿一般情况可，清嗓几平，偶尔喉中异声，治以前方出入巩固。

按语： 五脏之中，肝脾之间关系最为密切。《素问·五脏生成篇》说："脾之合肉也，其荣唇也，其主肝也。"说明了肝脾之间的协调关系，以及口唇为脾之外荣的特点。本案前有之眨眼为肝风上扰，清嗓与肺脾肝有关，而口干、喜舔口周、口周皮肤红赤、散在红色皮疹则与肝脾阴虚内热相关。所以认证为肝脾生风，脾热薰窍、阴虚动风而发病。治用升麻、黄连、黄芩、败酱草清脾泄热，钩藤、蝉蜕平肝息风，生地黄、牡丹皮、紫草、五味子、地肤子、甘草益阴消风。全方肝脾同治、清益兼施，而总以息风消风为要旨。

5. 肝心生风案

胡某，男，10 岁。2018 年 10 月 14 日初诊。

主诉：喜张口伴注意力不集中 2 月余。

患儿 2 月前起出现喜张口动作，口唇干燥，喜舔嘴唇，无眨眼、耸肩，注意力不集中，易走神，纳差，大便正常，小便频多，入睡困难，寐后易醒，咽红，舌苔薄白，口唇干，下唇肿胀。对鸡蛋过敏，有荨麻疹病史，平素不易罹患外感。诊断为抽动障碍，伴注意缺陷多动障碍。辨证为心脾阴虚，心神不安，肝亢生风。治法：养心安神，清肝散火。

处方：北沙参 10g，麦冬 15g，生地黄 10g，升麻 6g，黄连 3g，牡丹皮 10g，石膏 20g（先煎），炒枣仁 10g，钩藤 10g（后下），焙蜈蚣 2g，甘草 3g。14 剂。每日 1 剂，水煎服。

10 月 28 日二诊：患儿服上药后张口动作较前减少，无眨眼、耸肩，晨起偶有口气，纳差，二便正常，入睡较难，口唇干，咽后壁红，舌苔薄黄。证候如前减轻，治以前方出入，14 剂。

11 月 11 日三诊：患儿服上药后证情平稳，于作业或压力大时偶现张口动作，纳可，二便正常，入睡较难，寐后易醒，醒后可再次入眠，稍有口气，咽后壁红，舌苔薄白，口唇干。证候好转，治宗前法出入，再进 14 剂。

11 月 25 日四诊：患儿近 2 周张口动作基本消失，近来注意力不集中，好动，喜撮嘴、舐嘴唇，纳可，二便正常，入睡较难，寐后易醒，稍有口气，咽红，舌苔薄白。患儿张口动作已平，刻下以注意力不集中、多动为主，治以补益心脾为主。

处方：党参 10g，茯苓 10g，白术 10g，远志 6g，郁金 10g，炒枣仁 10g，全当归 10g，炙黄芪 15g，灵磁石 20g（先煎），钩藤 10g（后下），淡竹叶 10g，黄芩 10g，甘草 3g。14 剂。每日 1 剂，水煎服。

其后以上方加减，服用近 3 月，诸证悉解。

按语： 心为君主之官，心神失主则不能自控动作，且可见注意力不集中、小便频多、入睡困难、夜寐不宁等症状，精神压力增大时加重。小儿肝常有余、脾常不足、神气怯弱，患儿喜张口、舔嘴唇、口唇干燥、纳差等症与肝、脾、心失调相关。因而先予养心安神、清肝散火，再给补益心脾，使抽动障碍及注意缺陷均得以消解。

6. 肝肾生风案

郑某，男，7 岁。2017 年 11 月 23 日初诊。

主诉：频繁眨眼 2 年余。

近 2 年多来患儿出现不自主频繁眨眼，左侧面部肌肉时时抽动，喉中时作"咯咯"声，性情烦急，好动少宁，服用氟哌啶醇、苯海索治疗 1 年余，症状改善不明显，入睡后诸症皆平，紧张时症状加剧。刻诊：患儿频频眨眼，面肌、四肢不自主抽动，心烦少宁，手足心热，盗汗，大便干，舌质红干，苔薄黄，脉弦细。诊断为抽动障碍。辨证属肝肾阴虚、阳亢风动，治宜滋水清肝息风，杞菊地黄丸加减。

处方：枸杞子 10g，菊花 10g，生地黄 10g，山茱萸 10g，夏枯草 10g，五味子 6g，谷精草 10g，黄芩 6g，茯苓 10g，牡丹皮 10g，甘草 3g。7 剂。每日 1 剂，水煎服。

药后眨眼明显减少，予原方稍有出入继服 3 周，诸症悉平。巩固治疗 2 个月，未见病情反复。

按语： 肝属乙木、肾属癸水，在病理状态下易于出现阴虚水不涵木而风阳内生的病证。患儿眨眼，面肌、四肢抽动而不能自控是肾志不足、肝亢生风的表现；心烦少宁、手足心热、盗汗、大便干、舌质红干、苔薄黄、脉弦细，是肝肾阴亏阳亢证候。为此，采用滋水清肝息风法，以杞菊地黄丸加减，使迁延 2 年多的抽动障碍得以缓解。

十一　胰腺炎

少阳郁滞案

孙某，男，7 岁。2019 年 7 月 1 日初诊。

主诉：腹痛伴呕吐 10 天。

患儿于 2019 年 6 月 21 日出现剧烈腹痛，伴呕吐频作，至南京某医院就诊，被收住院治疗。住院期间查腹部 B 超示：胰腺显示欠清，胰头 22mm，胰尾 14mm，余未见明显异常。查血淀粉酶 1389U/L。予抗感染、解痉、补液等保守治疗，后复查血淀粉酶正常后出院（报告未见）。刻诊：患儿纳差，形体瘦，进食稍多后易于腹胀，呃逆时作，大便日行 1 次，质调，夜寐安，出汗不多，咽红，舌苔薄白。既往史：患儿曾于 2018 年 6 月、2019 年 4 月胰腺炎各发作 2 次，均表现为剧烈腹痛，伴发呕吐，期间皆以保守治疗缓解。患儿母亲为本院职工，因带来就诊。诊断为胰瘅（胰腺炎）。辨证属少阳经枢不利，治以疏利少阳，兼以理气和胃。

处方：柴胡 6g，黄芩 10g，郁金 10g，炒枳实 6g，茯苓 10g，陈皮 3g，炙鸡金 6g，莱菔子 10g，法半夏 6g，金钱草 12g，焦山楂 12g，焦六神曲 12g。14 剂。每日 1 剂，水煎服。

7 月 15 日二诊：患儿近 2 周腹痛未作，证候平稳。7 月 9 日曾出现腹部胀满，大便 2 日未行，期间未有呕吐，予大黄粉敷脐后便下成形，腹胀缓解。刻诊：患儿无外感症状，纳食不香，无口气，大便成形，尿次频、无尿痛尿急，夜寐安，咽红，舌苔薄黄腻，腹软，形体瘦。腹部 B 超示：胰腺显示部分形态尚规则，胰腺内光点均匀。尿常规（－）。尿淀粉酶 70U/L。拟前法出入再进。

处方：柴胡 6g，黄芩 10g，郁金 10g，炒枳实 6g，茯苓 10g，陈皮 3g，白术

10g，莱菔子 10g，金钱草 12g，怀山药 12g，牡丹皮 10g，焦山楂 15g。14 剂。每日 1 剂，水煎服。

8 月 1 日三诊：患儿证候稳定，近 1 月未有腹痛，体重增长 1kg，身高增长 1cm，腹胀呕吐诸证均未作，仅偶有便稀，胃纳可，寐安，咽红，舌苔薄白。复查腹部 B 超、尿常规及尿淀粉酶均在正常范围。继予疏肝和脾调理巩固。

处方：柴胡 6g，黄芩 10g，郁金 10g，茯苓 10g，苍术 10g，炒白术 10g，佩兰 10g，陈皮 3g，金钱草 12g，牡丹皮 10g，焦山楂 12g，焦六神曲 12g。28 剂。每日 1 剂，水煎服。

9 月 19 日患儿母亲来诉，服前药后患儿一切正常，已经停药。随访至 12 月未见再发。

按语：胰腺炎在儿童不算常见，但也不容忽视。本病中医称胰瘅，多由饮食不节引起，也有由蛔厥、胆石等引发。依其主症分析病机，总因少阳经枢不利。急性者又多与阳明合病，用大承气汤治疗效佳。本例之前有 4 次发作史，此次急性发作经西医治疗症状已缓解，但仍有纳差，进食稍多则易于腹胀，呃逆时作，认为少阳经枢未利，同时脾胃不和，因而采用疏利少阳、理气和胃法治疗，其间腹胀、便结时加用了大黄粉敷脐，获得临床治愈。

十二　水　疝

1. 寒凝气滞案

王某，男，7 岁。1999 年 9 月 24 日初诊。

主诉：右侧阴囊肿胀 1 年余。

患儿右侧阴囊肿胀、偏坠，睾丸肿大，在南京某医院诊断为"右侧睾丸鞘膜积液"，嘱其手术，家长要求保守治疗，故来我院诊治。体检：心肺无异常，右侧阴囊肿胀、偏坠，睾丸肿大如鸡蛋，质软，透光试验阳性，时有小腹疼痛，纳呆，小便少，舌淡红，苔薄白，脉沉滑。诊断：水疝（右侧睾丸鞘膜积液）。辨证：寒凝足厥阴肝经、足少阴肾经，气不化水。治则：温经散寒，行气利水。

处方：吴茱萸 5g，川楝子 10g，炒茴香 30g，木香 10g，猪苓 10g，泽泻 10g，路路通 10g，丝瓜络 10g。7 剂。每日 1 剂，水煎服。

9 月 30 日二诊：药后阴囊较前缩小，无腹痛，纳增，小便仍少，舌淡红、苔白，脉滑。原方加车前子 10g。7 剂。每日 1 剂，水煎服。

10 月 8 日三诊：右侧阴囊、睾丸已基本恢复正常，纳可，小便正常。前方减其剂以巩固疗效。

处方：猪苓 10g，泽泻 10g，川楝子 5g，炒茴香 10g，木香 3g。7 剂，隔日 1 剂，水煎服。

再服 20 余剂，疾病痊愈。两月后随访未见复发。

按语：前阴为肾所主，又有肝经循行于此。寒侵肝肾，则肝络失和，肾气不化，气滞不行，水液下注，而成水疝。故以茴香、吴茱萸温经散寒，木香、川楝子行气疏肝，路路通、丝瓜络、猪苓、泽泻通络利水，诸药共奏温经散寒、行气利水而取效。

2. 脾虚湿聚案

吴某，男，6 岁。2018 年 5 月 19 日初诊。

主诉：发现右侧阴囊肿大 1 周余。

患儿 1 周前无明显诱因下出现右侧阴囊肿大，左侧正常，无尿频、尿急、尿痛。近日无外感。既往有鼻衄病史，目前无鼻塞、流涕、喷嚏。精神欠佳，少气懒言，不爱运动，语声轻微，纳食欠佳，二便正常，盗汗较多，四肢欠温，咽淡红，舌苔薄白。体检：体重 20kg。右侧阴囊肿胀 40mm×15mm，质软波动。2018 年 5 月 14 日南京某医院腹股沟、睾丸、阴囊 B 超检查：右侧阴囊内探及 40mm×15mm 透声暗区，边界清，暗区中睾丸大小约 14mm×7mm，形态正常；双侧附睾大小形态尚可。该院建议手术治疗，家长未接受，来本院门诊治疗。诊断为水疝（右侧睾丸鞘膜积液）。辨证为脾虚水湿不化，治法健脾化湿利水，予五苓散加味。

处方：黄芪 15g，连皮苓 10g，白术 10g，桂枝 5g，泽泻 10g，猪苓 10g，车前子 10g（包煎），太子参 10g，炙鸡金 6g，青皮 3g，陈皮 3g，荔枝草 12g，焦山楂

15g。14剂。每日1剂，水煎服。

6月2日二诊：患儿服上药后，右侧阴囊肿大减轻，无尿频、尿急、尿痛。近日无外感，无鼻塞、流涕、喷嚏。精神好转，纳食改善，大便间日一行，质地稍干，小便正常，夜寐尚可，出汗减少，咽部淡红，舌苔薄白。体检：右侧睾丸可触及，已无明显液化区，睾丸约13mm×11mm大小。患儿水疝已平，继予前方巩固。12剂。每日1剂，水煎服。

6月14日三诊：患儿服上药后，鞘膜腔积液已基本吸收。白天活动后易汗，夜间盗汗明显，食欲时好时差，大便间日一行，质地稍干，小便正常，寐时露睛，四肢欠温，叹气时作，面色少华，形体消瘦，咽部稍红，舌苔薄白，右侧睾丸13mm×10mm，鞘膜内无明显波动。证候如前，水疝已痊，但脾阳不振，继予前方出入巩固。

处方：炙黄芪15g，桂枝6g，白芍10g，炙甘草3g，茯苓10g，白术10g，泽泻10g，猪苓10g，炙鸡金6g，乌药3g，炒枣仁10g，焦山楂15g。28剂。每日1剂，水煎服。

7月8日四诊：患儿鞘膜腔积液已消。精神转振，偶有叹气，白天活动后易汗，夜间盗汗明显，汗出身凉，平素四肢欠温，纳可，眠安，大便间日一行，质地稍干，小便正常，寐时露睛，咽稍红，舌苔薄白，外阴睾丸正常。证候如前，继予温通阳气为主治之巩固。

10月21日因感冒咳嗽再次就诊，鞘膜腔积液完全吸收后未曾发作，改治外感咳嗽。

按语：本案患儿水疝病史较短，有脾阳不振、气不化水之征，故取仲景治伤寒蓄水证之五苓散治疗取效。

3. 气化不利案

王某，男，4岁。2019年4月22日初诊。

主诉：发现睾丸鞘膜积液1年。

1年前患儿家长发现其左侧阴囊增大，在某医院诊断为"鞘膜积液"，建议手术治疗，家长拒绝。患儿半年前出现双侧阴囊增大，2019年1月11日于苏州某医院行阴囊B超示：双侧精索鞘膜积液（双侧腹股沟区肿大，其内分别探及约

33mm×15mm、24mm×8mm的无回声区）。刻下：患儿双侧阴囊增大，左侧为甚，尿急，无尿频尿痛。近日咳嗽阵作，喉间有痰，鼻塞严重，清涕少许，喷嚏偶作，鼻痒，汗多，纳差，寐可，大便正常，咽红，扁桃体Ⅱ度肿大，舌苔淡黄腻。心肺听诊阴性。平素体质较差，易罹患外感。诊患儿经常感冒咳嗽，现仍痰阻肺络，肺失宣肃，兼之水疝。治以宣肃肺气，通络利水。

处方：桑叶10g，桑白皮10g，前胡10g，炙麻黄3g，辛夷6g，百部10g，连翘10g，黄芩10g，荔枝核10g，川楝子10g，车前子10g（包煎），陈皮3g，焦山楂12g。21剂。每日1剂，水煎服。

5月13日二诊：患儿咳嗽已止，晨起咯吐青色痰涎，鼻塞时作，流黄脓涕，无喷嚏，鼻痒，出汗减少，纳可，寐安，二便调，咽红，扁桃体Ⅱ度肿大，舌苔薄白，两侧阴囊内睾丸较前减小，左侧约20mm×13mm、右侧约15mm×8mm。患儿咳嗽已平，鼻渊未减，水疝减轻。治以清肺利窍，疏肝利水。

处方：桑白皮10g，辛夷6g，苍耳子6g，白芷10g，胆南星6g，黛蛤散10g（包煎），黄芩10g，荔枝核10g，川楝子10g，车前子10g（包煎），牡丹皮10g，焦山楂12g。21剂。每日1剂，水煎服。

6月1日三诊：患儿近日罹患外感，咳嗽又作，清涕少许，矢气频频。刻诊：患儿双侧阴囊内睾丸较前减小，咳嗽偶作，晨起咯吐清色痰涎，稍感鼻塞，清涕少许，喷嚏未作，鼻痒，纳食可，二便调，易于出汗，入寐时为甚，咽红，扁桃体Ⅱ度肿大，舌苔薄白。证候尚属稳定，治疗宗前法出入。

处方：白芷10g，辛夷6g，菊花10g，苍耳子6g，桑白皮10g，桔梗6g，杏仁10g，鱼腥草15g，荔枝核10g，牡丹皮10g，车前子10g(包煎)，焦山楂12g。21剂。每日1剂，水煎服。

6月22日四诊：患儿服上药后诸症减轻，声咳偶作，无痰，无鼻塞、流涕，喷嚏偶作，鼻痒，出汗多，有口臭，纳差，寐可，二便正常，咽稍红，扁桃体Ⅱ度肿大，舌苔薄白，鞘膜积液已消，睾丸大小正常。张家港市某医院睾丸及附睾B超：双侧睾丸及附睾未见明显异常，双侧阴囊未见明显积液。

患儿水疝已痊，偶尔喷嚏，咳嗽，纳差，多汗。既往经常感冒发热，自来本处门诊就诊以来少作。刻下水疝已痊愈，证属肺卫不固、脾运失健，治以补肺固表、调脾助运以善后。

处方：桑白皮 10g，辛夷 6g，桔梗 6g，黄芪 15g，白术 10g，防风 5g，煅龙骨 20g（先煎），煅牡蛎 20g（先煎），槟榔 10g，黄芩 10g，焦山楂 15g，焦六神曲 15g。14 剂。每日 1 剂，水煎服。

按语：本案原有经常感冒咳嗽及水疝，现症亦为咳嗽与水疝并见，两者互有联系。辨证咳嗽属于痰阻肺络、肺失宣肃，水疝与肺气失肃、肝络不利有关，故治以宣肃肺气，通络利水，使水疝获愈后，再予补肺固表、调脾助运以善后。

第五章

肾系病证医案

一　肾病综合征

1.肺脾失调案

任某，男，9岁。1984年4月16日住入江苏省中医院儿科病区。

主诉：肾病综合征病史近3年，发作3日。

患儿曾于1981年5月18日因肾病综合征住院，经泼尼松、健脾利水中药等治疗3个多月，尿蛋白由（++++）降为微量而出院。出院后继服泼尼松、知柏地黄丸2周而停药。偶尔复查小便，尿蛋白仍为微量。本月16日，患儿发热3日后继见浮肿又起，尿蛋白（++++），由门诊再次收住入院。

入院时患儿发热，体温39.5℃，少汗，咳嗽，纳差，全身浮肿，按之凹陷难起，尿少色黄，咽红，舌质红，苔黄腻。血压102/58mmHg。体重29.5kg。胸透心肺无异常发现。血常规：白细胞总数17.2×10^9/L，中性粒细胞82%、淋巴细胞18%。红细胞沉降率115mm/h。抗"O"＜500U/mL。肝功能检查：正常。血蛋白图谱：PA4.6%，A26.4%，$\alpha_1$3.5%、$\alpha_2$35.6%、β16.0%、γ13.9%。总胆固醇282mg/dl。

入院后诊断为水肿（肾病综合征）。辨证为风热袭肺，通调失职，水湿泛溢。治以疏风清热，宣肺利水。

处方：金银花10g，连翘10g，荆芥6g，防风6g，桔梗6g，桑叶10g，桑白皮10g，鱼腥草15g，车前子10g（包煎），荔枝草15g。4剂。每日1剂，水煎服。

4月20日：患儿热退咳止，浮肿依然。外感风热已解，肺失通调，水道不利，转易宣肺利水法。

处方：麻黄3g，连翘10g，桑白皮10g，防己10g，桔梗6g，泽泻10g，车前子10g（包煎），荔枝草15g，赤小豆15g。4剂。每日1剂，水煎服。

药后小便增加，浮肿渐减。此方加减继续服用。至4月27日诸证均退，但检查尿蛋白仍为（+++）。

5 月 5 日：检查尿蛋白（+++）。中药汤剂改为健脾利水剂，五苓散加减，加服雷公藤合剂，每服 10mL，1 日 3 次。

5 月 7 日：尿蛋白降为微量。复查血白细胞总数 8.4×10^9/L，中性粒细胞 55%、淋巴细胞 40%、嗜酸性粒细胞 5%。红细胞沉降率 94mm/h。血蛋白图谱：PA1.5%，A44.9%，$\alpha_1$3.5%、$\alpha_2$18.1%、β 15.4%、γ 16.6%。

此后，因患儿小便黄，舌质偏红、舌苔根部黄腻，改用四妙丸加味，雷公藤合剂续服。尿蛋白维持于阴性至微量。

5 月 31 日：红细胞沉降率 20mm/h。总胆固醇 175mg/dl。雷公藤合剂减为每服 5mL，1 日 3 次。

6 月 8 日：停用雷公藤合剂，仍予四妙丸加味。

6 月 25 日：查 24 小时尿蛋白定量为 0.12g。

7 月 3 日：患儿身无所苦，尿常规检查正常。以"临床缓解"出院，带回中药继续治疗。

按语： 肾病综合征为儿科肾系常见疾病，病程迁延，易于反复发作而难以痊愈。以往单纯用辨证施治汤药治疗，对改善症状有一定的作用，但尿蛋白难以下降。西药肾上腺皮质类固醇制剂及免疫抑制药物，由于其明显的副作用，亦为患儿及家长所忌惮。余自 20 世纪 80 年代初，采用辨证施治汤药与雷公藤合剂联用治疗本病，获得良好的临床疗效。雷公藤治疗的主要效应是降低尿蛋白，一般服药 3 ～ 14 日尿蛋白有明显下降，大部分病例可获得缓解。本病辨证论治方法见《儿科肾病证治》，此处不再赘述。

雷公藤合剂为我院 80 年代肾科金惠伯老中医研制的院内制剂，由雷公藤、鸡血藤、甘草组成，每 10mL 含雷公藤生药 5g。据文献报道，雷公藤的毒副作用有性腺损害、胃肠道反应、心悸及心电图异常、肝肾功能损害、白细胞下降等。我们掌握雷公藤生药每日剂量为 5 ～ 10g，最多不超过 15g，制作时去皮、切片、打粉，以 95% 酒精浸泡提取，加上雷公藤合剂中配伍了鸡血藤与甘草，我们根据证情再配以辨证施治汤药，定期作肝、肾功能及血象等检查，临床观察发生毒副反应者很少。

2. 阴虚湿热案

刘某，女，9 岁。1984 年 4 月 9 日住入本院（住院号 10973）。

主诉：患过敏性紫癜肾病半年。

患儿 1983 年 9 月患过敏性紫癜，1 个月后全身浮肿，尿常规：蛋白（+++），红细胞（++），白细胞少许，住进某医学院附属医院，诊断为紫癜性肾病，用泼尼松、地塞米松、青霉素等药治疗，并一度加用环磷酰胺、6-MP。住院半年，因长期服用激素，库兴氏征显著，尿蛋白仍在微量～＋徘徊，并时而出现（++ ～ +++），家长要求转来本院。出院时医嘱：泼尼松 25mg 加地塞米松 3mg，隔日 1 次；6-MP25mg，每日 2 次，并予利舍平、钙素母、鱼肝油等。患儿形体肥胖，面如满月，颜色潮红，腹部肥厚、肤现紫纹，毛发增生，下肢浮肿，唇红口干，食欲颇佳，尿黄量少，舌质红，苔薄腻。血压 120/94mmHg。体重 41.5kg。尿常规：蛋白+，红细胞少许。肝、肾功能正常。血钾、钠、氯化物正常，钙 4.53mEq/L。胆固醇 300mg/dl。血浆总蛋白 5.68g/dl，白蛋白 3.65g/dl、球蛋白 2.03g/dl。诊断为紫癜（过敏性紫癜肾病）。辨证为肾阴不足、湿热内蕴，治以养阴益肾、清热利湿，予知柏地黄丸加味。

处方 1：生地黄 10g，山茱萸 10g，山药 10g，牡丹皮 10g，茯苓 10g，泽泻 10g，知母 10g，黄柏 10g，车前子 10g（包煎），益母草 15g。每日 1 剂，水煎服。

处方 2：雷公藤合剂，每次 10mL，1 日 3 次。

停服 6-MP，激素改用地塞米松 6mg，隔日 1 次。后因血压正常，利舍平亦减量而至停用。

治疗至 4 月 26 日，尿蛋白保持于微量至阴性，因 HAA 血凝试验 1：1024，为乙型肝炎病毒携带者，遂动员其出院，继续门诊治疗。雷公藤合剂续服，汤药宗原法出入。激素渐予减量，每隔 10 日，地塞米松减少 0.75mg/qod。减至 1.5mg/qod 时，改为每隔 15 日减少 0.75mg/qod。其间尿常规每周检查 2 次，蛋白多为阴性，少数极微。肝、肾功能每月检查 1 次，均正常。HAA 血凝试验亦渐降，至 6 月 23 日，转为阴性。7 月 21 日，地塞米松停服，仍用雷公藤合剂。因阴虚湿热之象已除，面色淡黄，形体虚浮，食欲减退，舌质淡、苔薄白，汤剂改用益气温阳法。

处方：太子参 10g，茯苓 10g，白术 10g，山药 10g，淫羊藿 10g，泽泻 10g，焦山楂 10g，焦六神曲 10g，荠菜花 15g。其后均以此方加减治疗，每日 1 剂，水煎服。

经以上处理，证情稳定。

8 月 1 日，停服雷公藤合剂，评价"临床缓解"，继续中药治疗，定期门诊。

此后续服汤药。8月21日查胆固醇为147mg/dl。9月11日查24小时尿蛋白定量为0.185g。体重逐渐下降，9月27日为36.5kg。病情缓解，体重仍在减低、恢复正常中。

按语： 本案为过敏性紫癜肾脏损害，按其症状表现以蛋白尿为主，符合肾病诊断。患儿因长期服用激素，库兴氏征显著，而尿蛋白未能转阴，已经出现肾阴不足、湿热内蕴证的表现，故以养阴益肾、清热利湿，知柏地黄丸加味治疗，同时加用了雷公藤合剂。经治疗患儿临床症状不断改善，库兴氏征日渐减轻，尿常规蛋白转阴性，24小时尿蛋白定量为0.185g，病情缓解（当年24小时尿蛋白定量标准为0.4g以下）。

3. 阴虚内热案

任某，男，9岁。2012年3月12日初诊。

主诉：反复皮肤紫癜3月。

患儿初因感冒，发热咽痛，继而四肢出现瘀点，尤以下半身居多，色泽鲜红，两侧对称，伴有关节肿痛，5天后又出现肉眼血尿，双眼睑浮肿。查尿常规：尿蛋白（++），红细胞（+++），白细胞3～5/HP，管型2～3/HP，于2011年11月住院治疗。查血常规、出凝血时间、尿素氮、血肌酐、大便潜血均在正常范围，双肾B超未见异常。诊为紫癜性肾炎，予以西药抗生素，加清热解毒凉血中药，治疗2个月，复查尿常规：尿蛋白（+），红细胞（++），无白细胞、管型，病情好转出院。出院后求治于我门诊，见患儿紫癜色暗，双下肢伸侧散在分布，口干，五心烦热，舌质红，苔少，脉细数。诊断：紫癜（过敏性紫癜肾病），阴虚内热证。分析认为患儿乃阴虚火旺、灼伤血络，治当滋阴清火化瘀，方取二至丸加味。

处方：旱莲草10g，女贞子10g，生地黄10g，牡丹皮10g，茜草10g，丹参10g，地骨皮10g，益母草10g，玄参10g，甘草4g。14剂。每日1剂，水煎服。

3月26日二诊：服药14剂，紫癜消失，口干、五心烦热减轻，尿常规：蛋白（±），红细胞偶见。再服14剂。每日1剂，水煎服。

4月9日三诊：复查各项指标均正常，症状基本消失，继以前方加减治疗。

又服药调理2月后一切正常，给予停药。1年后随访，未见发作。

按语： 本例患儿因外感后四肢出现紫癜，是外感邪热损伤血络、血热妄行的表现，故起初用抗生素及清热解毒凉血中药。治疗2个月，紫癜仍反复出现，尿常规检查蛋白、红细胞减少而仍然漏出。门诊诊治所见诸症，已非血热证候，而是因病程日久、反复，形成肾阴亏损、虚热内蒸、血络灼伤、血溢为瘀之证。因而治以滋阴清火化瘀。所用二至丸中女贞子甘凉、旱莲草甘寒皆能补益肝肾之阴，兼能清虚热、止出血，且药性平和，是治疗肝肾阴虚兼有出血的名方。加用生地黄、茜草、玄参、甘草清热凉血，牡丹皮、地骨皮内清虚热，丹参、益母草活血通经。用药对证，因而取得良好的临床疗效。

4. 肺肾亏虚案

唐某，男，5岁。2014年8月30日初诊。

主诉：患肾病综合征1年，激素依赖难撒至今。

患儿自2013年8月底感冒后发现尿少、全身浮肿，9月1日到南京某医院就诊，查尿常规：尿蛋白（++++），红细胞（+）。诊断为肾病综合征，给予醋酸泼尼松治疗，初始剂量10mg，1日3次。使用4周后浮肿消退，尿常规蛋白转为微量，继用4周转为阴性，此后按每3周减2.5mg/d速度减量。保持尿常规正常至2014年2月，醋酸泼尼松已经减为10mg，1日1次，晨服。因一次感冒鼻塞、流涕、咽痛，未发热，尿常规蛋白又升为（+++），浮肿再现。某医院主诊医生在治疗感冒同时，将醋酸泼尼松重新加量至10mg，1日3次，1周后尿常规转为正常，浮肿消退。此后又按前方案治疗，足量服用8周后，按每3周减2.5mg/d速度减量。保持尿常规正常至2014年7月，无明显感冒而发病，尿蛋白又升为（+++）。某医院主诊医生再次将醋酸泼尼松剂量加至10mg，1日3次，尿蛋白转阴，再按前法继续服药。家长因患儿病情复发2次，被主诊医生告知属于激素依赖，如若再有反复，只能试加用免疫抑制剂治疗。家长遂来我院求治于中医。

2014年8月30日初诊：当时醋酸泼尼松服用剂量为10mg，1日3次。刻诊：患儿库欣氏征明显，体重28kg，全身肥胖，尤其两腮、背部、腹部显著，前额、背部毳毛增生浓密。面部红赤，手心亢热，多汗，食欲亢进，口干喜饮，性情烦急，大便正常，舌质红、少津，舌苔薄。尿常规检查正常。诊断为肾病综合征（激素依赖），阴虚火旺证。治以补益肾阴，清泻虚火。予知柏地黄丸加减。

处方1：生地黄10g，熟地黄10g，枸杞子10g，怀山药12g，山茱萸10g，牡丹皮 10g，墨旱莲 10g，女贞子 10g，知母 10g，黄柏 6g，炙甘草 3g。14 剂。每日 1 剂，水煎服。

处方 2：醋酸泼尼松服用剂量为 10mg，1 日 3 次。继服。

9 月 13 日二诊：患儿服药后症状无明显变化，尿常规每周检查一次，保持正常。中药治用前方，再进两周。醋酸泼尼松减量为 10mg，早晚各 1 次，中午服 7.5mg。

9 月 27 日三诊：患儿食量稍减，手心亢热减轻，余无特殊变化。

处方 1：生地黄 10g，熟地黄 10g，枸杞子 10g，怀山药 12g，山茱萸 10g，牡丹皮 10g，茯苓 10g，墨旱莲 10g，女贞子 10g，知母 10g，黄柏 5g，炙甘草 3g。14 剂。每日 1 剂，水煎服。

处方 2：醋酸泼尼松 10mg，早晨 1 次；7.5mg，中午、晚间各 1 次。10 月 4 日起。

10 月 11 日四诊、10 月 25 日五诊、11 月 8 日六诊、11 月 22 日七诊，醋酸泼尼松剂量按每 3 周 2.5mg/d 速度递减，中药前方出入，患儿阴虚火旺症状逐步减轻，其余无明显症状。其间尿常规每周检查一次，均为正常。

12 月 6 日八诊：患儿近两天有发热（T：38.2℃），咳嗽声作、有痰，鼻塞，流清涕，咽痛，咽红，舌质红，舌苔薄黄。听诊心肺无异常。诊断为感冒，风热感冒证。急则治其标，治以疏风解表、宣肺止咳，银翘散加减。

处方 1：金银花 10g，连翘 10g，薄荷 6g（后下），荆芥 6g，牛蒡子 10g，桔梗 6g，前胡 10g，浙贝母 6g，辛夷 6g，蒲公英 15g，猫爪草 15g，芦根 15g。7 剂。每日 1 剂，水煎服。

处方 2：醋酸泼尼松 10mg，早晨 1 次；2.5mg，中午 1 次；5mg，晚间 1 次。

12 月 13 日九诊：患儿服上药后 2 天热退，继而鼻塞、清涕、咳嗽、咽痛均解，复查尿常规正常。仍宗前法，滋阴降火为主治疗。

处方 1：生地黄 10g，枸杞子 10g，怀山药 12g，山茱萸 10g，牡丹皮 10g，茯苓 10g，墨旱莲 10g，女贞子 10g，知母 10g，黄柏 5g，猫爪草 15g，炙甘草 3g。14 剂。每日 1 剂，水煎服。

处方 2：醋酸泼尼松 10mg，早晨 1 次；2.5mg，中午、晚间各 1 次。12 月 27 日起。

2014 年 12 月 27 日十诊、2015 年 1 月 10 日十一诊，证候稳定，患儿无明显不适。治以前方中药出入继进，醋酸泼尼松嘱自 1 月 17 日起改为 12.5mg，早晨 1 次顿服。

2015 年 1 月 24 日十二诊：患儿近期未罹患外感，亢热已消，食量有减，身形略减，但出汗较多，四肢欠温，纳可，寐安，二便调。尿常规、血生化检查均正常。患儿虚热已清、肺虚汗泄，虑其外感，拟从肺肾两虚论证，以补肺固表、补肾益气法治疗，予玉屏风散、六味地黄丸加减。

处方 1：炙黄芪 15g，白术 10g，防风 5g，煅龙骨 15g（先煎），煅牡蛎 15g（先煎），生地黄 10g，枸杞子 10g，怀山药 12g，山茱萸 10g，牡丹皮 10g，墨旱莲 10g，女贞子 10g，菟丝子 10g，炙甘草 3g。14 剂。每日 1 剂，水煎服。

处方 2：醋酸泼尼松 10mg，早晨 1 次；2.5mg，中午、晚间各 1 次。继服。

2 月 7 日十三诊：患儿一般情况可，纳食正常，二便自调，出汗较多，四肢欠温。辅检：①血常规：正常。②尿常规：正常。患儿肾病综合征维持缓解，中药治以前方出入。

处方 1：炙黄芪 15g，白术 10g，防风 5g，煅龙骨 15g（先煎），煅牡蛎 15g（先煎），生地黄 10g，枸杞子 10g，怀山药 12g，山茱萸 10g，墨旱莲 10g，女贞子 10g，菟丝子 10g，巴戟天 10g，炙甘草 3g。21 剂。每日 1 剂，水煎服。

处方 2：醋酸泼尼松，12.5mg，1 日 1 次，晨顿服。

此后患儿证候基本稳定，中药以上方加减服用，醋酸泼尼松仍按照每隔 3 周减量 2.5mg/d 速度递减。其间偶尔感冒，暂给宣肺解表利咽治疗。尿常规保持正常。

4 月 23 日复诊：患儿形体有减，体重 24.5kg，前额、背部毳毛减轻，食欲、食量正常，寐安，二便调，出汗仍较多，咽部淡红，舌苔薄腻。醋酸泼尼松自 4 月 11 日起已减量至 5mg，1 日 1 次，晨顿服。尿常规：正常。患儿证候稳定，偶尔感冒尿常规仍正常。治疗仍予补肺益肾以扶正御邪为主。

处方 1：炙黄芪 15g，白术 10g，防风 5g，煅龙骨 15g（先煎），煅牡蛎 15g（先煎），生地黄 10g，山茱萸 10g，墨旱莲 10g，女贞子 10g，菟丝子 10g，补骨脂 10g，巴戟天 10g，泽兰 10g，炙甘草 3g。18 剂。每日 1 剂，水煎服。

处方 2：醋酸泼尼松，5mg，1 日 1 次，晨顿服。继服。

5 月 11 日复诊：患儿服上药期间，一般情况可，出汗减少，尿常规检查每周 1

次未见异常。证候稳定，治疗宗前法补益肺肾为主，上方出入。

处方1：炙黄芪15g，白术10g，防风5g，生地黄10g，山茱萸10g，牡丹皮10g，墨旱莲10g，女贞子10g，菟丝子10g，补骨脂10g，巴戟天10g，泽兰10g，炙甘草3g。28剂。每日1剂，水煎服。

处方2：醋酸泼尼松，2.5mg，1日1次，晨顿服。继服。

6月11日复诊：患儿证候稳定，形体、毳毛继减，无特殊症状。中药继取上方，醋酸泼尼松今起停服。

此后患儿证候基本保持稳定，偶尔有感冒、咳嗽，暂时改用宣肺止咳方治疗，其余时间均以5月11日方加减服用。醋酸泼尼松完全停服后，尿常规检查继续保持正常。至2015年底之后，患儿家长间断来诊，仍以补益肺肾方加减服用。至2017年9月，家长因患儿病情缓解已经3年，激素停药也已2年多，遂停止治疗。其后偶因患儿感冒仍来诊，每次感冒后检查尿常规均无异常。直至2019年8月来诊，患儿肾病未复发，获得痊愈。

按语：本案患儿系肾病综合征激素依赖病例，足量治疗有效，但减量到一半以下时则随即复发，如是两次，他院主诊医师拟加用免疫抑制剂治疗，家长担心其副作用，而转来我处求治。来诊时因患儿使用激素已经1年，库欣氏综合征阴虚火旺证候明显，给知柏地黄丸为基本方补肾滋阴清火，同时按1年疗程设计渐减激素，证候逐渐减轻。后因患儿多汗易感，改用补肺固表、补肾益气法治疗，尿常规一直保持正常，病情持续缓解。直到2017年9月，家长因激素停药2年多，病情缓解3年，肾病综合征未曾复发，可评为痊愈，遂停止治疗。随访2年，亦保持稳定，患儿入学读书，已进入四年级，一切正常。

本案患儿家长自来求治中医起，服从医嘱，坚持治疗，取得理想疗效。除本案外，还有几例肾病综合征激素依赖类似病例，也取得同样的效果。案例治疗实践表明，对于肾病综合征激素依赖患儿，中药补肾治疗对于减轻激素副作用、巩固治疗效果、利于激素顺利撤除，有明显的效果。补肺固表治疗对于改善因激素治疗造成的免疫功能降低、减少外感发病有效，从而有助于减少疾病复发。难治性肾病综合征的中西医结合治疗增效减毒方法，可从此类案例中得到借鉴。

二　尿　频

1. 脾肾阳虚案

王某，男，10 岁。2003 年 3 月 24 日初诊。

主诉：小便频数、失禁 5 月。

患儿一向好学上进，学习成绩优秀。但近 5 个月来小便日益频繁，日间从约每小时一次逐渐发展，直至近一个多月来不时滴沥难禁，以至常常淋湿裤子，气味臊臭，已因此停学。每日夜间小便 1～2 次，无遗尿。家长曾带患儿到某医院就诊，经查尿常规等无异常发现，声称无法治疗，因而来本院求治。就诊时见患儿面色少华，形体偏瘦，精神不振，衣服散发出臊臭气味。询问患儿时有尿意，而等不及到厕所时尿液已经溅出，有时甚至无意间已有排尿，不能自控，每次尿量不多，尿液色清，尿后有余沥。因受到同学嫌恶而羞愧，更因为此休学而沮丧。食欲欠振，大便正常。平时不常患他病，但冬季畏寒肢冷。舌质淡，舌苔薄白，脉沉缓。尿常规检查：正常。中段尿培养：无致病菌生长。诊断：尿频（神经性尿频），脾肾阳虚证。治当温补脾肾，固摄膀胱。方取缩泉丸加味。

处方：炙黄芪 15g，党参 10g，茯苓 10g，怀山药 12g，益智仁 10g，乌药 3g，菟丝子 10g，覆盆子 10g，制附子 3g（先煎），桑螵蛸 10g。7 剂。每日 1 剂，水煎服。

3 月 31 日二诊：服药 1 周，患儿尿频症状显著好转，滴沥现象已消，小便次数减少为 1～2 小时 1 次。家长十分高兴，但反映食欲不振。遂以原方加减，增健脾助运之品再进。

处方：炙黄芪 15g，党参 10g，茯苓 10g，怀山药 12g，芡实 10g，益智仁 10g，乌药 3g，制附子 3g（先煎），鸡内金 6g，焦山楂 10g。14 剂。每日 1 剂，水煎服。

4 月 14 日三诊：患儿尿频症状已完全消失，小便能够自控，每日日间约 5～6 次、夜间 1 次。面色转润，体重有增，食欲增进，性情开朗，脉平。尿频已愈，嘱前方再进 2 周巩固，可以恢复学业。

按语：本例患儿就诊时因日间小便频数，难以控制，以致常淋湿裤子而休止学业，家长及患儿均十分焦急。分析患儿临床证候，面色少华、形体偏瘦，精神不佳，食欲欠振，是脾气虚弱之象，而尿频难控，尿后余沥不止，冬季畏寒肢冷，脉象沉缓，是脾肾阳虚表现。所以，认证为脾肾阳气不足，膀胱失于温煦，因而水泉不止，给予补中益气，温补脾肾治疗。方以缩泉丸为主，合补中益气丸与五子衍宗丸之意。服用之后，仅一周便见显效。后再加减调理，收获全功。

2. 脾阳不振案

于某，女，5 岁。2017 年 7 月 10 日初诊。

主诉：小便次频量少 2 周。

患儿近 2 周来无明显诱因下出现小便次数频多、量少，5 天前曾查尿常规正常。患儿易感，每年秋冬季易感冒咳嗽，2016 年曾予中药调理，近半年来发病明显减少。1 周前曾患过敏性咳嗽，现已愈。刻诊：患儿无咳嗽咯痰，无鼻塞流涕，无畏寒发热，出汗较多，纳可，眠安，大便正常，咽部淡红，舌苔薄白。诊断为尿频（神经性尿频），辨证为脾阳不振、膀胱失约，治以健脾温阳固脬。

处方：党参 10g，茯苓 10g，白术 10g，怀山药 12g，乌药 3g，煨益智仁 10g，炙黄芪 15g，煅龙骨 15g（先煎），煅牡蛎 15g（先煎），桑螵蛸 5g，石菖蒲 10g，炙鸡金 6g，甘草 3g。14 剂。每日 1 剂，水煎服。

2019 年 2 月 11 日患儿因"咳嗽间作半月"前来就诊。家长诉 2017 年 7 月 10 日就诊服药后尿频即愈，后未再复发。

按语：《景岳全书·杂证谟·遗溺》说："脾肺气虚不能约束水道而病，为不禁者，此其咎在中上二焦，宜补中益气汤、理中汤、温胃饮、归脾汤或四味回阳饮之类加固涩等剂主之，如不见效当责之肾。"认为小便不禁首先应责之于脾肺气虚，以益气温脾加固涩剂治疗，如无效再从肾治。本案患儿病程较短，除小便次频量少、出汗较多、咽部淡红、舌苔薄白外，并无过多症状，因循《景岳全书》思路治疗，迅速获愈。由此可见，临床患者症状表现往往难以从典型证候对号入座，在症状不多的情况下，只要从中医学藏象、病机、辨证的基本观点出发，就不难找到论治的途径。

三　遗　尿

1. 阳虚失摄案

李某，女，6 岁。2009 年 7 月 18 日初诊。

主诉：尿床 4 年。

患儿近 4 年来一直夜间尿床，平均每晚 1 次，余无特殊不适主诉，平素好动，纳食可，寐深沉，二便调，舌苔薄白。诊断为遗尿。辨证为脾阳不振，膀胱失约。治法：补脾升阳固脬。取补中益气汤合缩泉丸加减。

处方：炙黄芪 15g，党参 10g，白术 10g，茯苓 10g，怀山药 12g，乌药 4g，益智仁 10g，桑螵蛸 10g，煅牡蛎 20g（先煎），炙鸡金 6g，石菖蒲 10g，炙甘草 3g。7 剂。每日 1 剂，水煎服。

7 月 25 日二诊：患儿现夜间仍不能自主控制排尿，需家长唤醒排尿，余无特殊不适主诉，纳食可，寐深沉，二便调，舌苔薄白。考虑患儿遗尿日久，当从脾肾两虚认识，拟增温补肾阳之品，改用菟丝子丸合缩泉丸加减。

处方：菟丝子 10g，覆盆子 10g，肉苁蓉 10g，益智仁 10g，怀山药 12g，乌药 4g，炙黄芪 15g，党参 10g，桑螵蛸 10g，煅牡蛎 20g（先煎），石菖蒲 10g，炙鸡金 6g。14 剂。每日 1 剂，水煎服。

8 月 8 日三诊：患儿服上药后，夜尿可自我控制，遗尿未再作，无须家长提醒，纳寐可，二便调，舌苔薄白。证候如前，治以前方出入巩固。

处方：菟丝子 10g，覆盆子 10g，肉苁蓉 10g，桑螵蛸 10g，煅牡蛎 20g（先煎），怀山药 12g，乌药 4g，益智仁 10g，炙黄芪 15g，党参 10g，石菖蒲 10g。14 剂。每日 1 剂，水煎服。

按语： 小儿遗尿，临床见证常常不多，给分析病机带来困难。林佩琴《类证治裁·遗溺》说："夫膀胱仅主藏溺，主出溺者，三焦之气化耳。"给我们指明了思路。膀胱是贮尿器官，而排尿则由三焦气化所司，其中上焦以肺为主、中焦以脾为主、下焦以肾为主。膀胱气化之动力，则主要来自于脾阳、肾阳，所以温阳固脬法在遗尿病常用。本案除每夜遗尿外，症状不多，先从脾气不足、脾阳失摄考虑，予补脾升阳固脬法治疗，服 7 剂疗效未显，思考后再增以温补肾阳之品，辄即收效。所用菟丝子丸，出《济生方》，由菟丝子、肉苁蓉、牡蛎、附子、五味子、鹿茸、鸡内金、桑螵蛸、益智仁、乌药、山药组成。本案患儿因肾阳虚象不著，故未用附子、鹿茸大温之品。而石菖蒲有醒神开窍之功，对于沉睡难醒之患儿常予加用。

2. 阴虚内热案

汪某，男，8 岁。2011 年 6 月 25 日初诊。

主诉：尿床 8 年。

患儿自幼尿床至今，睡眠较沉，冬季每夜需唤起排尿 2～3 次，夏季 1～2 次。白天小便正常，午睡时未见遗尿。挑食，喜食豆制品，不喜肉类，二便正常，夜寐尚安，出汗较多，皮肤瘙痒，未见皮疹，形体偏瘦，手足心热，两目红赤，舌苔薄黄。诊断为遗尿，辨证为阴虚内热，治以补肾益阴清热。

处方：生地黄 8g，熟地黄 8g，山茱萸 10g，怀山药 10g，芡实 10g，桑螵蛸 10g，茯苓 10g，益智仁 10g，乌药 4g，黄柏 6g，知母 10g，焦山楂 10g。14 剂。每日 1 剂，水煎服。

7 月 9 日二诊：患儿服上药后遗尿症状较前好转，有时夜间无须唤醒也能自行起床排尿，或一夜未排尿也未见遗尿。纳食欠佳，食后易腹胀，大便日行一次、质地稍干，夜寐安，出汗仍多，皮肤瘙痒，性情急躁，形体偏瘦，手足心热，舌质淡红，舌苔薄白。虚热有减，治以前法减清热之品、增温肾之品再进。

处方：生地黄 8g，熟地黄 8g，山茱萸 10g，茯苓 10g，菟丝子 10g，桑螵蛸 10g，肉苁蓉 10g，益智仁 10g，怀山药 12g，蒺藜 10g，焦山楂 10g，煅牡蛎 15g（先煎）。14 剂。每日 1 剂，水煎服。

7 月 23 日三诊：患儿经一月治疗，遗尿已经获愈，诸证悉减。再予上方 14 剂巩固。

按语： 遗尿以虚证居多，又有阳虚、气虚、阴虚之不同。本案患儿自幼至 8 岁一直未能在夜间自主控制排尿，且形体偏瘦、手足心热、两目红赤、舌苔薄黄，故认为其证属肾阴亏虚、内热蒸盛，以补肾益阴清热之知柏地黄丸加减治疗，较快获效。遗尿症诊断要求为 5 岁以上，每周尿床 2 次以上，本节 2 例患儿均符合此诊断标准。

四　解　颅

肾虚脑瘀案

姜某，男，6 月 8 天。2000 年 1 月 24 日初诊。

主诉：发育迟缓 4 月。

患儿 1999 年 7 月 16 日出生，生后 2 个月左右发现与同龄儿相比颈软，双下肢颤抖，难以扶立。1999 年 9 月 28 日在南京某医院查头颅 CT 示：双额颞部蛛网膜下腔积液。遂拟以小儿脑积水、脑发育迟缓予营养脑细胞、抗感染等治疗，半月未见效果。1999 年 12 月 6 日复查 CT，较前片无明显改变。遂来我处求治。刻诊：患儿出汗多，食欲好，二便调。家长诉其产时有青紫窒息史，经持续正压通气（CPAP）氧疗 2 天后缓解出院，出生至今无发热、抽搐等病变，但患儿每于夜间 2：00 左右哭闹 1～2 小时。体检：头围 45cm。口不能言，头颈能竖，能坐立，舌苔黄腻，脉濡。诊断：解颅（脑积水）。病机分析：患儿有产时青紫窒息史，生后发育较同龄儿迟缓，双下肢颤抖，难以伸直，头颅 CT 示：双额颞部蛛网膜下腔积液。此因先天不足，肾气亏损，不能生髓养骨，致髓海不充，颅脑失养，而致发育迟缓，同时肾气虚而致血行不畅，瘀阻脑络，水湿不化，水液停聚脑海而致本病。辨证属肾虚脑络瘀阻、水湿不化，治以补肾利水、活血通络，济生肾气丸加通络活血之品。

处方：怀山药 10g，生地黄 10g，茯苓 10g，猪苓 10g，泽泻 10g。红花 5g，丹参 10g，桃仁 6g，川芎 6g，车前子 10g（包），煅龙骨 20g（先煎），煅牡蛎 20g（先煎），瓜蒌皮 10g，细葱 1 根。7 剂。每剂浓煎为 100mL，1 日 3 次分服。

1 月 31 日二诊：证情基本如前，但夜寐渐安。治疗续前法，加用琥珀粉 30g、三七粉 30g，混匀，水调服，每服 1g，1 日 2 次。中药上法出入，每 10 剂，加水

1000mL，浸泡 2 小时后，武火煮沸，文火煎煮 1 小时，倾出药液，药物再加水煎煮 1 次，弃去药渣，将两次药液合并，再文火煎煮浓缩至 600mL，加入蜂蜜、白糖各 100g，搅匀，煮一沸，冷却，熬成糖浆 600mL，贮广口瓶，冰箱冷藏。每服 10mL，1 日 3 次。连服 4 月。

5 月 24 日诊：患儿已出生 10 个月，流涎，大便不成形，牙出 4 颗，近期测头围 49cm，体重 13kg，已能爬行，会讲"妈妈、爸爸"。能与人举手打招呼、握手，能扶住物体坐起、站立较长时间，亦能短时间独站，舌质胖嫩，苔薄白。原方加黄芪 12g 再进。

7 月 17 日诊：患儿已能独立行走 3～4 步，自然步态，语言有进步，好动，舌质淡，苔白腻，脉濡缓。上周曾患"扁桃体炎"，发热 40℃，经治疗后次日退热，近日已恢复，但食欲欠佳。证属痰浊内蒙，治以前法加石菖蒲、郁金，另加麝香 2g 入散剂，豁痰泄浊、活血开窍。

8 月 31 日诊：纳增，睡眠欠安，近来行走已稳，喜玩耍，仍流涎，讲话如前。近 2 日大便稀，流涕。仍予化痰泄浊、活血利水法治疗。前方加煨益智仁 10g、芡实 10g 以摄涎，散剂同前继服。继予前方加减治疗 3 个月。

此后跟踪随访，患儿 2 岁时走路稳，能跑步、讲较多话，与人沟通无障碍。2 岁半复查头颅 CT 未见明显异常，此前双额颞部蛛网膜下腔之积液已经消失。5 岁半至南京某医院作小儿韦氏智测 109 分，社会适应能力 10 分。门诊随访至 2006 年，患儿体格、智力发育正常，活泼可爱，已经入学，学习成绩中上。

按语：患儿为新生儿缺血缺氧引起脑部病变症状，经头颅 CT 检查诊断为脑积水，中医诊断为解颅。余认为本例患儿由于妊母调适失常，先天禀赋不足，再因分娩时窒息，血气不充，肾气亏损，水液无以气化，清气不能上行，浊阴不能下降，浊液上泛，溢于颠顶，造成颅内积水，日久水湿不化凝聚成痰，积久络脉不畅血积成瘀，水浊痰瘀阻于脑络而发病。患儿胎气怯弱，以虚为本，肾主骨生髓，而脑为髓海，肾气亏损不能养骨生髓，水浊痰瘀阻滞脑络为患，因而取补肾利水、活血通络法。经坚持以此方加减治疗 8 月余，终得诸症悉除，复查头颅 CT 积水消失。远期随访，患儿体格、智力发育良好，与同龄正常儿童无异。因解颅属于临床顽疾，虽为个案，仍予记录，仅供参考。

第六章

小儿温病医案

一　时疫感冒

1. 时疫犯表案

金某，女，3岁。2009年9月17日初诊。

主诉：发热半天。

患儿近日接触了"流感"患儿，今日急起发热，最高38.9℃，恶风，无汗，鼻塞流涕，咳嗽偶作，痰少，呕吐胃内容物1次，纳差，二便调，精神可，咽充血，扁桃体无肿大，舌质红，苔薄黄，脉数。心肺听诊、腹部触诊阴性。诊断为时疫感冒（流行性感冒）。辨证：外感时行疫毒，肺卫失宣。治法：疏风清热，宣肺止咳。

处方：金银花10g，连翘10g，薄荷6g（后下），牛蒡子10g，蝉蜕6g，浙贝母6g，荆芥10g，桔梗6g，前胡10g，贯众10g，蚤休10g，甘草3g。2剂。每日1剂，水煎服。

9月19日二诊：服药后汗出热退，但仍有反复。偶尔喷嚏，流清涕，鼻塞，咳嗽连作，有痰，纳欠佳，二便调，舌质红，苔黄腻，脉数。治宗前法出入再进。

处方：金银花10g，连翘10g，薄荷6g（后下），淡豆豉10g，荆芥10g，前胡10g，桔梗6g，蝉蜕6g，贯众10g，蚤休10g，枇杷叶10g，甘草3g。2剂。每日1剂，水煎服。

服药后热退未再上升，余症均解。

按语： 患儿外感时疫邪毒后发病初期。邪犯肺卫，郁于肌表，则发热、恶风、无汗；肺气失宣，则鼻塞流涕、咳嗽；脾胃失职，则呕吐、纳差；咽红、舌质红、苔薄黄、脉数，皆为风热疫毒犯表之象。给银翘散疏风清热解毒，加前胡宣肺止咳，贯众、蚤休清瘟解毒。银翘散是吴瑭为太阴风温重症立方，临床用于风热感冒及时疫感冒皆为基本方，屡试不爽。

2. 肺卫失宣案

王某，男，6岁。2009年9月26日初诊。

主诉：发热1天。

患儿因接触"感冒"患儿，昨日骤起发热，热峰39.2℃，无汗，全身肌痛，乏力，喷嚏流涕，咳嗽阵作，喉中有痰，纳差，二便调，寐安，咽红，舌苔薄黄。心肺听诊阴性。血常规：白细胞计数：8.02×10^9/L，中性粒细胞69.9%、淋巴细胞15.6%。CRP < 1mg/L。近期H1N1甲型流感流行，患儿接触传染。诊断：时疫感冒（流行性感冒）。证属外感风瘟邪毒、肺卫失宣，治以解表清热、解毒宣肺，给银翘散加减。

处方：金银花10g，连翘10g，薄荷6g（后下），荆芥10g，牛蒡子10g，羌活10g，野菊花10g，蚤休10g，贯众10g，桑叶10g，前胡10g，甘草3g。2剂。每日1剂，水煎服。

9月28日二诊：患儿服药2剂，汗出热降，体温37.9℃，咳嗽仍作，喉中有痰，鼻塞流涕，纳少，二便调，寐中易醒，咽红，舌苔薄黄。心肺听诊（-）。分析证候如前，再予祛风清热、宣肺止咳。

处方：金银花10g，连翘10g，薄荷6g（后下），淡豆豉10g，辛夷6g，野菊花10g，蚤休10g，贯众10g，桑叶10g，前胡10g，焦山楂10g，枇杷叶10g。5剂。每日1剂，水煎服。

10月4日三诊：药后身热退净，诸症悉消而痊愈。

按语： 本案患儿处于H1N1甲型流感流行地区，有患儿密切接触史，是为疫毒所感。明·吴有性在《瘟疫论·原病》中提出："伤寒与中暑，感天地之常气，疫者感天地之疠气。在岁运有多寡，在方隅有厚薄，在四时有盛衰。此气之来，无论老少强弱，触之者即病。"并明确指出了本病病因、传播途径及所侵人体部位："邪从口鼻而入……邪越太阳居多，阳明次之，少阳又其次也。邪之所着，有天受，有传染，所感虽殊，其病则一。"本案外感风瘟邪毒，有束表而腠理开阖失司、肺气失宣之证，给银翘散加减解表清热、解毒宣肺，病情迅速缓解。银翘散为外感表热证主方，余在方中常加用蚤休、贯众、野菊花之类，对于呼吸道病毒之瘟毒有良好的清瘟解毒效果。

3. 风瘟犯表案

何某，女，2岁。2018年1月14日初诊。

主诉：发热3天。

患儿3日前出现发热，体温38.7℃，予退热药口服后体温稍降，旋而复起。现患儿发热，头痛，精神欠振，鼻塞流黄脓涕，喷嚏频作，咳嗽偶作，喉间痰响，纳差，寐欠安，大便干，咽红，舌苔薄白，脉浮数，指纹紫滞。有流行性感冒接触史。诊断：时疫感冒（流行性感冒）。病机为风瘟邪毒犯表，腠理开阖失司。辨证：风瘟犯表。治法：清瘟解毒，解表清热。予自拟清瘟解表汤加减。

处方：金银花6g，连翘6g，薄荷6g（后下），荆芥6g，桔梗4g，前胡6g，浙贝母4g，黛蛤散6g（包煎），远志5g，贯众6g，拳参6g，焦山楂8g，焦六神曲8g。7剂。每日1剂，水煎服。

1月21日二诊：患儿服药1日后热退未起，现体温正常，精神可，咳嗽偶作，晨流清涕，纳可，寐安，大便偏稀，手足欠温，咽稍红，舌苔薄白，脉细。予玉屏风散合异功散加减调治。两周后复诊，诸症悉平。

按语： 患儿外感时疫，瘟毒犯表，肌表不疏，邪正交争，故见发热、头痛、流涕等证。此期病邪尚为表浅，未传入里，故以解表清热为主法。自拟清瘟解表汤为本人于2017年底2018年初南京市流行性感冒流行期间所拟方，用于瘟毒犯表证，为银翘散加清瘟解毒药物组成，基本方：金银花、连翘、薄荷、荆芥、桔梗、牛蒡子、绵马贯众、鸭跖草、拳参、甘草。随症加减，在此次流行性感冒流行期间应用，收到较好的效果。

4. 瘟毒郁肺案

刘某，女，7岁。2018年2月1日初诊。

主诉：发热4日，咳嗽1日。

患儿4日前出现发热，头痛乏力，用退热药口服后未见好转，昨天伴发咳嗽。现患儿发热，体温39℃，咳嗽夜间明显，阵发连作，喉中痰响，咯吐黄脓痰，鼻塞，流黄脓涕，口渴喜饮，小便黄，大便调，纳可，寐安，咽红，舌苔黄腻，脉数。肺部听诊呼吸音粗糙。有流行性感冒接触史。诊断：时疫感冒（流行性感冒），瘟毒郁肺证。治法：清瘟解毒，化痰止咳。方选自拟清瘟宣肺汤加减。

处方：炙麻黄 3g，杏仁 10g，前胡 10g，石膏 20g（先煎），辛夷 6g，胆南星 6g，薄荷 6g（后下），桑白皮 10g，葶苈子 10g，地龙 6g，蚤休 10g，贯众 10g，甘草 3g。7 剂。每日 1 剂，水煎服。

2 月 8 日二诊：患儿药后热退未起，咳嗽明显减轻，无痰，流清涕，纳可，寐安，二便调。治以前方减其剂再进。

处方：桑白皮 10g，杏仁 10g，前胡 10g，桔梗 6g，辛夷 6g，胆南星 6g，炙百部 10g，蚤休 10g，贯众 10g，炙枇杷叶 10g，甘草 3g。7 剂。每日 1 剂，水煎服。

1 周后复诊，诸症皆除。

按语： 患儿外感时疫，首犯卫表，表邪未解后迅速入里，邪郁于肺，宣肃失司，炼液成痰，损伤津液，故见发热、咳嗽、咯痰、口干等证，且据证候表现，有邪毒闭肺之虞。治疗所用自拟清瘟宣肺汤为本人于流行性感冒流行期间所拟用于瘟毒郁肺证方，由麻黄杏仁甘草石膏汤加清瘟解毒药物组成：蜜炙麻黄、杏仁、前胡、石膏、薄荷、黛蛤散、金银花、绵马贯众、拳参、甘草。在流行性感冒流行期间应用，同样收到了较好的效果。

5. 毒犯肺胃证

杨某，男，6 岁。2018 年 1 月 4 日初诊。

主诉：发热、呕吐 1 天。

患儿昨天急起发热，伴呕吐、腹痛。现患儿发热，T：38.5℃，精神欠佳，呕吐时作，腹痛，伴有咳嗽、无痰，不思饮食，夜寐欠安，二便尚调，咽红，舌苔薄黄，脉细。有类似患儿接触史。诊断：时疫感冒（诺如病毒感染？），呕吐。辨证毒犯肺胃证，治法清瘟解毒、清胃止呕，方选自拟清瘟安胃汤加减。

处方：紫苏叶 10g，前胡 10g，桔梗 6g，薄荷 6g（后下），竹茹 5g，陈皮 3g，贯众 10g，拳参 10g，金银花 10g，炙枇杷叶 10g，焦山楂 10g，焦六神曲 10g。4 剂。每日 1 剂，水煎服。

1 月 8 日二诊：患儿服药后发热即退，恶心呕吐已止，精神可，干咳偶作，时有鼻塞，纳食好转。药用解表宣肺止咳之品继进。

2 周后随访，诸症悉解。

按语： 患儿外感时疫，侵及肺胃，正邪交争，胃热气逆，故见发热，呕吐，处于诺如病毒感染流行期间，具有该病毒感染特征，判为毒犯肺胃证。自拟方清瘟安胃汤为诺如病毒感染设计，处方组成：紫苏叶、薄荷、淡豆豉、葛根、淡竹茹、拳参、黄芩、黄连、焦六神曲、甘草。本案以肺热咳嗽、胃逆呕吐为主，未见泄泻，故未用方中之葛根、黄芩、黄连，而加用了清宣止咳之前胡、桔梗、炙枇杷叶，清肺解毒之贯众、金银花，和胃助运之陈皮、焦山楂、焦六神曲，亦为辨证施治之举。

二　麻疹

1. 邪犯肺卫案

张某，男，6月。2005年12月26日初诊。

主诉：发热2天，出疹1天。

患儿前天起发热，体温在38℃左右，流涕，偶尔咳嗽，时而哭闹不安，昨晚家长发现患儿皮肤出疹，因而前来就诊。刻诊：患儿身有微热，偶有哭闹，两眼充血，鼻塞流涕，咳嗽偶作，吮乳进食尚可，大便日行2～3次、质稀薄，全身稀疏分布粟粒样皮疹，咽红，舌苔薄黄，口腔两颊黏膜可见数粒细小白色斑点。询问预防接种史，尚未作麻疹疫苗接种。诊断为麻疹，邪犯肺卫证。证属麻疹病毒时邪从鼻口而入、肺卫失宣，治以辛凉透表、清宣肺卫，予宣毒发表汤加减。

处方：荆芥5g，薄荷3g（后下），紫苏叶5g，连翘5g，葛根5g，贯众5g，桔梗3g，浮萍2g，甘草2g。3剂。每日1剂，水煎服。

12月29日二诊：患儿服上药后，身热已退，皮疹减少，大便转稠，仍有少量流涕、偶尔咳嗽。嘱再服3剂，症状消除，患儿平安。

按语： 麻疹在20世纪70年代之前曾是儿科发病率最高、合并症最多的急性传染病，经普遍推广麻疹疫苗预防接种之后，发病率已经大幅下降，但局部地区流行仍时有发生，6个月以下婴儿发病时有所见。本案患儿尚未接种麻疹疫苗，发病时符合麻疹及邪犯肺卫证诊断，因而给辛凉透表、清宣肺卫法治疗，病情迅速好转而向愈,是为麻疹轻症。前人论治麻疹有"疹喜清凉""疹不厌透"之说,适用于绝大多数麻疹患儿,勿轻易使用苦寒清热败毒之品,以免遏邪伤正。

2. 心阳虚衰案

毛某,男,8岁。1975年1月22日9：00就诊。

主诉:发热9天,出疹5天,咳喘2天,发绀、脉细微欲绝3小时。

患儿9天前开始发热,咳嗽,喷嚏,流涕。4天后从额部、面颈、躯干至四肢依次出疹。2天前皮疹隐退,身热不降,咳嗽加剧,气喘鼻扇。在生产队卫生室用抗生素治疗未见效。今晨见患儿病情加重,喘鸣肩息,口唇发绀,急诊来本院收住入院。刻诊:患儿目眵遮睛,气急鼻煽,唇口青紫,四肢厥冷,肤有冷汗,脉细微欲绝。听诊心音低而速,心率180次/分,两肺满布细湿啰音。诊断:麻疹变证肺炎喘嗽心阳虚衰证(麻疹肺炎合并心力衰竭)。刻诊:喘鸣加剧,唇口青紫,肢厥冷汗,脉细微欲绝,为心阳虚衰证,乃少阴阳气欲亡危象。急则治其标,予白通汤加味急急收摄将散之元阳。

处方:西洋参5g,附片12g(先煎),干姜12g,炙甘草5g,葱白5根。1剂。煎后少量频频灌服。

1月22日12：00:服药2个多小时,患儿面色渐转红赤,四肢转暖,热势上升(39.2℃),唇燥口干,呼吸气急,喉中痰鸣,烦躁不安,舌质红、干,舌苔黄,脉沉数,心率125次/分。阳气已回,痰热闭肺之象显露。证候转化,当停服上药,转予清肺涤痰解毒治法,麻黄杏仁甘草石膏汤加味。

处方1:炙麻黄5g,石膏30g(先煎),杏仁10g,金银花15g,黄芩10g,葶苈子10g,知母10g,南沙参12g,竹茹6g,甘草3g。2剂。每日1剂,水煎服。

处方2:猴枣散0.6g×2支。每服0.3g,1日2次,和入汤剂服。

1月24日:上方服用2日后,热势渐降(38.1℃),咳喘减轻,唇舌润泽,痰鸣消失,神清志安,面仍红赤,肺部听诊湿性啰音减少。继予上方加减服用。

1月30日:患儿用1月22日第2方化裁,后期增益润肺之品,共服用8剂,诸症悉除。住院8天,痊愈出院。

按语: 20世纪70年代,余在公社卫生院工作,当时麻疹高发,流行时就诊者众,因农民经济条件拮据,往往病重至危时方才来院急诊。本例患儿就诊时症见麻疹出疹后未曾"五心见疹"而突然隐退，咳喘加剧，迅速邪毒内攻、正气不支，心阳虚衰欲脱，危象毕露。余在临床，崇尚《伤寒论》《温病条辨》。回顾吴瑭尝谓："伤寒一书，始终以救阳气为主"，虽曾有"疹毒不可温"之说，然疹毒内陷，心阳衰微之证，此时证候已非邪盛为主而是正衰为急，若再予寒凉伤阳，岂非投石下井！此时唯有急施温里回阳，方可挽回生机，然后徐图却邪。《伤寒论·辨少阴病脉证并治法》说："少阴病，下利脉微者，与白通汤。"其辨证要领在"脉微"，为少阴病阳衰阴寒主症。本例急诊入院时证候与白通汤证相符，故以之温心通脉为主，加入西洋参、炙甘草益气护阴，药简效专力宏，使患儿欲脱之心阳迅速回复，证候由虚返实，恢复为痰热闭肺证，再以麻黄杏仁甘草石膏汤加味清肺涤痰解毒收功。由本案可见钱乙论小儿"易虚易实"实非虚妄，而临床处治之标本缓急，不可不明。

三　奶　麻

1. 邪犯肺脾案

殷某，男，8个月。2006年11月22日初诊。

主诉：发热3天后出疹1天。

患儿于11月18日发热，昨日热退，全身皮肤出现散在玫瑰红色皮疹，背部密集融合，咳嗽声作，纳差，大便稀溏，今日已解2次，咽红，舌苔薄白。诊断为奶麻（幼儿急疹），肺脾失调证。辨证外感幼儿急疹病邪，毒泄肌肤，肺脾失调。以宣肺解毒、调脾助运法治之。

处方：金银花6g，连翘6g，马鞭草8g，玄参6g，桔梗3g，桑叶6g，蚤休10g，炒谷芽6g，炒麦芽6g。每日1剂，水煎服。

服药3剂后患儿皮疹全退，诸症皆解。

按语：幼儿急疹是外感幼儿急疹病邪（人类疱疹病毒6、7型）引起，临床以急性高热，3～4天后体温骤降，同时全身出现玫瑰红色小丘疹，疹退后无痕迹遗留为特征的一种较轻的急性发疹性传染病。因其皮疹形似麻疹，多发于婴幼儿，尤其是大月龄婴儿，故中医学病名为"奶麻"，似较西医学"幼儿急疹"更为合理。本病早期诊断比较困难，临床常在热退出疹后方能明确诊断。《麻痘定论·分别各麻各样调治论》中指出："奶麻、隐疹之类，皆风热客于脾肺二经所致。"本案符合这一病机特点，故从宣肺解毒、调脾助运法治之取效。

2. 疹出毒泄案

马某，女，6月10天。2010年3月8日初诊。

主诉：发热4天，出疹1天。

患儿3月3日夜间始出现发热，热峰39.5℃，遂至当地医院就诊。查血常规：白细胞总数8.09×10^9/L，中性粒细胞46.84%、淋巴细胞36.34%、单核细胞14.54%。诊断为"幼儿急疹？"予输液两日。昨天体温骤退，患儿全身出现粟粒样皮疹，躯干及颜面部密集、色红、伴有瘙痒，纳食欠馨，二便尚调，夜寐欠安，舌苔薄黄。诊断为奶麻（幼儿急疹）。患儿因外感幼儿急疹病邪，现已疹出毒泄，惟脾运失健，治以调脾助运。

处方1：健儿清解液100mL×1瓶。每服4mL，1日3次。

处方2：调脾合剂250mL×1瓶。每服5mL，1日3次。

按语： 本案患儿就诊时已经热退出疹，诊断明确。如《麻痘定论·分别各麻各样调治论》所说"乃皮肤小疾"。毒泄则病趋康复，只因纳食欠馨，予中成药清解余邪加调脾助运即可。

四 水 痘

1. 风热邪毒案

张某，女，9个月。2007年2月12日就诊。

主诉：出疹1天。

近两天患儿睡觉时肤痒不适，昨晚起出现皮疹，今晨加重，丘疹、疱疹并存，有流涕，不咳嗽，咽红，苔薄黄腻，躯干部散在丘疹、疱疹。有水痘接触史。诊断为水痘。证属外感风热夹湿水痘邪毒，发于肌肤。治以疏风清热化湿。

处方：金银花 10g，连翘 10g，薄荷 6g（后下），牛蒡子 10g，蝉蜕 6g，淡豆豉 10g，薏苡仁 10g，蚤休 10g，贯众 10g，六一散 12g（包煎）。4 剂。每日 1 剂，水煎服。

2 月 16 日二诊：患儿皮疹多数结痂。继服前药 3 剂，皮疹全退，疾病痊愈。

按语：《小儿药证直诀·脉证治法》对于水痘与天花等其他"疮疹"类时行疾病的鉴别诊断已经有明确的阐述。《万氏家传痘疹心法·顺逆》谓："夫四毒之发，各有其时，脓疱最酷，疹次之，水疱又次之。"提出水痘是毒性较轻的痘疹类疾病。临床所见，水痘为感于风热夹湿邪毒所发，从卫气营血辨证认识，虽然也有少数邪炽气营重证，但绝大多数仅为邪伤肺卫轻证，患儿除出疹外，其他症状均较轻或缺如。治疗一般以疏风清热化湿为主，用银翘散加化湿之品即可。

2. 湿热邪毒案

刘某某，女，3 岁。2007 年 7 月 16 日初诊。

主诉：低热、皮疹 3 天。

患儿近 3 天低热，全身泛发皮疹，可见丘疹、疱疹、结痂，以躯干部为多，瘙痒，无流涕，不咳嗽，二便调，咽红，舌苔薄黄。诊断为水痘。证属外感湿热邪毒。治以祛风清热，化湿解毒。

处方：金银花 10g，连翘 10g，薄荷 6g（后下），蝉蜕 6g，淡豆豉 10g，薏苡仁 10g，车前子 10g（包），白芷 10g，紫草 10g，野菊花 10g，贯众 12g，甘草 3g。5 剂。每日 1 剂，水煎服。

7 月 21 日二诊：患儿热退而未起，全身皮疹多数结痂。继服 3 剂，皮疹全部结痂，临床痊愈。

按语：本案同时有低热、皮疹，且全身性丘疹、疱疹、结痂，以躯干部为多，符合水痘的典型表现。关于本病之疮疹水痘，前人曾认为系外感风热邪毒与内湿相搏而发生，余则认为本病时行邪毒自身的性质即为风热夹湿。临床辨证只是区别其风、湿、热毒之侧重而选用疏风、化湿、解毒之品。本案毒气较前案稍重，故仍以银翘散为主方，只是用药稍重而已。

3. 湿热毒恋案

徐某，男，2 岁 7 个月。2012 年 11 月 3 日初诊。

主诉：干呕 40 余天。

患儿自 9 月中旬水痘愈后，出现时有干呕，多发生于进食后、咳嗽后或大便用力之时，干呕后满面通红，进食过多则呕吐易作，无腹胀腹痛，手足心多汗，手指蜕皮，纳食欠佳，二便正常，夜寐尚安，咽红，舌苔薄黄腻。辅助检查：Hp（－）（2012 年 10 月 29 日南京某医院）。诊断为水痘，辨证为病后湿热邪毒损伤脾胃、升降失司，治以化湿清热，和胃降逆。

处方：藿香 6g，法半夏 6g，陈皮 3g，茯苓 6g，公丁香 3g（后下），竹茹 4g，苏梗 6g，苍术 5g，白术 5g，黄连 2g，焦山楂 10g，焦六神曲 10g。7 剂。每日 1 剂，水煎服。

2013 年 2 月 21 日因他病来诊追述：患儿服上药 2 剂后，干呕即止，后再未发作。

按语： 本案病起于患水痘之后，干呕、呕吐、面红、纳食欠佳、咽红、舌苔薄黄腻，是为感受湿热邪毒后留恋未解，损伤脾胃而作。因而采用化湿清热、和胃降逆之法，取不换金正气散加清热和胃降逆之品，迅即收效。

五　痄　腮

1. 邪犯少阳案

乔某，女，7 岁。2019 年 9 月 5 日初诊。

主诉：右侧腮腺肿大 4 天。

患儿 4 天前出现右侧腮腺肿大，伴淋巴结肿大，疼痛明显，未发热，于当地卫生院就诊，诊断为腮腺炎，予"头孢""热毒宁"静滴及外敷治疗后症状稍减轻。刻诊：右侧腮腺稍肿大、无疼痛，偶有咳嗽、有痰，鼻塞，流涕，打喷嚏，纳食可，大便1至2日一行、偏干，寐可，出汗较多，咽红，扁桃体Ⅱ度肿大，舌苔薄黄腻，右颊黏膜腮腺管口肿胀，右侧腮腺漫肿，右颌下可触及肿大淋巴结1枚。心脏听诊无异常，肺部听诊呼吸音粗，深呼吸可闻及喘鸣音。有哮喘病史，今春曾发作一次。诊断为痄腮（流行性腮腺炎），哮喘。证属外感风温邪毒，引发内伏风痰。治以清利少阳经络，清肺涤痰消风。

处方：柴胡6g，黄芩10g，夏枯草10g，蒲公英15g，僵蚕6g，胆南星6g，地龙6g，前胡10g，葶苈子10g，蚤休10g，虎杖12g，甘草3g。7剂。每日1剂，水煎服。

9月15日二诊：患儿服上药后咳嗽好转，现仅偶咳两声、有痰，腮腺肿胀已消，纳食可，入睡前喜翻身，夜寐汗多，头汗尤甚，无鼻塞流涕等不适，咽红，舌苔薄黄腻，颊黏膜腮腺管口肿胀消退。心肺听诊无异常。患儿痄腮已愈，喘鸣亦止。偶尔咳嗽，治以补肺固表，消风化痰。

处方：黄芪15g，苍术10g，白术10g，防风5g，煅龙骨20g（先煎），煅牡蛎20g（先煎），党参10g，茯苓10g，前胡10g，地龙6g，虎杖12g，蒲公英15g，甘草3g。14剂。每日1剂，水煎服。

按语：本案原有哮喘病史，此次外感流行性腮腺炎病毒，引动内伏风痰，造成痄腮、哮喘同时发病。辨证痄腮属外感风温邪毒，哮喘为风痰泛肺。治以清利少阳经络与清肺涤痰消风兼施。方取柴胡、黄芩清利少阳，夏枯草、蒲公英、蚤休、虎杖解毒散结，前胡、葶苈子、僵蚕、胆南星、地龙涤痰消风。方以清利壅结于少阳经络之风温邪毒为主，兼顾风痰泛肺之证，截其病源而阻其泛发，迅速得以双解。

2. 毒结肝经案

孙某，男，24岁。2007年5月22日初诊。

主诉：双侧腮腺肿胀伴睾丸肿痛5天。

患者5天前开始双侧腮腺肿胀疼痛，未发热，继而出现两侧睾丸肿痛，不可触碰。刻诊：精神萎靡，两侧腮腺肿胀、有触痛，阴囊、睾丸肿胀，触之痛剧，舌质红干，脉数有力。诊断：痄腮（流行性腮腺炎合并睾丸炎），毒窜睾腹证。辨证：流行性腮腺炎病毒壅结于足少阳胆经、足厥阴肝经。治以清利少阳、厥阴，开给小柴胡汤加清肝散结药物处方 5 剂。因患者宿舍同事嫌弃，要求住院治疗，让患者去某传染病院就诊。

5 月 27 日二诊：患者去某传染病院就诊后被拒绝收住入院，患者即返回服用中药治疗，今又来我门诊求治。查腮部、睾丸肿胀稍减而仍痛，拟加重清肝泻火，予龙胆泻肝汤加减治疗。

处方：龙胆 5g，黄芩 10g，栀子 10g，牡丹皮 10g，郁金 10g，生地黄 15g，荔枝核 10g，柴胡 10g，黄连 3g，虎杖 15g，车前子 10g，甘草 3g。4 剂。每日 1 剂，水煎服。

5 月 31 日三诊：患者腮部、睾丸肿胀、疼痛已消失，前方减其剂善后。

处方：柴胡 6g，黄芩 10g，栀子 10g，牡丹皮 10g，郁金 10g，生地黄 15g，荔枝核 10g，橘核 10g，玄参 10g，甘草 3g。4 剂。每日 1 剂，水煎服。

药后获愈。

按语： 本案为成人患者，流行性腮腺炎合并睾丸炎，患者痛苦难忍且遭到室友嫌弃，要求住院，因本院儿科无隔离病房，让其去传染病院求治，该院因无同类患者，拒绝其入院要求，患者只能自服中药治疗。症状稍减后再来求诊，虑其邪毒壅结于少阳、厥阴二经，给加重清肝泻火，予龙胆泻肝汤加减治疗，迅速取效。

六 手足口病

1. 湿热邪毒案

王某，男，5 岁。2007 年 6 月 7 日初诊。

主诉：发热、皮疹 4 天。

患儿 4 天前起发热，手足疱疹，口痛，口腔内有疱疹，外院诊为"手足口病"，已给静脉滴注用药两天（药品及用量不详），服用抗 601，体温仍持续在 38℃以上，昨晚体温 39.5℃。刻诊：手足疱疹，瘙痒不甚，无流涕，不咳嗽，烦闹，精神可，不思食，二便调，口腔内疱疹、溃疡多而广，下唇黏膜破溃，手足掌趾疱疹散在，咽红，舌质红，舌苔黄腻。心肺听诊阴性。诊断为手足口病。证属外感手足口病湿热邪毒，治以清热利湿，予甘露消毒丹加减。

处方1：藿香6g，连翘10g，金银花10g，薄荷（后下）6g，薏苡仁10g，淡豆豉10g，桔梗6g，贯众12g，野菊花10g，车前子10g（包煎），六一散（包煎）12g。4剂。每日1剂，水煎服。

处方2：口腔炎喷剂1瓶，外用喷口腔。

6月11日二诊：患儿服药4剂后，发热已退，手足疱疹基本消退，口内疱疹、溃疡明显减少。继予前方2剂并口腔炎喷剂，痊愈。

按语： 手足口病病因为外感手足口病时邪疫毒，其性乃风热夹湿，不仅伤肺而且损脾，常出现肺、脾二经证候。笔者又将本病常证分为热重于湿、湿重于热两种主要证候。本案湿热俱有而湿重于热，故取甘露消毒丹为主方，清热之中重加利湿之藿香、薏苡仁、淡豆豉、车前子、六一散等化湿之品，取得良效。

2. 邪犯肺脾案

陆某，男，2岁半。2012年5月16日初诊。

主诉：口腔手足疱疹3天，发热2天。

患儿于3天前手足出现淡红色疱疹，周边红晕，瘙痒不甚，未见发热。次日发热，T：39.8℃，家长予美林、物理降温处理后热降，4～6小时后体温复升，夜间发热为主。近2天患儿口腔疼痛，食欲下降，进食哭闹，手足疱疹明显增多。刻诊：发热，无汗，皮肤瘙痒，不欲进食，鼻塞流涕，轻咳、有痰少量不会咳吐，大便溏烂，日行2次，气味臭秽，口唇淡红，口腔疼痛，咽部红肿有疱疹，手足疱疹疱液清亮，舌质红，苔薄黄腻，脉浮数，指纹紫滞见于风关。诊断：手足口病，邪犯肺脾证。证属风热夹湿时邪犯于肺脾，热重于湿。治以疏风清热，化湿解毒。予甘露消毒丹加减，重用清热解毒之品。

处方：金银花10g，连翘10g，板蓝根10g，浙贝母6g，黄芩10g，薄荷6g（后下），藿香10g，石菖蒲10g，滑石12g，茵陈10g，焦山楂12g，焦六神曲12g。3剂。每日1剂，水煎服。

5月19日二诊：患儿手足疱疹逐渐干痂，口腔疱疹已消、见少数溃疡，食欲欠佳，咳嗽偶作，手足心热，口干喜饮，大便偏干、2日一行，舌红少苔，指纹紫滞见于风关。证属湿毒渐清，肺胃阴伤，治以清解余毒，益气养阴，以沙参麦冬汤加减。

处方：南沙参 10g，天冬 10g，麦冬 10g，连翘 10g，石膏 20g（先煎），玉竹 10g，桑叶 10g，天花粉 10g，扁豆 10g，法半夏 6g，焦山楂 12g，焦六神曲 12g。3 剂。每日 1 剂，水煎服。

5月22日三诊：患儿手足疱疹消退，口腔疼痛显著减轻，食欲好转，诸症基本消失。前方出入再服 3 剂善后。

按语： 本案患儿高热、疱疹较多、口痛、哭闹、大便臭秽、咽部红肿，皆属热毒较重、热重于湿之征，故同样清热化湿解毒，而重用清热解毒之金银花、连翘、板蓝根、黄芩、薄荷，及清化湿热之茵陈、滑石、石菖蒲等药。

3. 肺热失宣案

王某，女，3 岁。2019 年 7 月 18 日初诊。

主诉：发热 6 天，出疹 3 天。

患儿于 7 月 12 日下午出现发热，热峰达 39.5℃。次日就诊于当地医院，查血常规：白细胞总数 11.09×10^9/L，中性粒细胞 76.7%、淋巴细胞 18.3%、单核细胞 4.5%、嗜酸性粒细胞 0.2%、嗜碱性粒细胞 0.3%。予头孢＋地塞米松静脉滴注后热退。14 日手、足、口部出现皮疹，诊断为"手足口病"。刻诊：患儿咳嗽时作，发时连声咳嗽，喉间痰嘶，鼻塞流涕，二便尚调，夜寐欠安，汗多，咽红，扁桃体 II 度肿大，咽部多数疹点，舌苔薄白，手、足、臀部散在皮疹。心肺听诊呼吸音稍粗。诊断：手足口病，并发咳嗽（急性支气管炎）。辨证：外感手足口病邪毒、肺热失宣，治以清宣肺热。

处方：金银花 10g，连翘 10g，薄荷 6g（后下），白芷 10g，辛夷 6g，桔梗 6g，前胡 10g，远志 6g，黄芩 10g，贯众 10g，牡丹皮 10g，生甘草 3g。7 剂。每日 1 剂，水煎服。

7月25日二诊：患儿身热退净，皮疹已消，疹退后残留浅褐色色素沉着，现仅于日间偶作咳嗽、少痰，稍有流涕，鼻塞喷嚏不显，胃纳、夜寐正常，二便调，咽红，舌苔紫（刚食葡萄）。心肺听诊正常。患儿热退疹消，痰热未清、肺失宣肃，治以宣肃肺气、化痰止咳。

处方：桑叶 10g，桑白皮 10g，杏仁 6g，前胡 10g，远志 6g，浙贝母 6g，辛夷 6g，黄芩 10g，金荞麦 12g，炙枇杷叶 10g，罗汉果 10g。7 剂。每日 1 剂，水煎服。

8 月 1 日三诊：患儿咳嗽已止，仅偶闻喉中有痰，大便偏干，余无所苦，咽红，舌苔薄白、花剥，疹痕全消。治以利咽化痰善后。

处方：桑白皮 10g，地骨皮 10g，浙贝母 6g，全瓜蒌 10g，桔梗 6g，玄参 10g，南沙参 10g，板蓝根 12g，虎杖 12g，芦根 12g，罗汉果 10g。14 剂。每日 1 剂，水煎服。

按语： 本案手足口病同时伴肺热痰蕴咳嗽，其证以肺热失宣为主，故治以清宣肺热、化痰解毒。疹消毒泄后，肺蕴痰热未清，继以宣肃肺气、化痰止咳收功。临床手足口病多有轻咳，但本案痰热咳嗽较重，故以清热宣肺、化痰止咳为主治疗。若是邪毒闭阻肺气，致成肺炎喘嗽，更当以清热解毒、开肺化痰治之。

4. 邪陷厥阴案

吴某，女，3 岁。2016 年 7 月 14 日初诊。

主诉：昏迷 1 月。

患儿 6 月 17 日始出现发热，伴呕吐间作，手、足、口部疱疹，予"布洛芬"口服后体温渐退，但发热反复，遂至南京军区某医院就诊，予"头孢类"药物治疗。后患儿出现左侧上肢无力，大汗出，精神萎，入住南京市某医院 PICU，予气管插管，机械通气，改善心功能，抗病毒，抗感染等治疗后，生命体征平稳，意识欠清，四肢肌力偏低。7 月 11 日行头颅 MRI 示：脑桥、延髓、颈髓、上段胸髓腹侧对称性异常信号，符合手足口病脑脊髓炎改变；脑萎缩样改变。因停呼吸机、停输氧，行上述检查后症情加重。7 月 14 日晚邀余前去会诊，诊为外感手足口病邪毒，陷于心脑（重症手足口病，暴发性心肌炎，呼吸衰竭，肺水肿，脑脊髓炎，脑萎缩样改变）。治法：清热解毒，开窍豁痰。

处方 1：龙胆 4g，黄芩 10g，黄连 3g，蚤休 10g，浙贝母 6g，天竺黄 10g，丹参 10g，生地黄 10g，麦冬 10g，前胡 10g，桑白皮 10g，生甘草 3g。4 剂。每日 1 剂，水煎。每服 60mL，1 日 3 次，鼻饲。

处方 2：安宫牛黄丸，每服 1/4 丸，1 日 2 次，研碎冲服，鼻饲。

7 月 16 日二诊：以上药物鼻饲服 2 天，7 月 16 日呼之能应、睁眼。刻诊：患儿意识欠清，呼之能睁眼，体温正常，大便尚调。目前患儿仍予机械通气，持续气道正压。患儿咽部分泌物较多，无法拔管撤机。辨证为邪毒犯于心脑，痰浊内蒙，治以前方出入。

处方1：龙胆4g，黄芩10g，黄连3g，蚤休10g，石菖蒲10g，远志6g，天竺黄10g，丹参10g，生地黄10g，西洋参6g（先煎），坎脐6g，生甘草3g。4剂。每日1剂，水煎。每服60mL，1日3次，鼻饲。

处方2：安宫牛黄丸，每服1/4丸，1日2次，研碎冲服，鼻饲。

7月21日三诊：患儿目前仍处于昏迷状态，呼唤偶有睁眼，自主呼吸存在，鼻饲饮食。住院期间查血常规：白细胞总数 13.9×10^9/L，中性粒细胞73.6%。CRP18mg/L。肝功能：谷丙转氨酶58U/L，谷草转氨酶75U/L；B型钠尿肽169pg/mL。刻诊：患儿意识欠清，呼唤数声后有反应、流泪，双上肢瘫痪，双下肢受刺激后有收缩反应，时有流涎，皮肤干燥，大便尚调。查体：体温37.2℃，血压114/62mmHg，心率130次/分，血氧饱和度100%（呼吸机设备情况下）。瞳孔对光反射较前灵敏，双侧上肢肌力、肌张力偏低，双侧踝阵挛（+），双侧巴氏征（+）。辨证为气阴亏虚，痰浊内蒙。治法：益气养阴，豁痰开窍。

处方：生晒参6g（先煎），西洋参6g（先煎），麦冬10g，坎脐6g，南沙参10g，石菖蒲10g，法半夏6g，远志6g，川贝母5g，天竺黄10g，郁金10g，丹参10g。4剂。每日1剂，水煎。鼻饲。

7月25日四诊：患儿经中西医结合治疗，意识状态较前改善，面部可有皱眉等表情。自主呼吸恢复，昨日曾拔呼吸机，吸氧十余分钟，呼吸30次/分，未见发绀。刻诊：患儿生命体征平稳，目前鼻饲饮食，时有流涎，大便尚调。查体：双下肢肌力2级，较前有所增加，双上肢肌力、肌张力无明显变化。证候如前，治以前方继服。

7月28日五诊：患儿经治疗意识较前好转，自主呼吸恢复，拟明日撤离呼吸机。患儿痰液稀薄，仍3小时吸痰1次。刻诊：患儿生命体征平稳，目前鼻饲饮食，流涎较多，大便尚调。患儿急性期已过，进入恢复期，仍神识不清，吞咽不能，运动功能障碍，拟继予豁痰开窍，养心益智治疗。

处方：石菖蒲10g，远志6g，川贝母5g，丹参10g，法半夏10g，陈皮3g，枳实 10g，益智仁 10g，生晒参 6g（先煎），西洋参 6g（先煎），坎脐 6g，茯苓 10g。4 剂。每日 1 剂，水煎。鼻饲。

8 月 1 日六诊：患儿 7 月 29 日 9：00 撤呼吸机，现呼吸尚平稳，意识较前好转，见到父母有反应，医师呼唤较前反应增快。患儿喉中痰鸣，前日胸片示左肺不张，左侧肺部病灶有所减轻，尚未见明显缺氧症状，有自主咳嗽，不能咯痰，吸痰次数减少。刻诊：患儿生命体征平稳，目前吞咽不能，鼻饲饮食，流涎较多，二便自调。查体：上肢肌力 1 ～ 2 级，下肢肌力 2 ～ 3 级。证候如前，治以前法出入。另予猴枣散，每服 0.15g，1 日 2 次。

8 月 4 日七诊：患儿经中西医结合治疗，意识较前好转，呼唤后可有眨眼、缓慢转头等动作，吞咽功能较前改善，四肢肌力亦有所增加。昨晚因呼吸困难，血氧下降，持续约 1 分钟，考虑痰栓堵塞可能性大。刻诊：患儿生命体征平稳，呼吸机已撤，呼吸尚平稳，痰液较多，按需吸氧，二便自调，夜寐尚安。查体：今晨体温 37.6℃，上肢肌力 1 ～ 2 级，下肢肌力 3 级。证候如前，治宗前法再进。另予猴枣散，继服。

8 月 11 日八诊：患儿服上药期间，行高压氧治疗 3 次，意识仍欠清，四肢肌力较前增加，刺激后手指及腕关节可自觉活动，下肢可回缩。刻诊：患儿低热反复，体温约 37.6℃，白天热起，夜间热退，咳嗽痰多，按需吸痰，出汗较多，目前鼻饲饮食，二便自调，夜寐尚安。辨证为肺热痰蕴，神明失主。治法：肃肺涤痰开窍。

处方 1：桑白皮 10g，前胡 10g，远志 6g，天竺黄 6g，胆南星 6g，浙贝母 6g，丹参 10g，西洋参 10g（先煎），炙黄芪 12g，虎杖 10g，金银花 10g，炙甘草 3g。7 剂。每日 1 剂，水煎。鼻饲。

处方 2：猴枣散，每服 0.15g，1 日 2 次。

8 月 18 日九诊：患儿服上药期间，继续行高压氧治疗，现发热已平，复查胸片示肺不张好转。刻诊：患儿意识欠清，呼唤后可有睁眼动作，咳嗽偶作，痰量较多，按需吸痰，约 2 ～ 3 次 /h，鼻饲饮食，有吞咽动作，二便自调。查体：体重 14.5kg，四肢肌张力偏高。证候如前，治疗宗前法出入。

处方 1：石菖蒲 10g，远志 6g，浙贝母 6g，川芎 6g，郁金 10g，法半夏 10g，丹参 10g，前胡 10g，生晒参 6g（先煎），西洋参 10g（先煎），茯苓 10g，虎杖 10g。7 剂。

每日 1 剂，水煎。鼻饲。

处方 2：猴枣散，每服 0.15g，1 日 2 次。

8 月 25 日十诊：患儿经中西医结合治疗，四肢肌张力稍有降低。刻诊：患儿低热反复，体温约 37.5℃，呼吸、心率偏快，痰涎减少，鼻饲饮食，二便自调，夜寐尚安。查体：心率 126 次/分，呼吸 38 次/分，血氧饱和度 99%。眼球运动灵活，面部可呈痛苦表情，两肺可闻及痰鸣音。证候如前，治以前方出入，另予猴枣散继服。

9 月 1 日十一诊：患儿服上药期间，高压氧治疗 20 次结束，同时予针灸推拿等治疗，肌力较前增加，双手可抓握物品。观察录像，患儿表情较丰富，眼球转动灵活，面肌有笑容、痛苦不适等不同反应。患儿目前痰涎减少，已无须吸痰，咳嗽偶作，鼻饲饮食，口腔溃疡，二便自调，夜寐尚安。查体：心率 110～120 次/分，库欣氏征。患儿刻下意识较前进步，能脱离吸氧半小时，血氧饱和度正常。证候现以痰瘀阻滞为主，拟豁痰活血通络法治之。

处方：石菖蒲 10g，郁金 10g，远志 6g，浙贝母 6g，法半夏 6g，橘红 3g，丹参 10g，牡丹皮 10g，水蛭 10g，虎杖 12g，胆南星 6g，川芎 10g。7 剂。每日 1 剂，水煎。鼻饲。

9 月 8 日十二诊：患儿经中西医结合治疗，生命体征平稳，意识仍欠清，眼球活动范围较前增大，可随声音转动，表情较前丰富。四肢肌张力仍高，按摩后可放松。白天低热，体温波动于 37.2℃～37.6℃之间，晚间自行退热。吸痰次数减少。复查胸片示：肺不张已明显好转。抗生素已于 9 月 4 日停用。患儿目前一般情况可，吞咽功能较前改善，可饮 3～4mL 水，二便自调，夜寐尚安。证候如前，治宗前法出入，增补益肝肾之品。

处方：石菖蒲 10g，郁金 10g，川芎 10g，浙贝母 6g，法半夏 6g，陈皮 3g，丹参 10g，水蛭 10g，桑寄生 10g，续断 10g，虎杖 12g，炙甘草 3g。7 剂。每日 1 剂，水煎。鼻饲。

9 月 19 日十三诊：患儿目前中西医结合治疗中，神志欠清，有痛觉反应，四肢肌张力日间增高、夜寐松弛。期间复查血常规、肝肾功能未见明显异常。患儿现生命体征平稳，吞咽功能改善，二便尚调，夜寐尚安。辅检：肌电图：双上肢 SEP：左上肢 N9 潜伏期正常，N13 潜伏期延长，H20 未引出有效波形；右上肢 N9、N13 潜伏期延长，N20 未引出有效波形；左上肢 N9-N13 峰间期正常，右上肢 N9-N13 峰间期延长；双下肢 SEP、双下肢 P40 未引出有效波形。意见：①左上肢深感觉通路颈髓段、皮层段受损；②右上肢深感觉通路周围段、颈髓段、皮层段受损；③双下肢深感觉通路未引出有效波形（2016 年 9 月 14 日，南京市某医院）。2. 电测听报告：双侧听觉通路中枢性均受损（2016 年 9 月 14 日，南京市某医院）。辨证为肾虚髓弱，痰瘀阻滞。治法：补肾生髓，化痰活血。

处方：熟地黄 10g，枸杞子 10g，桑寄生 10g，金狗脊 10g，丹参 10g，水蛭 10g，石菖蒲 10g，郁金 10g，浙贝母 6g，焦山楂 10g，鹿角胶 10g（烊化），龟甲胶 10g（烊化），猪脊髓 20g（自备）。7 剂。每日 1 剂，水煎。鼻饲。

9 月 26 日十四诊：患儿服上药期间，能睁眼视物，眼球活动灵敏，见医护人员有紧张反应，与父母无交流，有呵欠表现，日间均已不吸氧，夜间仍吸氧。肌张力较前稍降低，下肢可弯曲，上肢肌肉较僵硬，汗出稍多，鼻饲饮食，少量喂水可吞咽，大便间日一行，质地偏稀，小便正常，夜寐尚安。辅检：脊髓 MRI 示：①符合病毒性脑脊髓炎并发症（双侧脑沟、池增宽，脑室扩大）；②双侧慢性中耳乳突炎（2016 年 9 月 24 日，某军医大学某医院南京分院）。证候如前，仍从补肾填髓，化痰活血治之。

10 月 10 日十五诊：患儿服上药期间，吸氧已停止，意识欠清，反应较差，不适时面部有表情，四肢活动度差，虽均较前有改善，但恢复较慢。近来痰涎减少，能够吞咽，已不用吸痰。饮食仅喂奶粉、米糊，二便自调，夜寐尚安。家属诉患儿近期体重有明显增加。查体：心率 100 次 / 分左右，血氧饱和度 95% ～ 98%。建议增加食物种类，增加被动运动。综合治疗如前，中药增开窍益智之品再进。

处方：石菖蒲 10g，浙贝母 6g，郁金 10g，丹参 10g，黄精 10g，益智仁 10g，熟地黄 10g，枸杞子 10g，桑寄生 10g，金狗脊 10g，焦山楂 12g，鹿角胶 10g（烊化），龟甲胶 10g（烊化），猪脊髓 20g（自备）。14 剂。每日 1 剂，水煎。鼻饲。

10 月 27 日十六诊：患儿 1 周前曾发热 1 次，予退热药及地塞米松后，热退，热程 1 天，近日体温维持正常。患儿仍意识欠清，有时呈笑貌，呼唤时有反应次数增多，不能与家人交流。针灸时患儿对疼痛刺激反应较前敏感，哭声明亮有力。患儿四肢活动较前改善，双腿偶可抬离床面。时有吞咽动作，舌头刺激后可伸出口，但仍主要依靠鼻饲饮食，出汗较多，二便自调，夜寐尚安。患儿近4月体重增加4kg，身高增长4～5cm。证候如前，治以益气豁痰开窍为主，四肢能活动，减益肾之品。

处方：生晒参6g，茯苓10g，益智仁10g，黄精10g，枸杞子10g，桑寄生10g，石菖蒲10g，郁金10g，远志6g，浙贝母6g，丹参10g，焦山楂10g，木香3g，鹿角胶10g（烊化），猪脊髓20g（自备）。14剂。每日1剂，水煎。鼻饲。

11月10日十七诊：患儿服上药期间，仍意识欠清，有时哼哼，呼唤时有反应，头可转向声源。给予刺激时双下肢可抬离床面，但肌张力仍高。目前主要依靠鼻饲进食，可经口喂食少量果泥，未见呛咳，二便自调，夜寐尚安。查体：形体转丰，体重17.5～18kg，舌苔薄白。目前以神识不清为主，证候如前，治合前法，豁痰活血开窍为主。

此后患儿家长带孩子从南京市某医院PICU病房出院，带回家乡继续调治，未再来诊。

按语：本案患儿为南京市某医院PICU病房邀余会诊病例。起病时为手足口病，但迅速陷入厥阴心脑，结合临床及头颅MRI等检查，诊断为：重症手足口病，暴发性心肌炎，呼吸衰竭，肺水肿，脑脊髓炎，脑萎缩样改变。证情殊重。初诊时以手足口病邪毒内陷厥阴、心脑失明，治以清热解毒、开窍豁痰，取龙胆清瘟败毒饮合安宫牛黄丸救治。病情稳定后以益气养阴、豁痰开窍为主治疗，后因痰瘀阻滞，又取豁痰活血通络法治之。患儿由深度昏迷转为浅度昏迷，但始终未能清醒；肢体肌力增加、肌张力下降，运动功能有进步而仍差。虽经中西医结合治疗3月，症状只略有改善，而未能获得满意效果。本案应为EV71感染的重症患儿，同期在该院PICU病房还见有2例，均为脑脊髓改变，疗效均欠佳。可见对于手足口病重症患儿的治疗，还需要进一步深入研究，以期提高治疗效果，降低伤残率。

七 流行性脑脊髓膜炎

1. 卫入气营案

丰某，女，18岁。1968年2月2日急诊住入泰兴县人民医院传染病房。

主诉：发热、头痛、呕吐1天。

患者今天急起发热，T：39.5℃，畏寒，无汗，头胀痛，全身酸痛，喷射性呕吐2次，自急诊室收住入院。刻诊：患者神识尚清，颈有抵抗，咽红，肤有疹点数枚，舌苔薄白。近期本地流行性脑脊髓膜炎流行，患者有流脑接触史。查血：白细胞总数14.5×10⁹/L，中性粒细胞80%、淋巴细胞20%。诊断为瘟疫（流行性脑脊髓膜炎）。辨证为疫毒袭于肺卫，肌表不和，胃气冲逆。治以解肌清热，辟秽止呕。予银翘散加减。

处方1：金银花15g，连翘15g，菊花6g，葛根10g，荆芥6g，薄荷5g（后下），竹茹10g，大青叶10g，蔓荆子10g，天麻6g，生姜3片。1剂，水煎服。

处方2：玉枢丹4g，分2次服。

2月3日：汗出热降，头痛减轻，未呕吐，继予原方1剂。

2月4日：身热又炽，T：39.3℃，头痛如劈，烦扰不宁，神识昏糊，谵语妄动，疹点显露，舌苔黄，脉洪数，克氏征（+）。辨证为疫毒传变，气营两燔，肝经邪火上炎。治以清气凉营，清肝泻火。改予自拟龙胆清瘟败毒饮加减。

处方：龙胆10g，栀子10g，黄芩10g，金银花15g，连翘15g，生地黄10g，大青叶15g，石膏30g（先煎），牡丹皮10g，天麻6g，菊花6g，甘草5g。2剂。每日1剂，水煎服。

上方连服2剂，身热平，头痛解，项强舒，能起坐说话。原方减其制，继服3日，痊愈出院。

按语：1968年初，我尚为本科四年级学生，在泰兴县人民医院传染病房实习。

当时泰兴流行性脑脊髓膜炎流行，病区人满为患，负责医生仅焦永盛医师一人，无法招架。他要我独立管理两间病房，让我大胆用中药治疗，若是需要抢救的病例，再随时由他加用西药处理。我思考流脑患者属于瘟疫范畴，如余师愚《疫疹一得·论疫与伤寒似同而异》所述："疫证初起，有似伤寒太阳阳明证者，然太阳阳明头痛不至如破，而疫则头痛如劈……"至其气营两燔，邪火充斥肆虐，则当以清气凉营，泻火解毒治疗，可用余氏清瘟败毒饮加减。《疫疹一得·疫证条辨》又指出："疫证循衣摸床撮空，此肝经淫热也。肝属木，木动风摇，风自火出……宜本方增石膏、犀、连、栀、丹，加胆草。"流脑患者头痛如劈，呕恶频频，项强痉厥，昏谵躁动等症，无不与肝经淫热上炎，肝木犯胃，热盛动风有关。故本人取清瘟败毒饮加大剂量龙胆，取名龙胆清瘟败毒饮为主方加减。有谓龙胆之苦甚于黄连，10克何以下咽？实则我在以此方治疗流脑、乙脑患者时，多数患者进入极期，深度昏迷，插胃管者从胃管注入自然毫无阻碍，即使浅昏迷昏谵躁动未插胃管者由两人相助亦能灌服。当年在泰兴县人民医院传染病房单纯中药治疗流行性脑脊髓膜炎共12例，均获得了满意的疗效。

流感病因，是感受温疫时邪。病初，虽与一般外感热病之卫分表证相似，但往往头痛、项强、呕恶等肝经风热征象较为明显，并较快进入气分。若用药过于轻清，则难以遏其邪势。邪在肺卫，主方取银翘散，金银花、连翘用量偏大，常加葛根解肌疏表，蔓荆子、菊花、钩藤清肝祛风，竹茹、黄芩清肝和胃。诊断明确，证情发展较快者，可早加石膏、栀子、龙胆类截其邪火。本案初起病在卫表，治以辛凉解肌，次日似有转机，但终因病重药轻，热势枭张，改予清气凉营解毒则辄而取效。

2. 气营两燔案

耿某，女，22岁。1968年1月18日急诊收住入院。

主诉：发热、头痛、呕吐、项强、神昏1天。

患者昨天急性起病，发热急升，剧烈头痛，呕吐3次，项项强直，渐至神识昏迷，来院急诊，收入住院。刻诊：患者壮热（T：40℃）无汗，神识不清，手足躁扰不宁，两目红赤，肤有瘀点，小便癃闭，舌质红，舌苔黄。克氏征（＋），巴彬氏征（＋）。查血：白细胞总数 $25.3 \times 10^9/L$，中性粒细胞93%、淋巴细胞7%。诊断为瘟疫（流行性脑脊髓膜炎）。辨证为邪入气营、肝火炽盛、热扰心神，治以清气凉营泻肝。

以自拟龙胆清瘟败毒饮加减。

处方1：龙胆10g，黄芩10g，黄连3g，生地黄12g，金银花15g，连翘15g，牡丹皮10g，赤芍10g，石膏30g（先煎），知母10g，石决明30g（先煎），甘草4g。4剂。1日2剂，每6小时鼻饲管灌服1次。

处方2：玉枢丹4g，兑水分2次灌服。

医嘱：导尿。

1月20日：上方连服2天，高热降，神识清，躁扰宁，唯后枕部仍痛。上方减为轻剂再进。

处方：龙胆5g，黄芩10g，黄连3g，生地黄12g，金银花10g，连翘10g，牡丹皮10g，赤芍10g，石膏20g（先煎），知母10g，石决明20g（先煎），甘草4g。4剂。每日1剂，水煎服。

继服4日，痊愈出院。

按语： 流脑患者气营两燔，邪火充斥肆虐，以清气凉营，泻火解毒治疗，常取余师愚清瘟败毒饮加减。患者头痛如劈、呕恶频频、项强痉厥、昏谵躁动等症，又无不与肝经邪火上炎、肝木犯胃、热盛动风有关。因而宗余氏《疫疹一得》所论，又宜加用清肝泻火之品。由此拟方龙胆清瘟败毒饮，其方组成：龙胆草大剂12g、中剂8g、小剂3g，生地黄大剂15g、中剂12g、小剂10g，石膏（先煎）大剂60g、中剂30g、小剂15g，石决明（先煎）大剂30g、中剂20g、小剂15g，黄连3g，知母10g，黄芩10g，连翘10g，牡丹皮10g，赤芍药10g，生甘草4g。本方中主药之大剂、中剂、小剂用量，依患者病情及年龄而定。剂型取汤剂，昏迷者用鼻饲或灌肠法给药。重症者可1日2剂，每剂煎2次，1日4次给药。本案即以此方治疗取效。

3. 邪陷心肝案

韦某，男，25岁。1968年1月31日急诊收住入院。

主诉：高热、头痛、颈项强急、喷射状呕吐1天。

患者因急起高热、头痛如劈、颈项强急、喷射状呕吐1天而急诊收住入院。查患者肌肤灼热（T：39.8℃），有汗而热势不降，神识昏糊，口中喃喃谵语，手足躁动不宁，皮肤散在瘀点，舌质绛，舌苔黄燥，脉洪数。克氏征（＋），布氏征（＋），巴彬氏征（＋）。经血、脑脊液化验检查，诊断为瘟疫（流行性脑脊髓膜炎重症型）。辨证属气营两燔、邪陷心肝，当即予中药清气凉营、泻肝开窍治疗。

处方 1：石膏 45g（先煎），知母 10g，金银花 15g，连翘 15g，龙胆 12g，生地黄 12g，黄芩 10g，栀子 10g，石决明 30g（先煎），赤芍 9g，玄参 12g，甘草 4g。2 剂，每剂煎 2 次，每 6 小时服 1 次，鼻饲管灌服。

处方 2：局方至宝丹 2 粒。每次半粒，打碎和入水药灌服。

次日上午，患者热势仍炽，神识未清，仍谵语躁狂不宁，服药时需二人按压手足，一人插胃管灌药方能服入。观患者舌苔焦黄，大便数日未更，拟师仲景通下泄热法，釜底抽薪，直折扰乱心神之邪火。昨日方去连翘、赤芍，加生大黄 10g（后下），玄明粉 12g（冲服）。2 剂，每 6 小时服 1 次。

上方服用 1 天，下臭秽大便数次，高热骤退，神识清楚，安宁，能起坐交谈。

续予前方出入，减轻用量，每日 1 剂，停用局方至宝丹，服药 4 天，痊愈出院。

按语： 何秀山云："胃之支脉，上络心脑，一有邪火壅闭，即堵其神明出入之窍，故昏不识人，谵语发狂，大热大烦，大渴大汗，大便燥结，小便赤涩等症俱见"，治以白虎合调胃承气"一清胃经之燥热，一泻胃腑之实火"。（《重订通俗伤寒论·白虎承气汤何秀山按》）《伤寒论》亦有承气解胃热扰乱心神之谵语、心烦明文。故本案在用龙胆清瘟败毒饮一时尚未见效，而患者证情急迫、有腑实见证时，加用调胃承气汤，以白虎清上、承气泄下，果得三焦火势骤衰，神明复安，危象豁然而解。正如吴又可《温疫论·注意逐邪勿拘结粪》所曰："承气本为逐邪而设，非专为结粪而设也。"于此可验。

4. 热入营血案

姚某，男，18 个月。1968 年 1 月 25 日晨急诊住入泰兴县人民医院传染病房。

主诉：发热 3 天，全身瘀斑、休克半天。

患儿起病已 3 天，发热，头痛，恶食。昨日全身出现大量瘀斑及休克，在当地抢救，休克纠正后转来本院。刻诊患儿神识已清，颈项强直，全身皮肤密布瘀点、瘀斑，右下肢膝关节以下皮肤全部紫黑，右足枯黑。克氏征（＋），布氏征（＋），巴彬氏征（±）。血白细胞：15.8×10^9/L，中性粒细胞 74%、淋巴细胞 24%、单核细胞 2%。诊断：瘟疫（流行性脑脊髓膜炎暴发型），热入营血证。病为感受瘟疫邪毒，热入营血，络伤血溢。治以清营凉血、活血散瘀，药用犀角地黄汤加减。

处方：板蓝根 10g，玄参 10g，生地黄 10g，赤芍 10g，当归 10g，麦冬 10g，竹叶 10g，牡丹皮 6g，黄连 3g，甘草 3g。2 剂。每日 1 剂，水煎服。

1 月 27 日：服药 2 天，患儿头痛、项强、发热已解，瘀斑色转红活。原方加重化瘀消斑再进。

处方：玄参 10g，生地黄 10g，赤芍 10g，当归 10g，麦冬 10g，紫草 10g，牡丹皮 6g，黄连 3g，红花 5g，甘草 3g。2 剂。每日 1 剂，水煎服。

此后以上方增损，连服 10 余日，瘀斑色渐转淡，范围缩小，右下肢正常肤色日渐向下延伸。后全身瘀斑尽退，惟右下肢瘀斑退至足部时，4、5 趾已完全坏死，手术切除二足趾。共住院 25 天，痊愈出院。

按语：流脑热入营血，病在极期，热蒸营血而阴液受伤，邪陷厥阴而窍闭风动，故常以壮热神昏、躁扰抽搐、项背强直、舌质红绛苔黄、动血为主要表现，并可呈现气阴两虚证候。本例患儿为流行性脑脊髓膜炎暴发型（休克型），病情危重，西药抢救休克纠正后以肌肤出血为主，小者为瘀点，大者为瘀斑，成片密布，系热盛络伤迫血妄行，斑色紫而瘀滞，单纯使用中药，取犀角地黄汤加减以凉血散瘀消斑治疗，获得满意效果。

八　丹痧

1. 邪攻肺咽案

苗某，女，6 岁。2019 年 1 月 26 日初诊。

主诉：咽痛 3 日，发热 2 日。

患儿 3 日前感受外邪后咽部疼痛，次日发热，夜间咳嗽阵作，热峰 39℃，家长予哌西替柳干混悬剂口服后身热暂退。今至本院就诊：患儿 T：38.7℃（耳温），偶作喷嚏，头痛，全身酸痛，咽痛，纳少，二便调，咽部充血，扁桃体Ⅱ度肿大，未见脓，舌质红，舌苔薄黄，心肺听诊正常，皮肤少量皮疹。查血常规：白细胞总数

26.24×10⁹/L，中性粒细胞 84.8%、淋巴细胞 9.3%、单核细胞 4.8%。CRP：44mg/L。诊断为急乳蛾（急性扁桃体炎）。辨证为外感风热邪毒，热毒攻于咽喉，搏结乳蛾。治以疏风清热，解毒利咽。予银翘散合五味消毒饮加减。

处方：金银花 12g，连翘 10g，薄荷 6g（后下），荆芥 10g，桔梗 6g，牛蒡子 12g，白芷 10g，黛蛤散 10g（包煎），虎杖 12g，蒲公英 15g，紫花地丁 15g，败酱草 15g，甘草 3g。3 剂。每日 1 剂，水煎服。

1 月 28 日二诊：患儿服上药后当夜热退，全身皮肤泛发红疹，以四肢、胸腹部及背部尤甚。复查血常规：白细胞总数 13.31×10⁹/L，中性粒细胞 72%、淋巴细胞 17.7%、单核细胞 4.8%。CRP：29mg/L。患儿咽痛已止，皮疹仍散在，偶作咳嗽，无鼻塞流涕。证候较前好转。纠正诊断为丹痧热毒发疹，治以前法出入。

处方：金银花 12g，连翘 10g，薄荷 6g（后下），白芷 10g，桔梗 6g，胖大海 5g，牛蒡子 10g，浙贝母 6g，虎杖 12g，蒲公英 15g，败酱草 15g，芦根 12g。3 剂。每日 1 剂，水煎服。

药后身热、咽痛未起，皮疹已退，乳蛾红肿消，手指皮肤脱屑，血象正常，获得痊愈。

按语： 丹痧初起，发热、咽红乳蛾肿痛、血象显著升高，与急乳蛾较难鉴别。但临床只要掌握辨证论治原则，按疏风清热、解毒利咽治疗，于两病皆属有效。此案初诊时因出疹不多，无环口苍白圈、帕氏线、草莓舌等特殊体征，诊断为急乳蛾，但治疗用药对证，因而有效。复诊时诉曾全身泛发红色皮疹，诊见手指皮肤脱屑，方才明确诊断，但病症已愈。所以，余时常说：中医治疗，辨证重于辨病，此案可证。

2. 肺热结咽案

吕某，男，3 岁。2019 年 9 月 7 日初诊。

主诉：发热 2 天，皮肤红疹 1 小时。

患儿 2 天前起发热，头晕，咽部不适，体温未测，自行予蓝芩口服液、小儿氨酚黄那敏，口服后汗出热减。昨日下午患儿头晕，恶心，嗜睡。18：30 起发热，热峰 38.5℃，予蓝芩口服液、清开灵口服后热减。今晨患儿出现皮疹，色红瘙痒。刻诊：患儿低热，头晕较前好转，无恶心欲吐，咽部痒痛。纳食正常，昨日起未大便，小便正常。同学中有猩红热患儿。查体：额温 37.3℃，咽红，扁桃体Ⅱ度肿大，左侧扁桃体溢脓，舌苔薄黄腻，皮肤红，散见粟粒样皮疹。心肺听诊阴性。血常规：白细胞总数 12.82×10⁹/L，中性粒细胞 73.4%、淋巴细胞 15.3%。CRP：4.64mg/L。诊断：丹痧。证属外感丹痧邪毒，结于咽喉，泛于肌肤。治以清肺利咽，凉血解毒。

处方：荆芥 10g，牛蒡子 10g，桔梗 6g，皂角刺 10g，金银花 10g，连翘 10g，薄荷 6g（后下），牡丹皮 6g，大黄 8g（后下），蒲公英 15g，败酱草 15g，生甘草 3g。3 剂。每日 1 剂，水煎服。

9 月 9 日二诊：患儿全身泛发红色粟粒样皮疹，瘙痒甚，体温波动于 38.3℃至 38.5℃，精神尚可。刻诊：患儿体温 36.8℃，周身红色粟粒样皮疹，瘙痒较前好转，纳食可，二便调，汗可，咽痛，咽充血，扁桃体Ⅱ度肿大，脓液已消，舌质红，苔薄黄腻，草莓舌，周身皮肤潮红减轻，皮疹颜色稍淡，两颌下各有 1 淋巴结约 1.5×1.0cm，胸锁乳突肌后侧有 2 淋巴结约 1×1cm。患儿发热稍降，咽扁桃体脓肿已消。血常规：白细胞总数 11.07×10⁹/L，中性粒细胞 67.9%、淋巴细胞 15.7%。CRP：1.23mg/L。拟前法继治。

处方：白芷 10g，牛蒡子 10g，桔梗 6g，金银花 10g，连翘 10g，薄荷 6g（后下），牡丹皮 10g，皂角刺 10g，虎杖 12g，蒲公英 15g，败酱草 15g，紫花地丁 15g。4 剂。每日 1 剂，水煎服。

9 月 12 日三诊：患儿服药后面部皮疹已消，背部红疹颜色转淡，身痒已止，无发热、咽痛、咳嗽、鼻塞等不适，胃纳可，大便日行 2 次、质调，夜寐可，，咽红，扁桃体Ⅱ度肿大，左侧可见一脓痂，舌质红，舌苔薄白，舌尖似草莓状。皮肤潮红已消，上臂和足部可见少量皮疹，尾骨上端脱屑，手指端少量脱屑。血常规：白细胞总数 10.62×10⁹/L，中性粒细胞 38.2%、淋巴细胞 40.2%。CRP＜0.5mg/L。患儿体温稳定下降，皮疹渐消，继予前法治疗巩固。

处方：白芷 10g，桔梗 6g，牛蒡子 10g，金银花 10g，连翘 10g，薄荷 6g（后下），皂角刺 10g，牡丹皮 10g，虎杖 12g，蒲公英 15g，败酱草 15g，紫花地丁 15g，甘草 3g。4 剂。每日 1 剂，水煎服。

9 月 16 日四诊：患儿服药后皮疹已退净，饮食、二便调，皮肤干，各手指及尾骨端脱屑明显，足趾少量脱屑，咽红，扁桃体Ⅱ度肿大，舌质偏红，舌苔薄白。血常规：白细胞总数 8.60×10⁹/L，中性粒细胞 38.5%、淋巴细胞 49.3%。CRP ＜ 0.5mg/L。尿常规：未见异常。患儿丹痧已痊愈，今可恢复学业，治以清热养阴以善后。

处方：金银花 10g，连翘 10g，薄荷 6g（后下），牛蒡子 10g，牡丹皮 10g，玄参 10g，生地黄 10g，虎杖 12g，蒲公英 15g，败酱草 15g，五味子 6g，甘草 3g。5 剂。每日 1 剂，水煎服。

按语： 本案为典型丹痧，发热 2 天、皮肤出疹 1 小时来诊，扁桃体肿大、溢脓，血白细胞总数及中性粒细胞比例升高。辨证外感丹痧邪毒，结于咽喉，泛于肌肤，治以清肺利咽、凉血解毒，予解肌透痧汤加减。经治疗症状日渐减轻，后期指、趾脱屑，顺利康复。本案单纯中药治疗获得痊愈，是为中药治疗细菌感染性传染病有效又一例证。

九 顿 咳

1. 肺热失肃案

资某，女，3 岁。2016 年 3 月 3 日初诊。

主诉：咳嗽半月余。

患儿半月前受凉后咳嗽，未发热，至某市中医院就诊，予阿奇霉素、氨溴索口服液及雾化吸入治疗，咳嗽未见明显好转。刻诊：患儿咳嗽时作，咳时连声发作，不分昼夜，有痰不会咯吐，咳甚时面目通红、恶心欲吐，咳毕有鸡鸣样回声，鼻塞不显，清涕少许，二便调，汗出较多，咽红，舌苔薄白。心脏听诊阴性，肺部偶可闻及干啰音。某市中医院查血常规：白细胞总数 10.57×10⁹/L，中性粒细胞 52.9%、淋巴细胞 37.4%、单核细胞 5.8%。CRP：4.9mg/L。辨病为顿咳。辨证为痰热阻肺，肺气失肃。治法：肃肺降逆，涤痰止咳。

处方：炙麻黄 3g，桑白皮 10g，杏仁 10g，前胡 10g，炙紫菀 6g，百部 10g，钩藤 10g(后下)，麦冬 10g，胆南星 6g，枳实 6g，黄芩 10g，蚤休 10g，甘草 3g。7 剂。

每日 1 剂，水煎服。

3 月 12 日二诊：患儿服上药后，咳嗽明显好转，现仅偶咳几声，运动后稍有咳嗽，可闻痰声，有鼻塞，无流涕，偶喷嚏，食欲稍差，二便正常，夜寐尚可，磨牙明显，汗出改善，咽稍红，舌苔薄白。心肺听诊阴性。证候如前显著减轻，治宗前方出入再进。

处方：炙麻黄 3g，桑白皮 10g，杏仁 10g，前胡 10g，蜜款冬花 6g，辛夷 6g，胆南星 6g，百部 10g，黄芩 10g，蚤休 10g，浙贝母 6g，焦山楂 10g，焦六神曲 10g。7 剂。每日 1 剂，水煎服。

3 月 19 日三诊：患儿咳嗽已平，予补益气阴善后。

按语： 本案患儿咳嗽半月余，咳时连声发作，咳甚时面目通红、恶心欲吐，咳毕有鸡鸣样回声，符合顿咳临床特征。《本草纲目拾遗·禽部》说："鸬鹚涎治肾咳，俗呼顿呛，从小腹下逆上而咳，连嗽数十声，少住又作，甚或咳发必呕，牵掣两胁，涕泪皆出，连月不愈者，用鸬鹚涎滚水冲服，下咽即止。"其方鸬鹚涎难以获取，疗效也难以验证。而余以为本病呛咳连作诸证，显示肺气失肃为主，因而治疗当以肃肺降逆、涤痰止咳为重，以炙麻黄、桑白皮、杏仁、炙紫菀、百部、胆南星、黄芩等为常用药，必要时合葶苈大枣泻肺汤，临床收效良好。

2. 肝火犯肺案

张某，女，86 天。2019 年 5 月 9 日初诊。

主诉：咳嗽 20 多天。

患儿生甫 86 天，咳嗽已经 20 多天。发作为阵发性痉挛性咳嗽，连咳难止，日轻夜重，咳后有深吸气性鸡鸣样吼声，泛恶或吐出痰涎、食物，面部涨红，目睛红赤，烦闹多啼，小溲色黄，大便尚调，咽红，舌质红，舌苔黄，指纹紫滞。肺部听诊可闻及干啰音。在外院已经就诊多次，用过琥乙红霉素干混悬剂等药，未曾见效。查血常规：白细胞总数 18.65×10^9/L，中性粒细胞 32.1%、淋巴细胞 67.8%、单核细胞 8.2%。CRP：10.6mg/L。诊断为顿咳。辨证为肝火犯肺，肺气失肃。

治法：泻肝降火，肃肺止咳。予桑白皮汤合葶苈大枣泻肺汤加减。

处方：龙胆 1g，栀子 3g，黄芩 4g，桑白皮 3g，杏仁 3g，百部 3g，葶苈子 3g，胆南星 2g，代赭石 6g（先煎），枇杷叶 3g。4 剂。每日 1 剂，水煎服。

5月13日二诊：患儿服药4剂，证候见减，痉挛性咳嗽发作次数较前略减，每咳次数亦由原十几声减少为7、8声，目睛红赤减轻。前方有效，当出入再进。

处方：龙胆1g，栀子3g，黄芩4g，桑白皮3g，杏仁3g，百部3g，葶苈子3g，胆南星2g，地龙3g，枇杷叶3g。7剂。每日1剂，水煎服。

5月20日三诊：咳嗽再见减轻，患儿日间已不咳嗽，夜间咳嗽2、3次，呕恶、面红、目赤、烦闹多啼诸症均明显好转。效不更方，上方再进7剂。

5月27日四诊：患儿咳嗽已经基本平息，口干，咽红，舌质红，舌苔薄黄。拟前方减苦寒药物，增润肺之品调治。

处方：桑白皮3g，地骨皮3g，杏仁3g，百部3g，天冬3g，麦冬5g，黄芩4g，栀子3g，罗汉果3g。7剂。每日1剂，水煎服。

此后患儿痊愈停药。

按语： 本案患儿年龄幼小，痉咳不止，前治多日未效，家长十分焦急。来诊时阵发连续性痉挛性咳嗽，日轻夜重，咳后有深吸气性鸡鸣样吼声，泛恶呕吐，面部涨红，目睛红赤，烦闹多啼，而认证为肝火犯肺、肺气失肃。治以泻肝降火，肃肺止咳。果断使用龙胆、栀子、黄芩泻肝火、清肺热，代赭石降逆平肝，桑白皮、葶苈子、胆南星、枇杷叶泻肺降气，杏仁、百部止咳宁嗽。症状日见减轻，取得显著的疗效。

第七章 小儿杂病医案

一 幼年类风湿病

风湿热毒案

顾某，男，2 岁。2004 年 6 月 21 日初诊。

主诉：发热 20 天。

顾某为南京市某医院住院患儿。起病于本月 1 日，持续发热，烦躁不安，时有皮疹，精神尚可，食欲不振，咽红，无流涕、咳嗽、腹泻、关节肿痛等症。该院医师开始按急性上呼吸道感染处理，治疗多日未见效，发热持续在 38.1～39.6℃之间，因发热不退，至本月 18 日疑为皮肤黏膜淋巴结综合征，给予地塞米松静脉滴注加泼尼松口服治疗，现暂时退热。家长怀疑医院诊断，抱出患儿，请我和江苏省某医院某教授会诊。我们查见患儿虽发热多日，精神尚可，心肺听诊无异常，腹软，肝肋下 2cm 触及、质 II 度，脾右肋下刚触及，皮肤散在皮疹，结合已查血象，WBC、CRP、ESR 均升高，中医诊断为热痹，风湿热毒证；西医诊断：幼年类风湿病全身型（Still 氏病）。嘱再查血清蛋白电泳、体液免疫、细胞免疫 T 细胞亚群、抗环瓜氨酸肽抗体以助诊断。因未经现住院医院的医师同意，不能使用院外医师处方，故嘱暂仍按住院医嘱继服泼尼松。

7 月 24 日二诊：患儿 6 月底自动出院后，家长请某教授开西药、我开中药联合使用。西药用泼尼松 25mg/d，吲哚美辛 25mg/d 至今，身热退后未起，但库欣氏综合征日益显著，性情兴奋，形体日丰，两腮、背部、腹部脂肪堆积，口腔内鹅口疮散布，唇角破溃，睡眠不实，食欲佳，口干，咽红，舌质红，舌苔少。余诊为药毒伤阴、虚火内生，治以养阴清火，予知柏地黄丸加减。

处方 1：生地黄 10g，玄参 10g，白芍 10g，石斛 10g，枸杞子 10g，山茱萸 10g，知母 6g，黄柏 5g，牡丹皮 10g，虎杖 10g，甘草 3g。10 剂，每日 1 剂，水煎服。

处方 2：2% 碳酸氢钠液清洗口腔后，用制霉菌素片研末涂口腔患处，1 日 3 次。

8月28日复诊：1月来，泼尼松照常服用，吲哚美辛已停服，中药上方加减。患儿身热未起，形体丰盈，睡眠不实，梦语，易发脾气，食欲正常，时有泛恶，大便入水易散。某教授认为，患儿为自身免疫性疾病，西药需长期服用，改用：泼尼松25mg/d，晨顿服；甲氨蝶呤2.5mg，1日2次，每周2天服用。中药仍予前方加减。

2005年2月8日复诊：患儿近几个月来一直服药。泼尼松渐减量已至2.5mg/d，甲氨蝶呤仍2.5mg，1日2次，每周2天服用。中药前方随证出入，其中曾短期使用健脾益气、疏风宣肺之剂。病情基本稳定。但自2月5日起又发热，体温波动于37.9～39.3℃，眼眵多，声音沙哑，咳嗽偶作，多汗，烦闹不安，舌苔薄黄腻。体检：心肺听诊无异常。右前臂有丘疹一块。查血常规：白细胞总数14×10^9/L，中性粒细胞66.8%、淋巴细胞23.1%、单核细胞10.1%，血小板268×10^9/L。CRP 119 mg/L。血沉85mm/h。IgG 3.32g/L、IgA 0.23g/L、IgM 0.62g/L，C_3 1.83g/L、C_4 0.42g/L。诊断为幼年类风湿病全身型发作。家长认为西药无效且有副作用而停用，改为单纯中药治疗。病机分析为外感风热，引动内伏风湿热毒，走窜肺卫肌表、腠理失宣。治以疏风解表、清热利咽、化湿通络，予银翘散加减。

处方：金银花10g，连翘10g，薄荷6g（后下），虎杖15g，羌活6g，桑枝10g，牛蒡子10g，蝉蜕5g，甘草3g。3剂。每日1剂，水煎服。

2月11日复诊：患儿服药3天，体温渐降，昨天下午起体温37.3～38.3℃，今天下午起降至37℃以下，手背及前臂可见皮疹。汤剂予前方加减5剂，加用雷公藤总贰片5mg，1日3次，口服。

2月16日复诊：近5天患儿体温波动于36.3～36.9℃，精神正常，偶尔咳嗽，食欲可，大便调，活动自如。复查血常规：白细胞总数10.16×10^9/L，中性粒细胞42.6%、淋巴细胞54.5%、单核细胞2.3%。CRP4.28mg/L。血沉26mm/h。继予疏风清热，化湿通络法治之。

处方1：忍冬藤10g，桑枝10g，秦艽6g，虎杖12g，羌活6g，桑白皮10g，前胡6g，炙紫菀6g，蝉蜕4g，甘草3g。每日1剂，水煎服。

处方2：雷公藤总贰片5mg，1日3次，口服。

4月16日复诊：患儿以上方加减服用已2月。3月初曾感冒，汤剂暂改用解表清热剂，能较快好转。刻诊患儿形体已消减而偏瘦，面色少华，易于出汗，夜寐不实，时有惊惕，偶然流涕，食欲尚可，大便溏薄，舌苔薄白。证属肺脾气虚，风邪内伏，治以健脾补肺平肝，改用玉屏风散加味。

处方1：炙黄芪15g，白术10g，防风5g，煅龙骨15g（先煎），煅牡蛎15g（先煎），辛夷6g，蝉蜕5g，制僵蚕5g，鱼腥草15g，党参10g，怀山药10g，芡实10g，黄精10g。每日1剂，水煎服。

处方2：雷公藤总甙片5mg，1日3次，口服。

患儿以上方加减，服用近1年。其间只有一次发热，诊断为感冒，服中药2天退热。另曾有咳嗽、纳差、多梦、嗳气等症，均随证施治，服用中药治愈。其间曾数次查血常规、CRP、肝肾功能等均正常。至2006年2月起雷公藤总甙片以每2周减2.5mg/d速度递减，中药以补肺固表、健脾助运剂服用。2006年5月起患儿诸症悉除，雷公藤总甙片与中药均停服。至2014年3月随访，小儿一切正常，已读小学五年级。2019年随访，小儿身体正常，学习成绩好，已进入某外国语学校高二读书。

按语：本例患儿初诊时发热已20天，诊断未明，我与某教授会诊认为系幼年类风湿病全身型（Still氏病），用泼尼松治疗后产生库欣氏综合征，加用中药滋阴降火。患儿症状缓解后8个月复发，家长放弃西药，改用单纯中药治疗。余认为虽因患儿年幼，不能主诉关节是否疼痛，但就宏观与微观证候分析，应属热痹风湿热证，给予疏风清热、化湿通络剂加雷公藤总甙片治疗，效果满意，病情稳定后再用补肺健脾剂调理，获得痊愈。本案例表明，中药加雷公藤总甙片治疗对于Still氏病有较好的疗效，而且患儿服用雷公藤总甙片1mg/kg·d达1年余，未见毒副作用，对于此类疾病治疗可供借鉴。

二　过敏性紫癜

1.风热伤络案

陈某，男，8岁。2015年2月2日初诊。

主诉：外感后皮肤紫癜1周。

患儿一周前外感风热，随后腰以下现紫癜，色红紫，主要位于双小腿外侧，对称分布，大小形态不一，小如针尖，大似黄豆，未高出皮面，压之不褪色，瘙痒明显。患儿无腹痛及关节疼痛等不适，无鼻衄、齿衄及便血。晨起鼻塞，流清涕，偶有咳嗽，进食量少，寐可，二便调，咽红，舌苔薄白，脉浮。血常规检查正常。尿常规检查正常。诊断为紫癜（过敏性紫癜）。证属外感风热，灼伤血络，迫血妄行。治以祛风清热，凉血化瘀。以银翘散合犀角地黄汤加减。

处方：金银花10g，连翘10g，蝉蜕6g，牛蒡子10g，水牛角片20g（先煎），生地黄10g，紫草10g，牡丹皮10g，赤芍10g，板蓝根10g，辛夷6g，甘草3g。14剂。每日1剂，水煎服。

3月9日二诊：患儿服上药后因紫癜消退未再前来就诊治疗。昨晚发现下肢有轻度浮肿故来复诊，无腹痛及关节疼痛等不适，无外感，纳可，二便调，寐安，咽稍红，舌苔薄白，脉细。曾多次查尿常规示尿蛋白（－）～（＋）。证属气虚血热夹瘀，治以益气养阴、清热活血。

处方：炙黄芪20g，党参15g，茯苓10g，金樱子10g，猫爪草15g，生地黄10g，牡丹皮10g，女贞子10g，旱莲草10g，紫草10g，板蓝根12g，炙甘草3g。14剂。每日1剂，水煎服。

7月23日复诊：患儿以上述中药加减服用后紫癜至今未出，多次查尿常规正常。现患儿纳食欠佳，食量少，形体瘦，易疲劳，语声低微，二便调，寐可，咽红，舌苔薄白，脉细弱。患儿家长要求进一步调理。查尿 β_2 微球蛋白4.17mg/L。辨证属气阴亏虚、脾失健运，治以益气养阴、健脾助运。

处方：党参10g，茯苓10g，白术6g，炙黄芪15g，全当归10g，白芍10g，陈皮3g，炙鸡内金6g，佩兰10g，板蓝根12g，焦山楂15g，焦六神曲15g。14剂。每日1剂，水煎服。

服上药后随访半年，患儿紫癜未再作，多次尿常规检查正常。

按语： 本案起于外感风热，随之出现皮肤紫癜，证属风热伤络、血热妄行，而离经之血便是瘀血，故治以祛风清热、凉血化瘀，紫癜较快消退。但小儿尿液时有少量蛋白，是热伤肾络表现，又因家长不能连续诊治，病程迁延，以致出现下肢轻度浮肿，改用益气养阴、清热活血，后增健脾助运之品，终获痊愈。辨证方中配用了猫爪草，是为治疗肾病经验用药。

2. 阴虚瘀热案

顾某，男，15岁。2016年7月21日初诊。

主诉：双下肢皮肤瘀斑3年余。

患儿3年前虫咬后出现双下肢皮肤瘀斑，无腹痛及关节痛，无恶寒发热等不适，遂至当地医院就诊，诊断为"过敏性紫癜"，住院治疗1周后皮肤瘀斑消退。出院后双下肢皮肤瘀斑反复发作，每因外感、剧烈活动或进食鱼虾诱发。曾多次复查尿常规，偶见隐血（+），尿α1微球蛋白定量轻度增高（最高26.2mg/L）。患儿今年3月中旬在学校跑500m后，出现两下肢紫斑密布，持续至今。刻诊：患儿双下肢紫斑密布，无腹痛及关节痛，出汗较多，纳可，眠安，二便正常，咽红，舌质红，舌苔薄白。辅助检查：①尿常规：隐血（－），尿蛋白（－），红细胞计数3/ul，白细胞计数3/uL（2016年6月8日本院）。②尿常规：隐血（－），尿蛋白（－），红细胞计数1/ul，白细胞计数3/ul（2016年7月21日本院）。③血常规：白细胞总数9.02×10^9/L，中性粒细胞61.3%、淋巴细胞31%，血红蛋白158g/L，血小板计数154×10^9/L（2016年7月21日本院）。诊断为紫癜（过敏性紫癜）。患儿病程经久，乃肾阴亏虚，瘀热伤络。治法：益阴清热，凉血通络。予知柏地黄丸合二至丸加减。

处方：生地黄10g，熟地黄10g，山茱萸10g，枸杞子10g，白芍10g，牡丹皮10g，墨旱莲10g，女贞子10g，泽兰10g，丹参10g，知母10g，黄柏6g，紫草10g，生甘草3g。14剂。每日1剂，水煎服。

8月4日二诊：患儿服上药期间，双下肢紫斑渐消，未再出现新发紫斑，偶尔足底痛，无腹痛、关节痛等不适，纳食欠馨，二便正常，夜寐尚安，双下肢陈旧性紫斑紫纹，未见新鲜紫癜，咽红，舌苔薄白。尿常规检查未见明显异常。证候尚属稳定，治以前方出入。

8月18日三诊：患儿服上药期间，若下肢抬高则不出紫斑，若久坐、久行则膝关节以下出现新的紫斑，且行走时伴足底刺痛，手足欠温，晨起纳差，二便正常，夜寐尚安，双下肢足部有少数紫红色斑点，舌苔薄白。尿常规检查未见明显异常。证候如前，治宗前法。

此后仍用前方加减治疗1个月，皮肤瘀斑消退、尿常规检查正常，后未再复发。保持正常后再以补益肾阴、养血通络法调理，共治疗观察6个多月，停用药物，一年后因他病来诊，询问紫癜未曾发作。

按语： 本案来诊时双下肢皮肤瘀斑反复发作已3年余，病程经久，每因外感、剧烈活动或进食鱼虾诱发，辨证认为乃久病导致肾阴亏虚、瘀热伤络，治以益阴清热、凉血通络，予知柏地黄丸合二至丸加减，治疗2月余，紫癜退而未起，再以补益肾阴、养血通络法调理治疗4个月，冀图修复肾阴、血络损伤，观察稳定至半年后方才停药。

3. 阴虚瘀滞案

顾某，女，9岁。2012年10月6日初诊。

主诉：双下肢及臀部出现皮疹近1月。

患儿9月10日突然出现双下肢及臀部皮疹，呈紫红色，压之不褪色，无其他不适症状。至某市人民医院就诊，查血常规：白细胞总数11.67×10^9/L，中性粒细胞56.94%、淋巴细胞34.94%，血小板计数339×10^9/L。CRP：9.3mg/L。查凝血功能：D-二聚体580ug/L。以"过敏性紫癜"收住入院，予调节免疫、抗过敏、抗凝、补充维生素等治疗后皮疹渐退。刻诊：患儿身无皮疹，无腹痛、关节痛等不适，活动较少，饮水不多，纳寐可，二便调。既往有"腮腺炎"病史。查尿常规未见明显异常。诊断为紫癜（过敏性紫癜）。辨证为气阴不足、痰瘀阻滞，治以益气养阴、化痰活血。

处方：炙黄芪15g，当归10g，墨旱莲10g，女贞子10g，熟地黄10g，牡丹皮10g，决明子10g，泽兰10g，瓜蒌皮10g，紫草10g，玄参10g，生甘草3g。14剂。每日1剂，水煎服。

10月27日二诊：患儿服上药期间皮疹未起。目前一般情况可，无特殊不适主诉，纳可，寐安，二便调，形体丰，精神好，咽部淡红，舌苔薄，脉沉。尿常规检查正常。证候如前，治以前方出入再进。

处方：当归10g，生地黄10g，白芍10g，墨旱莲10g，女贞子10g，紫草10g，牡丹皮10g，泽兰10g，瓜蒌皮10g，决明子10g，玄参10g，生山楂10g。21剂。每日1剂，水煎服。

11月19日三诊：患儿皮疹未起，亦无腹痛、关节痛等不适，纳可，眠安，大便正常，尿次较频，无尿道灼热刺痛感，咽淡红，舌苔薄腻。尿常规：隐血（－），白细胞（+++），尿蛋白（－），红细胞计数 24/ul，白细胞计数 191/ul。辨证为湿热下注，治以清利膀胱。

处方：车前子 10g（包煎），萹蓄 10g，柴胡 6g，黄芩 10g，马鞭草 12g，金钱草 15g，半枝莲 12g，半边莲 12g，瞿麦 10g，薏苡仁 10g，六一散 12g（包煎）。14 剂。每日 1 剂，水煎服。

嘱患儿家属留取中段晨尿送细菌培养。

12 月 1 日四诊：患儿服上药期间皮疹未起，尿频好转。现一般情况可，纳佳寐安，大便正常，形体丰，舌苔白腻。尿培养：无细菌生长。尿常规：未见明显异常。

"过敏性紫癜"患儿，自我处就诊以来，已 2 月余紫癜未现，尿频亦好转，尿常规检查正常，唯舌苔白腻，纳食佳，形体丰，治疗仍从补肾益阴活血调理。

处方：墨旱莲 10g，女贞子 10g，生地黄 10g，枸杞子 10g，牡丹皮 10g，茯苓 10g，怀山药 12g，泽兰 10g，玄参 10g，薏苡仁 12g，山茱萸 10g，炙甘草 3g。14 剂。每日 1 剂，水煎服。

患儿服用上药加减，后改为糖浆剂服用，紫癜一直未发，纳可，寐安，二便调。尿常规多次检查正常。证候稳定。2013 年 2 月 7 日复诊，查尿常规正常、血常规正常。患儿自去年 9 月中旬以来，已近 5 个月紫癜未出，治以前方出入，再服 1 月停药。

按语： 本案患儿就诊前 1 月被诊断为过敏性紫癜，在当地接受治疗后已获缓解，但过敏性紫癜经治疗即使紫癜消退，其毛细血管损害修复尚需假以时日，且患儿查血小板计数、D－二聚体偏高。临床辨证为气阴不足、痰瘀阻滞，治以益气养阴、化痰活血，仍作半年治疗，保持稳定，方才停药。

三　免疫性血小板减少症

1. 气阴亏虚案

张某，女，8 岁。2018 年 2 月 5 日初诊。

主诉：皮肤瘀点反复出现 3 年。

患儿自 2015 年 2 月发现血小板减少，多次查血常规示血小板计数波动于（17 ～ 40）×10^9/L，足部及眼睑周围时有散在出血点，在当地予激素及中药治疗，病情仍有反复。纳可，大便 1 ～ 2 日一行、质地稍干，小便正常，夜寐尚安、初寐时汗多，患儿易感，冬季每月均有 2 ～ 3 次感冒。近日无外感，但每于上学 3 ～ 4 天后则鼻塞。2017 年 12 月 21 日低热、流涕、咳嗽，查血小板计数 17×10^9/L。刻诊：两下肢点状紫癜散在。血常规：白细胞总数 6.34×10^9/L，中性粒细胞 50.10%、淋巴细胞 40.2%，血小板计数 30×10^9/L（2018 年 1 月 31 日，某县人民医院）；血常规：白细胞总数 7.43×10^9/L，中性粒细胞 49%、淋巴细胞 43.7%，血小板计数 36×10^9/L。CRP ＜ 1mg/L（2018 年 2 月 5 日本院）。诊断为紫癜（免疫性血小板减少症）。辨证为气阴亏虚，血热伤络。治法：益气养血，滋阴清热。

处方：炙黄芪 15g，白术 10g，防风 5g，煅龙骨 20g(先煎)，煅牡蛎 20g(先煎)，生晒参 10g，茯苓 10g，黄精 10g，全当归 10g，鸡血藤 10g，桑葚 15g，川芎 6g，生地黄 10g，熟地黄 10g，白芍 6g，山茱萸 10g，枸杞子 10g，知母 10g，玄参 10g，板蓝根 12g，羊蹄根 15g，牡丹皮 10g，鹿角霜 10g，甘草 3g，福胶 6g（烊化）。25 剂。每用 5 剂，加水 1200mL，浸泡 2 小时后，武火煮沸，文火煎煮 1 小时，倾出药液，药物再加水煎煮 1 次，弃去药渣，将两次药液合并，再文火煎煮浓缩至 600mL，加入蜂蜜、白糖各 150g，阿胶烊化，搅匀，煮一沸，冷却，熬成糖浆 600mL，贮广口瓶，冰箱冷藏。每服 20mL，1 日 3 次。

3 月 24 日二诊：患儿服药期间体质增强，无特殊不适，唯偶喷嚏，活动后易汗出，双下肢时见少许出血点。纳食一般，大便日行一次，质地改善，小便正常，夜寐尚安，咽部淡红，扁桃体不肿大，舌质红，苔薄黄。血常规：白细胞计数 $4.74 \times 10^9/L$，血红蛋白 118g/L，血小板计数 $46 \times 10^9/L$（2018 年 3 月 22 日某医院）。腹部 B 超：肝胆胰脾未见明显异常（2018 年 3 月 22 日某医院）。证候如前，近期尚属稳定，治以前法出入。

5 月 5 日三诊：患儿于 4 月 13 日曾发热 38.5℃，流涕，3 天热退，伴声咳，痰少。近 2 日见双下肢少许出血点，无咳嗽咯痰，黄脓涕少许，晨起清嗓，偶尔喷嚏，刚入寐时汗较多，纳食可，二便如常，咽红，舌苔薄白。血常规：血小板计数 $57 \times 10^9/L$，红细胞计数 $4.64 \times 10^{12}/L$，血红蛋白 118g/L（2018 年 5 月 3 日某医院）。患儿自今年 2 月 5 日前来就诊，近 3 月来，血小板计数逐步回升。刻下一般情况可，治以前法出入。

6 月 16 日四诊：患儿服上药后无特殊不适，清嗓时作，纳食可，二便调，夜寐安，出汗减少，咽稍红，舌苔薄白，脉平，面色欠华，下肢足背有少数点状皮疹，右下肢有外伤后瘀血一块。期间曾有着凉 2 次，无发热、咳嗽、流涕。血常规：血红蛋白 124g/L，血小板计数 $74 \times 10^9/L$（2018 年 6 月 14 日某医院）。证候稳定，血小板稳步上升，治以前法继进。

7 月 30 日五诊：患儿上次就诊后 2 周清嗓已止，偶有鼻塞，声咳，未曾发热，下肢偶见浅红色针点状斑点。精神正常，入夏后食欲稍降，汗出一般，大便日行 1～2 次、质调，小便正常，咽稍红，舌苔薄白，脉平。血常规：白细胞总数 $7.54 \times 10^9/L$，中性粒细胞 46.6%、淋巴细胞 42.2%、嗜酸性粒细胞 2.4%、单核细胞 8.4%，红细胞计数 $4.64 \times 10^{12}/L$，血红蛋白 126g/L，血小板计数 $76 \times 10^9/L$（2018 年 7 月 26 日某医院）。证候稳定，治疗宗前法。

9 月 8 日六诊：病史同前，患儿经治疗后病情稳定，仅双脚面偶见瘀点。期间自觉咽部稍红，服用过 1 次抗感合剂。刻诊：患儿无咳嗽咯痰，无鼻塞、流涕、喷嚏，汗出正常，纳食可，大便日行一次，质调，小便正常，夜寐尚安，咽部稍红，舌苔薄白，面色欠华。血常规：血红蛋白 125g/L，血小板计数 $101 \times 10^9/L$，红细胞计数 $4.57 \times 10^{12}/L$，白细胞计数 $8.31 \times 10^9/L$，中性粒细胞 57.7%、淋巴细胞 32.9%、嗜酸性粒细胞 1.8%、单核细胞比例 6.9%（2018 年 8 月 6 日某医院）。

患儿自 2015 年 2 月患免疫性血小板减少症，曾用激素治疗 1 年，血小板波动于（17～40）×10⁹/L，经常感冒而停用激素，间断在本院血液科服用中药，血小板继续波动。自 2018 年 2 月 5 日起来我处就诊，予益气养血滋阴糖浆剂治疗，血小板计数从 36×10⁹/L 稳步上升，2018 年 8 月 6 日检查已达 101×10⁹/L，一般情况可，外感显著减少。拟继予益气养血滋阴法治疗巩固。

处方：炙黄芪 15g，白术 10g，防风 5g，煅龙骨 15g（先煎），煅牡蛎 15g（先煎），党参 10g，西洋参 6g，茯苓 10g，全当归 10g，生地黄 10g，熟地黄 10g，牡丹皮 10g，鸡血藤 10g，枸杞子 10g，羊蹄根 15g，鹿角霜 10g，板蓝根 12g，炙甘草 3g，福胶 6g（烊化）。20 剂。每用 5 剂，加水 1200mL，浸泡 2 小时后，武火煮沸，文火煎煮 1 小时，倾出药液，药物再加水煎煮 1 次，弃去药渣，将两次药液合并，再文火煎煮浓缩至 600mL，加入蜂蜜、白糖各 150g，福胶烊化，搅匀，煮一沸，冷却，熬成糖浆 600mL，贮广口瓶，冰箱冷藏。每服 20mL，1 日 3 次。

按语： 本案来诊时患免疫性血小板减少症已经 3 年，在当地曾用泼尼松口服及甲基泼尼松龙冲击治疗，使用时血小板计数上升，其后又复下降，始终波动于（17～40）×10⁹/L。来诊后认证属气阴亏虚、血热伤络，治以益气养血、滋阴清热，以糖浆剂缓调。方中用炙黄芪、白术、防风、煅龙骨、煅牡蛎补肺固表御邪，生晒参、茯苓、黄精、甘草补气，全当归、生地黄、川芎、白芍、鸡血藤养血，熟地黄、山茱萸、枸杞子、桑葚、福胶滋阴，知母、玄参、牡丹皮、板蓝根益阴凉血清热，鹿角霜温肾收敛止血，羊蹄根凉血收敛止血（现代药理研究报告有抑制血小板抗体、促进血小板再生的作用）。坚持守方治疗 7 月余，血小板计数稳步上升，直至恢复到正常范围。

2. 气血亏虚案

张某，男，4.5 岁。2008 年 9 月 13 日初诊。

主诉：皮肤出现紫斑半年余。

患儿今年 2 月无明显诱因下出现皮肤紫斑，压之不褪色，至当地医院就诊，诊断为"血小板减少性紫癜"，并收住入院，紫斑消退后出院继续治疗。患儿已服"醋酸泼尼松"2 月余，目前剂量为 5mg，qd。刻诊：患儿目前一般情况可，皮肤未见紫斑，出汗较多，纳可，眠安，二便正常，咽红，舌苔薄黄。辅助检查：①血常规：

血小板计数 $89×10^9/L$ （2008 年 8 月 30 日本院）。②血常规：血小板计数 $54×10^9/L$ （2008 年 9 月 13 日本院）。诊断为紫癜（免疫性血小板减少症）。辨证为气血亏虚，血分伏热。治法：益气养血清热。

处方：炙黄芪 15g，党参 10g，当归 10g，白术 10g，紫草 10g，生地黄 10g，白芍 10g，牡丹皮 10g，制首乌 10g，炒枣仁 10g，炙甘草 3g，阿胶 10g（烊化）。7 剂。每日 1 剂，水煎服。

9 月 20 日二诊：患儿服上药期间，皮肤紫斑未发。近 3 天呼吸音较重，喷嚏偶作，无恶寒发热，无咳嗽咯痰等不适，流涎较多，纳食尚可，二便正常，入睡较迟，舌淡，苔薄白。患儿平素体质较差，易罹患外感。查血常规：血小板计数 $101×10^9/L$，白细胞计数 $6.06×10^9/L$，中性粒细胞 56.4%、淋巴细胞 37.2%。治以前方出入。

10 月 6 日三诊：患儿前几天出现声咳偶作，流涕少许，偶尔喷嚏，未有发热，纳可，寐安，二便调，咽红，舌苔薄白。心肺听诊阴性。其父母亦有感冒。患儿服 "醋酸泼尼松 5mg，每日 1 次" 已 1 月余。查血常规：血小板 $91×10^9/L$，白细胞计数 $9.13×10^9/L$，红细胞计数 $4.54×10^{12}/L$，血红蛋白 127g/L。辨证为新感外邪，肺气失宣。治法：益气固表，兼宣肺祛风。

处方 1：炙黄芪 15g，白术 10g，防风 5g，党参 10g，桔梗 6g，桑叶 10g，炙冬花 6g，辛夷 6g，马鞭草 12g，连翘 10g，菊花 10g，生甘草 3g。7 剂。每日 1 剂，水煎服。

处方 2：醋酸泼尼松 2.5mg，每日 1 次。今起。

10 月 13 日四诊：患儿服上药后咳嗽已平，紫癜未发。刻诊：患儿晨起喷嚏偶作，清涕少许，常有流涎，纳食尚可，夜寐盗汗，二便正常，咽红，舌尖红，苔薄白。查血常规：血小板计数 $104×10^9/L$，白细胞计数 $7.38×10^9/L$，血红蛋白 120g/L。证候如前，治以前方出入。

处方：炙黄芪 15g，白术 10g，防风 5g，煅龙骨 20g（先煎），煅牡蛎 20g（先煎），紫草 10g，当归 10g，白芍 10g，党参 10g，生地黄 10g，五味子 6g，阿胶 10g（烊化）。14 剂。每日 1 剂，水煎服。

10 月 27 日五诊：患儿服上药后诸症皆平。现患儿一般情况可，皮肤紫癜未发，时有流涎，纳佳，便调，夜寐盗汗，舌淡，苔薄白。查血常规：血小板计数

110×10⁹/L，白细胞计数 7.83×10⁹/L，中性粒细胞 50.3%、淋巴细胞 42.1%。证候如前，增健脾摄涩之品再进。

处方：炙黄芪 15g，苍术 6g，白术 6g，防风 5g，煅龙骨 20g（先煎），煅牡蛎 20g（先煎），茯苓 10g，怀山药 12g，益智仁 10g，当归 10g，党参 10g，生地黄 10g，阿胶 10g（烊化）。14 剂。每日 1 剂，水煎服。

并嘱患儿家属停服醋酸泼尼松。

11 月 10 日六诊：患儿 3 天前受凉后出现咳嗽少痰，清涕少许，喷嚏偶作，音哑咽痛，未有发热，未有紫癜，流涎仍作，纳差，便调，寐中哭闹，咽红，舌尖红，苔薄白。心肺听诊阴性。查血常规：血小板计数 60×10⁹/L，白细胞计数 10.25×10⁹/L，中性粒细胞 58%、淋巴细胞 35.3%。辨证为外感风热，肺咽不利。治法：疏风清热，宣肺止咳。方选桑菊饮加减。

11 月 27 日七诊：患儿服上药后诸症皆平，紫癜未发。唯近日出现小便频数，每次量少，色清，无尿道灼热刺痛。纳食较差，进食易吐，二便尚调，夜寐尚可，舌尖红，苔薄黄。辅助检查：①血常规：血小板计数 147×10⁹/L，白细胞计数 9.01×10⁹/L，中性粒细胞 48.6%、淋巴细胞 47.5%。②尿常规：隐血（++），红细胞计数 10/ul。辨证为气虚卫表不固，阴虚血热伤络。治法：补气固表，养阴和络。

处方：炙黄芪 15g，白术 10g，防风 5g，煅龙骨 15g(先煎)，煅牡蛎 15g(先煎)，当归 10g，鸡血藤 10g，墨旱莲 10g，女贞子 10g，荔枝草 12g，陈皮 3g，茅根 12g。14 剂。每日 1 剂，水煎服。

12 月 6 日八诊：患儿服上药后小便仍次频量少，自诉睾丸轻度触痛。患儿昨晚始出现声咳无痰，清涕少许，无恶寒发热，无鼻塞喷嚏等不适，纳可，寐安，二便调，舌苔薄黄腻。心肺听诊阴性。辅助检查：①血常规：血小板计数 95×10⁹/L，白细胞计数 7.03×10⁹/L，中性粒细胞 39.9%、淋巴细胞 52.9%。②尿常规：隐血（++），红细胞计数 7/ul。辨证为下焦湿热，从清利下焦湿热治之，兼以宣肺止咳。

处方：桑叶 10g，杏仁 10g，前胡 10g，车前子 10g（包煎），炙款冬花 6g，黄芩 10g，萹蓄 10g，荔枝草 12g，金钱草 12g，牛膝 10g，瞿麦 10g，茅根 12g。7 剂。每日 1 剂，水煎服。并嘱患儿家属在当地查中段尿培养 2 次。

12 月 15 日九诊：患儿服上药后小便次数减少，紫癜未发。4 日前受凉后又出现咳嗽，呈逐渐加重趋势，可闻痰音，昨日咳甚呕吐 1 次，偶尔喷嚏，浊涕少许，纳差便调，夜寐尚安，咽红，舌苔薄。心肺听诊阴性。辅助检查：①尿培养：大肠埃希菌（+），菌落数＞10 万 /mL（2008 年 12 月 8 日本院）。②尿培养：大肠埃希菌（+），菌落数 5 万 /mL（2008 年 12 月 11 日本院）。③尿常规：隐血（++），红细胞计数 98/ul（2008 年 12 月 15 日本院）。证候如前，治以前方出入。

2019 年 1 月后一直于我处予中药煎剂口服，紫斑未发，小便次数较前减少，多次复查尿常规未见明显异常。其间罹患外感 2 次。期间以 2018 年 11 月 27 日方为主加减服用，外感时随证施治。随访至 2009 年 9 月 19 日，患儿紫癜未发，身无所苦，复查血常规示血小板正常水平。

按语：本案患儿来诊时患免疫性血小板减少症已经半年，经激素治疗，血小板计数达（54 ～ 89）×109/L。后停用激素，一直用益气养血清热中药治疗，除其中一次外感后血小板计数降到 60×109/L 之外，其余时间均维持在（91 ～ 147）×10⁹/L。虽然患儿屡次外感或尿路感染，经治疗后能较快痊愈，血小板计数亦基本维持在正常水平。本案与上案表明，免疫性血小板减少症常表现为阴血亏虚证，但气为血帅，益气可以生血、气充可以摄血，因此，治疗本病，补气当为常用治法。

四　皮肤黏膜淋巴结综合征

1. 气营两燔案

董某，男，6 岁。2018 年 5 月 10 日初诊。

主诉：发热 5 天。

患儿发热已 5 天，咳嗽偶作，有痰，流清涕，无咽痛，在外院予头孢菌素等药物输液治疗。今天来诊。刻诊：患儿低热，体温 37.6℃，两眼红赤，无分泌物，脸颊右侧肿胀疼痛，可触及颌下、颈部淋巴结肿大多枚，纳食不馨，大便日行一次，不成形，小便正常，口唇红肿、干，咽红，扁桃体Ⅱ度肿大，舌质红，舌尖如草莓，舌苔黄腻。心脏听诊阴性，肺呼吸音粗，腹软，肝脾肋下未触及。全身未见明显皮疹，背部有刮痧痕。血常规：白细胞总数 $21.8 \times 10^9/L$，中性粒细胞 85.7%、淋巴细胞 6.2%，血小板计数 $220 \times 10^9/L$。CRP：146mg/L。诊断为温病（皮肤黏膜淋巴结综合征），辨证为气营两燔，治法清气凉营。给其住院治疗。中药给清营汤加减

处方：石膏 30g（先煎），知母 10g，生地黄 10g，玄参 10g，金银花 10g，牡丹皮 10g，黄连 3g，薄荷 6g（后下），连翘 10g，麦冬 12g，拳参 10g，甘草 3g。4 剂。每日 1 剂，水煎服。

5 月 14 日二诊：患儿在病房服用中药 4 天，应用免疫球蛋白静脉滴注 2 天，发热反复，昨日体温降至正常。球结膜轻度充血，口唇紫红、干、裂、肿减轻，颈部胸锁乳突肌后淋巴结多枚，肿胀较前减轻，纳可，眠安，大便不成形，小便正常，咽红，舌质红，舌苔少，舌前部草莓状。心肺听诊阴性。证候如前减轻，治以前法出入。

处方：石膏 30g（先煎），知母 10g，生地黄 10g，玄参 10g，黄连 3g，牡丹皮 10g，黄芩 10g，金银花 10g，麦冬 12g，拳参 10g，桔梗 6g，甘草 3g。4 剂。每日 1 剂，水煎服。

5 月 17 日三诊：患儿入我院儿科住院 6 天，身热已平，颈部胸锁乳突肌前后侧各触及 2 枚如小黄豆大小淋巴结，口唇肿胀已消、色红、无干裂，手指脱皮，无咳嗽咳痰，无胸闷心慌。纳食欠佳，夜寐尚可，二便正常，咽红，舌质红，舌苔少，舌尖草莓状。5 月 16 日在病房检查血常规：白细胞总数 $5.4 \times 10^9/L$，红细胞计数 $3.98 \times 10^{12}/L$，血红蛋白 110g/L，血小板计数 $441 \times 10^9/L$。CRP：28mg/L。另：血沉：65mm/H（5 月 10 日）；100mm/H（5 月 16 日）。免疫八项：IgG 17.6g/L，IgA 2.2g/L，IgM 2.61g/L，C_3 1.04g/L，C_4 0.21g/L。 抗 "O"：91.30 IU/mL，RF < 20U/mL，CRP：89.8mg/L（5 月 14 日）。肺炎支原体抗体：IgM 16.2Au/mL，IgG 136.8Au/mL（5 月 14 日）。心电图、心脏彩超、超声心动图未见明显异常（5 月 16 日）。辨证为气营热减，阴分已伤。治法：清营益阴。

处方：黄芩 10g，黄连 3g，牡丹皮 10g，生地黄 10g，玄参 10g，麦冬 15g，知母 10g，北沙参 10g，玉竹 10g，焦山楂 12g，焦六神曲 12g，甘草 3g。10 剂。每日 1 剂，水煎服。

5月28日四诊：患儿5月17日出院。现患儿两手指、掌脱皮，无皮疹，无发热，无外感症状，纳差，寐安，二便调，无盗汗，常餐后随即大便，口唇红，颈淋巴结枣核大小3、4枚，咽红，舌尖红，舌苔薄黄。血常规：白细胞总数4.11×10^9/L，中性粒细胞52.9%、淋巴细胞39.8%、嗜酸性粒细胞0.9%，红细胞计数4.83×10^{12}/L，血红蛋白131g/L，血小板计数360×10^9/L。血沉28mm/H（5月27日扬州市某医院）。皮肤黏膜淋巴结综合征恢复期，治以前法出入。

6月11日五诊：现患儿一般情况可，面色欠华，胃纳较前好转，性情急躁，大便时干、日行一次，夜寐可，咽红淡紫，舌质偏红，舌苔薄黄腻，颈淋巴结枣核大3、4枚。心肺听诊阴性。体重20kg。血常规：白细胞总数6.57×10^9/L，中性粒细胞64.2%、淋巴细胞26.3%，血小板计数291×10^9/L。血沉13mm/h（6月10日扬州市某医院）。患儿皮肤黏膜淋巴结综合征已康复，嘱复查心脏彩超，中药治疗转以益气养阴活血为主。

处方：太子参10g，南沙参10g，生地黄10g，炒扁豆15g，怀山药15g，茯苓10g，玄参10g，丹参10g，牡丹皮10g，麦冬12g，陈皮3g，焦山楂12g，焦六神曲12g。21剂。每日1剂，水煎服。

此后患儿先后又于7月9日、7月30日、8月30日、9月23日前来复诊，一般情况可，继予前方出入调理。7月30日本院复查血常规、心电图、超声心动图均正常。体重近5个月增加2kg。仍予前法出入巩固，嘱其再在当地复查血常规、心电图、超声心动图、心脏彩超，若正常可停止用药。后未再来诊。

按语：本案来诊时符合皮肤黏膜淋巴结综合征诊断，给收入住院。入院后按气营两燔证给清气凉营中药治疗，同时曾使用免疫球蛋白2天以防后期心血管并发症，病情好转出院后渐转以益气养阴活血为主。共治疗观察5个月，除临床症状消失外，各项检查均转为正常，评价为痊愈。

皮肤黏膜淋巴结综合征又称川崎病，是一种以全身血管炎性病变为主要病理的急性发热性出疹性疾病。本病的病因尚未明了，现在多认为是一定易患宿主对多种感染病原触发的一种免疫介导的全身性血管炎。根据其起病急骤，发热及其他临床表现，可将其归属于中医学温病范畴，运用卫气营血辨证论治可取得较好疗效，本人曾治疗多例证实，且后期发生心血管并发症的比例亦低，值得临床推荐使用。

2. 气虚血瘀案

杨某，女，3岁。2016年8月4日初诊。

主诉：发现"双侧冠状动脉瘤样扩张"20天。

患儿20天前因"发热5天，咳嗽3天"于某大学附属某儿童医院住院治疗，入院后查心脏彩超示：左冠状动脉内径2.2mm，右冠状动脉内径2.2mm，提示左房、左室增大，左室收缩功能降低，考虑皮肤黏膜淋巴结综合征。后复查心脏彩超示：左房、左室增大，双侧冠状动脉瘤样扩张（左冠状动脉开口3.8mm，其后可见约10mm×5.9mm范围瘤样扩张，左前降支3.1mm，右冠状动脉内径6mm），二尖瓣轻度反流，左心收缩功能正常范围。7月29日转至南京市某医院住院治疗，予"注射用复合辅酶（贝科能）、地榆升白片、氨溴特罗口服液、阿司匹林、果酸二磷酸钠口服溶液（瑞安吉）、双嘧达莫"等治疗。刻下：患儿咳嗽偶作，少量稀痰，纳食一般，稍有口臭，大便日行2次，质地偏干，小便正常，夜寐盗汗，手指少量脱皮，咽部淡红，舌苔薄腻。心肺听诊阴性。辅助检查：①心损四项：肌钙蛋白I0.00ng/mL，肌酸激酶同工酶0.7ng/mL，肌红蛋白5.2ng/mL，B型钠尿肽40pg/mL。②肺炎支原体抗体1：80，肺炎支原体IgM（＋）。③心电图未见明显异常。④心脏彩超示：双侧冠状动脉瘤样扩张（左冠状动脉内径2.7～4.5mm，右冠状动脉内径2.7～5.7mm），左室扩大，心功能未见明显异常（2016年7月29日，南京市儿童医院）。诊断为皮肤黏膜淋巴结综合征，双侧冠状动脉瘤样扩张。辨证为温病后期，气虚血瘀。治法：疏风宣肺，益气活血。

处方：桑叶10g，菊花10g，桃仁10g，杏仁10g，桔梗6g，丹参10g，浙贝母6g，黛蛤散10g（包煎），瓜蒌皮10g，黄芪15g，虎杖12g，蚤休10g，炙甘草3g。7剂。每日1剂，水煎服。

8月11日二诊：患儿服上药后，咳嗽几平，可闻痰音，无鼻塞、流涕、喷嚏等不适，纳食尚可，大便日行2～3次，质调，小便正常，夜寐汗多，咽稍红，舌苔薄腻，心脏听诊阴性。患儿咳嗽已减，刻下证属气虚血瘀为主，治以补气活血通络。

处方：炙黄芪15g，生晒参6g（先煎），茯苓10g，怀山药12g，黄精10g，桂枝3g，赤芍10g，白芍10g，煅龙骨15g（先煎），煅牡蛎15g（先煎），丹参10g，虎杖12g，炙甘草3g。7剂。每日1剂，水煎服。

8月18日三诊：患儿服上药期间，一般情况可。今晨至南京市某医院复查超声心动图示：双侧冠状动脉扩张（左冠状动脉内径 2.6～4.3mm，右冠状动脉内径 2.7～5.9mm），左室扩大，心功能未见明显异常，右侧冠状动脉瘤样扩张。刻诊：患儿无特殊不适，汗出较前有减，汗后身凉，纳食尚可，大便日行 1～2 次、质干呈颗粒状，小便偏黄，夜寐易醒，面色少华，咽部淡红，舌苔薄白，脉弱。心肺听诊阴性。辅助检查：①血常规：白细胞总数 $3.9×10^9$/L，中性粒细胞 41.3%、淋巴细胞 51%，红细胞计数 $3.59×10^{12}$/L，血小板计数 $191×10^9$/L，血红蛋白 109g/L。CRP ＜ 8mg/L。②血沉 44mm/h（2016 年 8 月 18 日，南京市某医院）。辨证为气阳不足，血络瘀滞。治法：益气通阳，活血通络。

处方：炙黄芪 15g，桂枝 4g，白芍 10g，炙甘草 10g，煅龙骨 15g（先煎），煅牡蛎 15g（先煎），炒枣仁 10g，生晒参 6g（先煎），茯苓 10g，红花 5g，川芎 10g，丹参 10g，瓜蒌子 10g。14 剂。每日 1 剂，水煎服。

9月1日四诊：患儿服上药期间，一般情况可，未罹患外感。8月29日鼻衄 1 次、量少、片刻自止。刻诊：患儿无特殊不适，出汗仍多，纳、寐转佳，口臭减轻，大便日行 2～3 次，质地偏干，小便正常，咽红，舌苔薄腻。心肺听诊阴性。目前服西药：阿司匹林 25mgtid+ 双嘧达莫 25mgtid+ 维生素 E 软胶囊 1 粒 qd。辅助检查：①心脏彩超：双侧冠状动脉扩张（左冠状动脉内径 4.0mm，右冠状动脉内径 4.0～4.3mm），左室扩大，心功能未见明显异常。②血常规：白细胞总数 $4.22×10^9$/L，淋巴细胞 70.6%、中性粒细胞 23%、嗜酸性粒细胞 0.9%，血小板计数 $170×10^9$/L。CRP ＜ 8mg/L。③血沉 23mm/h（2016 年 9 月 1 日，南京市某医院）。证候稳定，治宗前法。

9月22日五诊：患儿 5 天前受凉后出现流涕、喷嚏，继而出现咳嗽，自予 8 月 4 日方口服，诸症皆平。刻诊：患儿咳嗽偶作，可闻痰音，无鼻塞、流涕、喷嚏等不适，鼻衄未作，出汗较多，纳食尚可，口臭减轻，便质转调，夜寐欠佳，咽部淡红，舌苔薄白。心肺听诊阴性。辅助检查：①心脏彩超：双侧冠状动脉扩张（左冠状动脉内径 3.9mm，右冠状动脉内径 3.6～4.1mm），左室扩大，心功能未见明显异常。②血常规：白细胞总数 $3.82×10^9$/L，中性粒细胞 25.2%、淋巴细胞 67.8%、嗜酸性粒细胞 1.0%，血小板计数 $135×10^9$/L。CRP ＜ 8mg/L。③血沉 21mm/h（2016 年 9 月

22日，南京市某医院）。患儿感冒咳嗽已基本痊愈，今治疗仍以益气养心，活血通络为主。

10月20日六诊：患儿服上药期间，一般情况可，出汗较前减少。刻诊：患儿无特殊不适，鼻衄未作，出汗仍多，纳食尚可，二便正常，寐多梦呓，咽稍红，舌苔薄白。心肺听诊阴性。辅助检查：①心脏彩超：双侧冠状动脉扩张（左冠状动脉内径3.1～3.7mm，右冠状动脉内径3.4～4.0mm），左室扩大，心功能未见明显异常。②心电图：窦性心律不齐。③血常规：白细胞总数 4.33×10^9/L，中性粒细胞22.4%、淋巴细胞70.4%，血红蛋白109g/L。CRP < 8mg/L（2016年1月20日，南京市某医院）。证候如前，左心室扩大较前有减，现一般情况可，治疗宗前法。

2016年11月至2017年3月，患儿一直于我处予中药煎剂治疗，一般情况可，期间感冒1次。2016年12月29日至南京市某医院复查超声心动图：双侧冠状动脉扩张（左冠状动脉内径2.8～3.5mm，右冠状动脉内径3.2～3.7mm），心功能未见明显异常；心电图正常范围；血常规：白细胞计数 4.77×10^9/L，中性粒细胞41.8%、淋巴细胞50.5%、单核细胞6.9%，血小板计数 120×10^9/L，血红蛋白111g/L。CRP < 8mg/L。心脏彩超示两侧冠状动脉扩张逐渐好转，但血象逐渐下降，近查血小板计数（84～86）$\times 10^9$/L。嘱减用阿司匹林，现用62.5mg，qd，拟每周减12.5mg，1个多月减完，同时注意观察出血现象，中药继予益气养血活血法治之。

2017年4月13日复诊：患儿服上药期间，一般情况可，未罹患外感，撞击后偶见皮肤紫斑，纳食尚可，夜寐打鼾，出汗较多，梦呓减少，大便日行1～2次、前干后调，小便正常，咽稍红，舌苔薄白。患儿阿司匹林、双嘧达莫已停3周，现仅服维生素E软胶囊1粒，qd。辅助检查：①血常规：白细胞总数 4.01×10^9/L，红细胞计数 3.06×10^{12}/L，血红蛋白103g/L，血小板计数 81×10^9/L（2017年3月27日，常州市某区街道社区卫生服务中心）。②血常规：白细胞总数 4.33×10^9/L，红细胞计数 3.04×10^{12}/L，血红蛋白103g/L，血小板计数 83×10^9/L（2017年4月12日，常州市某区街道社区卫生服务中心）。患儿轻度贫血、血小板减少，寐中多汗，梦呓减少，治疗宗前法。

处方：炙黄芪15g，当归10g，党参10g，茯苓10g，黄精10g，川芎10g，生地黄10g，鸡血藤10g，瓜蒌皮10g，土牛膝12g，牡丹皮10g，炙甘草3g，羊蹄根

12g。28 剂。每日 1 剂，水煎服。

此后患儿未再来诊。

按语： 本案为皮肤黏膜淋巴结综合征、双侧冠状动脉瘤样扩张，辨证为气虚血瘀，治以益气活血为主。经半年多治疗，双侧冠状动脉瘤样扩张（左冠状动脉内径 2.7 ～ 4.5mm，右冠状动脉内径 2.7 ～ 5.7mm）恢复到接近正常范围（左冠状动脉内径 2.8 ～ 3.5mm，右冠状动脉内径 3.2 ～ 3.7mm）。本案资料，可为皮肤黏膜淋巴结综合征后心血管病变治疗提供参考。

五　长期发热

营卫不和案

王某，男，14 岁。2017 年 2 月 25 日初诊。

主诉：反复发热 4 月余。

患儿自 2016 年 11 月起，无明显诱因出现发热，热峰 T:39.1℃（腋下），无流涕、喷嚏、咳嗽等症。家属携患儿至某市人民医院就诊，诊断为"病毒性感冒"，给静脉滴注炎琥宁、利巴韦林等治疗 1 周后，热渐退，予以出院。出院后患儿低热绵绵，分别于 2016 年 12 月中旬，2017 年 1 月 3 日，2017 年 2 月 11 日高热再作，腋下热峰达 39℃，伴有头痛、咽痛、恶心呕吐等症状。查血常规：白细胞总数 8.6×10⁹/L，中性粒细胞 47.3%、淋巴细胞 39.0%、嗜酸性粒细胞 6.9%（2016 年 12 月 22 日某市人民医院）；白细胞计数 8.0×10⁹/L，中性粒细胞 52.3%、淋巴细胞 37.0%、嗜酸性粒细胞 4.8%（2017 年 1 月 3 日某市人民医院）；白细胞计数 6.9×10⁹/L，中性粒细胞 39.2%、淋巴细胞 46.5%、嗜酸性粒细胞 6.9%（2017 年 2 月 11 日某市人民医院）。现患儿仍在某市人民医院住院治疗中，查甲状腺功能、血清疟原虫、类风湿因子、抗"O"、肝肾功能、结核感染 T 细胞检测、尿常规、粪常规等均未见异常。刻诊：患儿低热，乏力，偶有咳嗽，喉中有痰难咯出，无喷嚏、流涕，无揉鼻、揉眼，纳食不振，口臭，汗出较多，二便尚可，夜寐时易翻身。患儿近期输液时恶寒、惊惕，发热上午较高，热峰达39℃，下午较低，体温为37～38℃，咽红，扁桃体Ⅱ度肿大，舌苔薄白，唇干，下唇黏膜溃疡一枚。心肺听诊阴性。诊断：久热（功能性发热？）。辨证为卫虚营弱、食滞内热，治以益气温卫和营、化滞清热。予黄芪桂枝五物汤加味。

处方：黄芪20g，桂枝5g，白芍10g，生晒参10g，茯苓10g，煅龙骨20g（先煎），煅牡蛎20g（先煎），银柴胡10g，黄芩10g，槟榔10g，焦山楂15g，焦六神曲15g，炙甘草3g。9剂。每日1剂，水煎服。

同时建议患儿进一步作免疫学、胸片、血培养、尿培养、白细胞形态学等筛查，必要时作骨髓穿刺、脑脊液等检查。

3月6日二诊：患儿上次就诊后，返回某市人民医院继续住院，除骨穿、脑脊液未查外，其他检查均正常，予停用抗生素，服用上述中药加热毒宁静滴，2月28日静滴丙种球蛋白5g一次。患儿自2月25日后体温渐降，自3月1日起，维持在37℃以下。现患儿无发热，近日唯觉乏力，腹部不适，肠鸣频频，咳嗽阵作，有痰咳吐不爽，无鼻塞流涕，偶见下肢皮疹瘙痒，出汗减少，恶寒消失，口臭减轻，胃纳增加，大便自调，咽红，舌苔薄白，扁桃体Ⅱ度肿大。心肺听诊阴性。患儿前症减轻，发热已平，治以前方出入，增宣肺化痰之品再进，以巩固疗效。

处方：黄芪20g，桂枝5g，白芍10g，生晒参10g，桑白皮10g，桔梗6g，远志6g，浙贝母6g，黄芩10g，枳实6g，槟榔10g，焦山楂15g，炙甘草3g。7剂。每日1剂，水煎服。

患儿服用上药后，发热未复，诸症皆平。

按语： 发热是机体应对外邪或自身内环境紊乱所表现的一种反应，小儿脏腑娇嫩、形气未充，其长期发热究之病因病机，不外乎虚实两端，而常以虚证或虚实夹杂证多见。小儿长期发热中医诊治应谨守病机，辨证施治，切勿见热清热，妄用苦寒，因苦寒药易郁遏卫阳，耗伤正气，致使病情缠绵，甚至发生他变。本案患儿初诊时气虚营弱、营卫不和为虚证，又有食滞内停、化为积热之实证，辨证为以虚为主、虚实夹杂之发热，治以益气温卫敛营、化滞清热。如《脾胃论·饮食劳倦所伤始为热中论》说："惟当以辛甘温之剂，补其中而升其阳，甘寒以泻其火则愈矣。"本案针对脾胃虚弱、卫虚营弱所致发热，选用黄芪桂枝五物汤加减。方中黄芪、桂枝、白芍、炙甘草甘温补气、调和营卫，加用生晒参、茯苓增强培补中州之力，再予银柴胡、黄芩清热，槟榔、焦山楂、焦六神曲消食运脾，佐以煅龙骨、煅牡蛎固表敛汗，共奏补虚泄实之功。患儿二诊时，诸症减轻，病已祛大半，说明方证相合，但仍需在应对患儿症状变化的基础上，再作辨治，终获痊愈。本案是为学习江育仁教授益气温阳、调和营卫治疗久热之一例。

六　胎　怯

脾肾两虚案

陈某，男，1992 年 10 月 21 日出生。1992 年 10 月 24 日母婴出院前就诊。

主诉：初生怯弱。

其母妊娠 38 周产下该儿。出生时患儿形体瘦弱，多寐少动，啼哭无力，吮乳力弱、量少，时吐乳液，目光迟滞，头发细黄，毳毛多，耳郭软，甲软短，四肢欠温，舌苔薄。体检：体重 2.45kg，身长 49cm。诊断：胎怯（低出生体重儿），脾肾两虚证。辨证：患儿一派禀赋未充、脾肾两虚之象，从健脾补肾法治之。

处方：鹿角片 20g，肉苁蓉 20g，紫河车 30g，麦芽 30g，人参 5g，砂仁 5g。上药煎煮浓缩为 45mL，冷藏。每服 1.5mL，1 日 3 次，温服。连服 1 月。

11 月 20 日二诊：服药期间患儿未见合并症，精神、活动渐转佳，食欲增进，形体渐丰。继服前药。

12 月 1 日三诊：测体重 3.8kg，身长 50cm。自 11 月 24 日起已停药，患儿食欲好，二便调。

1993 年 2 月 4 日随访：体重 7.5kg，已达正常同龄儿童中上水平，诸症消失，一切如常。

按语： 本例患儿未足月而生，形体消瘦、肌肉瘠薄、吮乳力弱为脾虚之象，身长偏短、耳郭薄软、四肢欠温为肾虚之征，乃先天禀赋不足，脾肾两虚，故从健脾补肾法治之。患儿初生体轻，用药宜量少而精，故以人参、砂仁、麦芽健脾助运，紫河车、肉苁蓉、鹿角片补肾培元。制为口服液小剂量服用，疗程1月，使患儿后天生长发育加快，假以时日，终至追赶上正常儿童水平。胎怯一证，中医药治疗确有优势，其后我们有治疗组100例、对照组50例临床研究小结，可资佐证。

七 胎 黄

1. 湿热壅积案

王某，女，26天。2002年10月31日初诊。

主诉：生后肤目黄染20天。

患儿出生后5、6天家长发现皮肤黄染，至南京某医院诊断为新生儿黄疸，住新生儿病房，予照光等治疗，未见明显好转。家长转来门诊诊治。刻诊：患儿精神不振，皮肤黄染，色鲜明如橘皮，目睛黄染，偶有吐奶，无畏寒发热，纳呆，大便黄稀，日行7～8次，小便黄赤短少，舌质红，苔黄腻。诊断：胎黄，湿热壅结证。治法清热利湿退黄，给予茵陈蒿汤加味。

处方：茵陈10g，炒栀子3g，厚朴6g，黄芩3g，薏苡仁10g，大黄2g。4剂。每日1剂，水煎服。

11月4日二诊：药后4天，肤目黄染明显减退，大便次数稍有增加，精神好转，食欲增加，舌质淡红、苔白微腻。前方有效，加减再进。

处方：茵陈10g，炒栀子3g，厚朴6g，黄芩3g，薏苡仁10g，郁金6g。7剂。每日1剂，水煎服。

一周后黄疸完全消退。后随访未复发。

按语： 本案以皮肤黄染、目睛黄染、小便黄赤为主症，诊断为胎黄之阳黄湿热壅结证。病因胎禀湿热，蕴结肝胆，疏利失职，胆汁外溢以致黄疸，治以清热利湿退黄，《金匮要略》茵陈蒿汤加燥湿清热之品治疗。服药4剂后，黄疸明显减退，大便次数增加，故去大黄，加郁金以增强利湿退黄，又可活血行气，获得痊愈。

2. 寒湿阻滞案

李某，男，56天。2002年3月3日初诊。

主诉：生后肤目黄染近2月。

患儿自出生后黄疸日益加重，予照光及西药治疗后至今未消退，查B超提示胆道不完全梗阻。转来中医诊治。刻诊：精神不振，皮肤黄染，色晦暗如烟熏，目睛黄染，偶有吐奶，纳呆，大便溏薄，日行7～8次，色黄白相兼，小便黄赤短少，舌质淡，苔白腻。诊断：胎黄（先天性胆道不完全梗阻），寒湿阻滞证。治以温中化湿、活血通络，茵陈理中汤加减。

处方：茵陈10g，干姜3g，厚朴6g，白术10g，薏苡仁10g，茯苓10g，三棱5g，莪术5g。10剂。每日1剂，水煎服。

3月13日二诊：药后肤目黄疸稍有减退，大便次数如前，精神好转，食欲增加，舌质淡红，苔白微腻。治以前方加减。

处方：茵陈10g，干姜3g，郁金10g，白术10g，薏苡仁10g，茯苓10g，三棱5g，莪术5g。10剂。每日1剂，水煎服。

3月23日三诊：肤目黄疸明显减退，大便次数如前，色黄白相兼。精神好转，食欲增进，舌质淡红、苔薄白。继予前方14剂。

2周后黄疸完全消退，后随访未复发。

按语：本案胎黄病程较长，黄疸日益加重，颜色晦暗，因而认为病属阴黄，乃寒湿阻滞，肝失疏泄，胆汁外溢而致。选用茵陈理中汤温阳化湿，加活血通络之品获效。先天性胆道梗阻有多种情况，若是先天性胆道缺如则药物治疗无效，手术治疗亦属棘手，预后不佳，若是因先天性胆汁黏稠而造成不全性梗阻，则中药治疗有较好效验，本案应属后一情况。

3. 湿热瘀积案

王某，男，4月。2006月11月27日初诊。

主诉：皮肤黄染3月余。

患儿生后3天皮肤出现黄疸，肤黄、目黄、尿黄，且黄疸逐渐加重，在当地诊为"婴儿肝炎综合征"，用更昔洛韦治疗3天，患儿呕吐、吮乳少，自动出院。其母健康，家族中无遗传性、先天性疾病史。足月顺产，第一胎。刻诊：皮肤及巩膜黄染，无皮疹，无发热，腹胀大，饮食少，睡眠尚可，尿黄，大便调，形体丰满，精神可。心肺听诊（－）。肝右肋下2.5cm，质Ⅱ度，脾肋下未及。肝功检查：总胆红素262.2μmol/L，直接胆红素151.4μmol/L，谷草转氨酶164U/L，谷丙转氨酶152U/L。巨细胞病毒阳性。诊断：胎黄（婴儿肝炎综合征），湿热瘀积证。病机湿热内蕴、气滞血瘀，治法清利湿热、疏肝活血。

处方：茵陈10g，黄芩6g，贯众10g，垂盆草10g，虎杖10g，丹参6g，车前子6g（包煎），五味子5g，甘草3g。14剂。每日1剂，水煎服。

12月11日二诊：患儿身黄及巩膜黄染减轻，食欲转佳。前方加减，增健脾之品，连续服用5个月，肝功能恢复正常，肝肋下1cm，临床治愈。

按语：本案为巨细胞病毒感染引起的婴儿肝炎综合征，据其临床表现属于胎黄范畴。本病多因邪毒内侵肝胆，湿热内蕴，肝失疏泄，胆汁外溢，以致肤目黄染，小便色黄；同时湿热蕴结，脉络阻滞，气血瘀阻，故胁下痞块。证属湿热内蕴、气滞血瘀，治以清利湿热、疏肝活血。方用茵陈、黄芩、贯众、垂盆草以清热解毒、燥湿退黄，车前子以利湿退黄，丹参、虎杖以活血祛瘀退黄。五味子益气生津护阴保肝，现代研究表明具有利胆、保护肝细胞、降低血清转氨酶等作用。

八 湿 疹

1. 伏风犯肺案

章某，男，12岁。2019年3月7日初诊。

主诉：四弯处皮疹反复发作1年。

患儿近1年来四弯处皮疹反复发作，瘙痒难忍。刻诊：患儿肘弯、膝弯处皮疹散在、瘙痒，膝盖处有白色斑疹。时有流涕，晨起喷嚏，频繁揉鼻。纳食尚可，易生口疮,二便正常,入睡困难,平素易疲乏,下眼睑青,咽红,舌苔薄白。既往有"过敏性鼻炎""湿疹"病史。曾做过敏原测试:螨虫(+),作螨虫脱敏滴剂治疗2年多未效。诊断为湿疹、鼻鼽,辨证为伏风内潜,泛肤犯窍。治法:消风宣窍,祛风止痒。

处方:炙麻黄3g,桑白皮10g,辛夷6g,苍耳子6g,炙乌梅6g,五味子6g,胆南星6g,地龙6g,蒺藜10g,徐长卿15g,地肤子10g,甘草3g。14剂。每日1剂,水煎服。

3月25日复诊:患儿服上药后皮疹几平,全身已未见明显皮疹,无瘙痒,鼻塞时作,清涕较多,喷嚏时作,揉眼揉鼻频繁,纳可,寐安,二便正常,眼睑青,舌苔薄腻。刻下湿疹已消,证以风束肺窍为主,治以消风宣窍,用自拟消风宣窍汤加味。

处方:炙麻黄3g,桂枝4g,辛夷6g,苍耳子6g,苍术10g,胆南星6g,地龙6g,炙乌梅6g,五味子6g,蒺藜10g,徐长卿15g,甘草3g。14剂。每日1剂,水煎服。

后继以此方调治月余,鼻鼽亦解。

按语: 湿疹与鼻鼽皆属风病,常见并发。病虽发于肌肤、鼻窍两端,而其所主皆在肺、凤因皆为伏风,故可以一并辨证施治。本案乃伏风内潜,犯窍为鼻鼽、泛肤为湿疹。治法以消风为主,同时予宣通肺窍、祛风止痒。湿疹先平,鼻鼽继解,可见异病同治之功。

2. 热炽生风案

肖某,男,6岁。2015年10月22日初诊。

主诉:全身及头面皮疹反复5年余,加重6天。

患儿自2个月时出现全身及面部皮疹,严重时有渗液、脱屑,期间于多家医院就诊,诊断为湿疹,予以中药汤剂、口服西药及外用药后病情反复。6天前皮疹再发,皮肤瘙痒。刻诊:全身及头面部泛发密集斑丘疹,色红,高出皮肤,呈米粒样大小,皮肤瘙痒,夜间痒甚,纳食可,夜寐欠安,二便调,性情急躁,咽稍红,舌质红,舌苔薄白,脉滑数。曾检查报告对"坚果、蛋白、尘螨、化学类物品"等过敏,有"奶癣"史。否认"过敏性鼻炎、过敏性哮喘"史。诊断为湿疹,辨证属火热炽盛、血热生风证，治以凉血解毒、消风化湿，方用犀角地黄汤加味。

处方：水牛角片 20g（先煎），生地黄 10g，牡丹皮 10g，紫草 10g，黄芩 10g，黄连 3g，地肤子 10g，蒺藜 10g，白鲜皮 10g，乌梢蛇 10g，丹参 10g，甘草 3g。14 剂。每日 1 剂，水煎服。

11 月 5 日二诊：家长诉服上药几剂后瘙痒明显减轻，皮疹范围减少，于 10 月 28 日食用大蒜后四肢、颜面及颈部皮肤皮疹又复瘙痒，继续服用上药稍见减轻。2 天前无明显诱因再发全身、头面部及颈部皮疹，皮肤瘙痒。刻诊：患儿全身散在鲜红色斑丘疹，上肢、前胸少，背部及下肢较多，皮肤瘙痒且干燥、起屑，无外感症状，大便日行 2～3 日、便质先干后调，小便正常，纳、寐尚可，性情急躁，咽稍红，舌苔薄白，脉数。证候如前，治以前方出入。

处方：水牛角片 20g（先煎），生地黄 10g，牡丹皮 10g，紫草 10g，地肤子 10g，白鲜皮 10g，乌梢蛇 10g，虎杖 12g，金银花 10g，黄连 3g，甘草 3g。21 剂。每日 1 剂，水煎服。

11 月 26 日三诊：患儿全身湿疹显著消退，背部、下肢湿疹明显减轻，皮疹范围大为缩小，皮损色淡，瘙痒较前减轻，纳可，寐欠安，二便调，舌质红，苔薄黄，脉数。现患儿病情稳定，嘱注意避免外感及发物，治以前方加减，以糖浆剂缓服巩固。

处方：生地黄 10g，牡丹皮 10g，紫草 10g，地肤子 10g，白鲜皮 10g，土茯苓 10g，乌梢蛇 10g，远志 6g，虎杖 12g，金银花 10g，野菊花 3g，甘草 3g。20 剂。每用 5 剂，加水 900mL，浸泡 2 小时后，武火煮沸，文火煎煮 1 小时，倾出药液，药物再加水煎煮 1 次，弃去药渣，将两次药液合并，再文火煎煮浓缩至 450mL，加入蜂蜜、白糖各 100g，搅匀，煮一沸，冷却，熬成糖浆 450mL，贮广口瓶，冰箱冷藏。每服 15mL，1 日 3 次。

2016 年 1 月 6 日四诊：患儿湿疹基本消退，继续随症加减以糖浆剂缓调 3 月。之后患儿症状稳定，停药观察，数月后随访未复发。

按语： 本案自出生 2 个月始出现湿疹，病史 5 年多，检查有多种过敏原，经多方治疗未效，病情顽固。就诊时见全身泛发密集红色斑丘疹，呈米粒大小，皮肤瘙痒、夜间为甚，性情急躁，舌质红，脉滑数。辨证属火热炽盛、血热生风，治以凉血解毒、消风化湿，方用犀角地黄汤加黄芩、黄连、虎杖、金银花、野菊花等清火解毒，紫草、地肤子、蒺藜、白鲜皮、乌梢蛇等消风化湿，坚持治疗半年，终得效验。

3. 血热风泛案

赵某，男，23 个月。2012 年 11 月 24 日初诊。

主诉：面部、躯干湿疹 18 个月。

患儿生后 40 多天出现面部及躯干湿疹，起初不甚，后逐渐漫延至耳后及躯干其他部位，有脱屑及渗出，予激素类药物外用后于去年夏季好转，秋季又发。于上海某医院就诊，予氧化锌、布地奈德、氯雷他定治疗，未见好转，再改用中药治疗有所好转。后于南京某研究所诊断为"湿疹、特应性皮炎"。现患儿服中成药及外洗中药治疗。湿疹以面部、耳后、前胸后背、肘部及腘窝处为甚，有抓痕，夜间瘙痒甚。眼鼻作痒揉擦，每日喷嚏 4～5 次，鼻塞张口呼吸，纳佳，但不咀嚼，大便稀、日行，小便调，夜寐不安多抓挠，出汗不多。有"过敏性鼻炎"史。体检：全身湿疹，面部密集，背部、下肢较多，其余部位散在，局部糜烂、渗出，疹间皮肤有抓痕，咽红，舌质红，舌苔薄黄。诊断：浸淫疮（泛发性湿疹），血热风泛证。治以清热解毒、凉血消风，方以犀角地黄汤加减。

处方 1：水牛角片 20g（先煎），生地黄 12g，玄参 10g，牡丹皮 10g，紫草 10g，黄芩 10g，黄连 3g，忍冬藤 10g，豨莶草 10g，地肤子 10g（包），蒺藜 10g，甘草 3g。14 剂。每日 1 剂，水煎服。

处方 2：虎杖 30g，马齿苋 40g，败酱草 40g，黄柏 30g，白鲜皮 30g，大黄 20g。14 剂。每日 1 剂，煎汤外洗。

12 月 10 日二诊：患儿用中药内服及外洗后，全身湿疹有所减退，后因食用豆腐干后湿疹复又泛发，瘙痒加剧，头皮有新出散在皮疹，喜揉鼻目，纳可，大便 1～2 日行，先干后稀，夜寐欠安，醒后常有抓挠，性情急躁。全身性红色皮疹，以面部为主，躯干、大腿亦较多，咽红，舌质红，苔薄白。心肺听诊阴性。辨证：饮食不节蕴生湿热，引发伏风外发。治法：清热解毒，凉血消风。

处方 1：土茯苓 10g，黄芩 10g，黄连 3g，紫草 10g，生地黄 10g，蒺藜 10g，白鲜皮 10g，大黄 5g，牡丹皮 10g，虎杖 12g，地肤子 10g（包），甘草 3g。11 剂。每日1剂，水煎服。

处方2：金银花30g，野菊花30g，马齿苋40g，炒黄柏30g，败酱草40g。11剂。每日1剂，煎汤外洗。

12月21日三诊：患儿服上药及外洗后，面部、胸背部湿疹明显好转，肘部、腘窝及会阴处仍较甚，糜烂、渗出处已结痂，仍瘙痒挠抓。患儿证情好转，继予前方14剂。

患儿服药期间常因外感或接触、食用过敏性物质后病情波动。后随证前方加减用药近3月，湿疹明显好转，兼以控制接触过敏性物质，湿疹未再泛发，偶有局部出疹，服药后随之好转。

按语： 小儿湿疹瘙痒渗出、浸淫全身者，中医名其为浸淫疮。因其诱因多样，饮食和环境难以控制等因素，较之成人所患湿疹更易迁延不愈，给治疗带来困难。本证患儿系难治性湿疹，西医予抗过敏药物、激素治疗18月病情未得到有效控制，后求治于中医药。余观其全身皮疹泛发，喜揉鼻目，乃内有伏风、外感风热之邪征兆，施以清热解毒凉血消风之品，内服与外洗同时并举，症状有所改善。然患儿食用过敏之品后，病情又复加重，遂于增加清化湿热用药同时，嘱其避免过敏之物，证情始逐渐好转。

4.伏风湿毒案

朱某，男，6个月。2015年5月9日初诊。

主诉：全身散在皮疹6月余。

患儿足月顺产，出生后全身即出现多发性皮疹，伴灼热、瘙痒、哭吵，至当地妇幼医院诊断为"婴儿脂溢性湿疹"，中西药并用，多方施治，有效但未治愈，遂来门诊求治。刻诊：患儿皮疹表现为双面颊、枕部、肩部等多处片状红斑及鳞屑、抓痕及脂溢性结痂，小腿腓侧可见弥漫性分布的大量红斑，暂无破溃渗液。患儿哭吵不安，时搔抓患处。家长现用"芙林"糠酸莫米松乳膏和除湿止痒软膏外擦患处，并口服泼尼松片，2.5mg，每日1次。患儿精神、营养可，纳可，寐欠安，二便尚调，舌苔薄腻。诊断为湿疹（变应性皮炎）。证属伏风湿热蒸盛泛肤，治以消风清热化湿。

处方：苍术10g，金银花10g，板蓝根12g，地肤子10g，白鲜皮10g，乌梢蛇

10g，牡丹皮 10g，紫草 10g，马齿苋 10g，甘草 3g。颗粒剂 5 剂。每剂分 6 份，每服 1 份，1 日 3 次。

5 月 21 日二诊，服上药后头面部肤色由潮红转淡红，鳞屑减轻，结痂减少，患儿搔抓亦减少，胃纳欠佳，大便稀溏，寐中多汗，活泼好动，精神佳。证属脾气亏虚、伏风内潜，治以健脾益气、消风化湿。

处方：党参 10g，茯苓 10g，怀山药 15g，芡实 15g，煅龙骨 15g，煅牡蛎 15g，苍术 6g，白术 6g，生地黄 10g，地肤子 10g，蒺藜 10g，乌梢蛇 10g，蝉蜕 6g，补骨脂 10g，甘草 3g。颗粒剂 14 剂。每剂分 6 份，每服 1 份，1 日 3 次。

上药服完，家长诉皮疹已愈，随访未见复发。

按语： 此案例中，初诊辨证属伏风湿热，体内伏风蕴湿为本、久郁化热为标，因其渗液滋水不显，判为湿热相当。用药选燥湿强脾之苍术、甘草为君，清热宣透、凉血消风之金银花、板蓝根、马齿苋、牡丹皮、紫草为臣，佐以地肤子、白鲜皮、乌梢蛇消风止痒。盖风药宣散可透郁热、可祛水湿，故余治疗湿热伏风湿疹时，常多用散风、消风药物。二诊中，热毒已清、湿邪大减，脾虚之象显现，故改用健脾益气化湿为主，选消风散湿药物为助，得以收功。

5. 湿毒风泛案

李某，男，8 岁。2004 年 2 月 20 日初诊。

主诉：患"异位性皮炎"7 年。

患儿患异位性皮炎已 7 年，曾经西医、中医内服、外用等治疗，一直未愈。刻诊全身泛发皮疹，见红斑、丘疹、疱疹，部分皮疹渗出、糜烂，以头面、躯干及双下肢屈侧为著，皮肤灼热，瘙痒难忍，纳差，心烦，小便短赤，大便干，舌质红，苔黄腻，脉滑数。诊断为湿疹，证属湿热蕴毒、伏风泛肤，治以利湿清热，消风解毒。方用萆薢渗湿汤加减。

处方：萆薢 10g，薏苡仁 10g，黄芩 10g，苍术 10g，牡丹皮 10g，广地龙 10g，地肤子 10g，土茯苓 10g，乌梢蛇 10g，蒺藜 10g，白鲜皮 10g，甘草 3g。14 剂。每日 1 剂，水煎服。

3 月 6 日二诊：患儿服药 14 天，皮疹明显消退，渗出、糜烂消失，躯干、四肢偶见淡红色小丘疹，瘙痒减轻，饮食增加，大小便正常。治以前法出入，继服药治疗 1 个月。

1 月后，皮疹全部消退。随访 1 年，未见复发。

按语： 本案全身泛发红斑、丘疹、疱疹，部分皮疹渗出、糜烂，皮肤灼热、瘙痒，心烦，小便短赤，大便干，舌质红，苔黄腻，脉滑数，是湿盛毒重之象。取萆薢渗湿汤加减，增燥湿之品，解毒消风，治疗 1.5 月，终使 7 年顽疾得以消解。

6. 阴虚肺热案

边某，女，7 岁。2015 年 1 月 15 日初诊。

主诉：双肘窝、腘窝及后背皮疹 5 年，加重两年。

患儿 5 年前无明显诱因下出现面部皮疹，上肢前臂及小腿外侧继而出现散在丘疹、伴渗液，至某研究所就诊，诊断为"过敏性皮炎"，予激素治疗，症状反复，家长怀疑其疗效，遂停用。两年前至某医院行脱敏疗法 1 年，效果不明显，停脱敏治疗后皮疹加重。刻诊：患儿双肘窝、腘窝处及背部、耳垂部红色丘疹，少量肥厚性片状红斑、抓痕和鳞屑。家长诉患儿半夜瘙痒剧烈，持续 1 ~ 2 小时难以缓解，影响睡眠。患儿体瘦，活泼好动，脾气急躁，胃纳可，喜凉食，夜寐差、入睡困难、易醒多翻动，二便调，舌质红，苔薄黄，脉滑数。诊断为湿疹（变应性皮炎）。证属伏风内潜、泛于肌肤，治以清肺消风、养阴润肤，拟方泻白散加减。

处方：桑白皮 10g，地骨皮 10g，生地黄 10g，地肤子 10g，蒺藜 10g，乌梢蛇 10g，麦冬 15g，五味子 6g，黄芩 10g，黄连 3g，广地龙 6g，甘草 3g。14 剂。每日 1 剂，水煎服。

1 月 29 日二诊：患儿药后，昼痒有所减轻，夜间仍瘙痒剧烈，持续约 1 小时，夜寐不安，"四弯"及肩胛处瘙痒尤甚，胃纳可，喜食凉，口气重，二便调，舌苔薄黄。证候如前，治以前方加凉血消风之品再进。

处方 1：桑白皮 10g，生地黄 10g，麦冬 15g，玄参 10g，地肤子 10g，蒺藜 10g，乌梢蛇 10g，牡丹皮 10g，紫草 10g，黄芩 10g，黄连 3g，败酱草 15g，甘草 3g。14 剂。每日 1 剂，水煎服。

处方 2：黄芩油膏 2 盒，外用。

2 月 12 日三诊：患儿服上药后，瘙痒明显减轻，夜间仍有瘙痒、一夜发 2 ~ 3 次、夜寐欠安。一般情况尚可，时有烦躁、恶热感，咽充血，舌苔薄黄，全身散在皮损。证属阴虚燥热，风泛肌肤，治以养阴清热消风。拟方内外分治。

处方1：炙麻黄3g，白芍10g，生地黄10g，南沙参10g，麦冬15g，乌梢蛇10g，地肤子10g，蒺藜10g，紫草10g，黄芩10g，黄连3g，豨莶草15g，甘草3g。14剂。每日1剂，水煎服。

处方2：苦参30g，黄柏30g，马齿苋50g，金银花50g，败酱草50g，紫花地丁50g，玄参40g，白鲜皮40g。14剂，煎汤外洗。

3月7日四诊：家长诉使用上药后皮疹较前加重，现双肘、腘窝处及后背双肩胛下角皮疹散布，色淡红，瘙痒甚，有抓痕，夜间痒较白天甚，纳可，无口气，夜寐欠安，皮疹瘙痒影响睡眠，偶有龂齿，二便调，性情急躁，多动恶热，咽红，舌苔薄黄。全身除前胸外泛发皮损，皮肤干燥。证候如前，继续坚持前法出入治疗。

3月21日五诊：皮疹较前加重，双肘、膝关节以下部分，皮疹未见明显消退，夜间肌肤瘙痒加剧，纳可，便调，夜寐欠佳，日间精神疲倦，咽红，舌苔薄白。双上肢、下肢、肩胛部皮疹多。春季风邪当令，皮疹泛发加重。治疗以消风养阴解毒，拟方如下：

处方：川芎10g，金银花10g，虎杖10g，苦参10g，生地黄10g，玄参10g，地肤子10g，蒺藜10g，乌梢蛇10g，黄连3g，豨莶草10g，炙乌梅6g，甘草3g。14剂。每日1剂，水煎服。

4月11日六诊：患儿服上药后，皮疹较前好转。现皮疹以双上肢、膝关节以下及双肩胛部瘙痒时作，夜间微痒，皮疹无渗液，无疼痛，微红。一般情况尚可，咽部微充血，舌苔薄黄。全身散在对称性皮疹，以面下、肘窝、腘部为著，较前略减轻。证候如前，仍以前法出入。

处方1：金银花10g，牡丹皮10g，生地黄15g，玄参10g，北沙参10g，地肤子10g，蒺藜10g，紫草10g，黄芩10g，黄连3g，苦参10g，徐长卿15g，甘草3g。14剂。每日1剂，水煎服。

处方2：黄芩油膏2盒，外用。

5月9日来诊：患儿坚持使用上药，肘窝、腘窝皮疹消退，无红肿热痛，无瘙痒渗液，皮肤转光滑，色稍红。刻诊患儿一般情况可，纳可，微有口气，夜寐转安，夜间已不作痒，大便日行一次，质调，少汗。患儿皮疹及瘙痒控制满意，夜寐瘙痒一周仅一两次，皮肤转光滑，皮疹已很少复发。

按语： 此案例中，患儿皮疹瘙痒日久，皮肤粗糙干涩，加之平素性情急躁、恶热、胃纳喜凉，属于血虚血燥兼肺热之象，故拟清泻肺热止痒，滋阴养血润肤。泻白散中，桑白皮清泻肺热，地骨皮透热养阴。生脉饮合增液汤益气滋阴养血润肤。选用地肤子、蒺藜、乌梢蛇等祛风止痒，仍沿用风药宣散可透郁热，风药宣散可祛水湿之理。四诊、五诊皮疹瘙痒加重，考虑春季多风邪，厥阴风木当令，外风引动伏风，故加川芎养血活血祛风，炙乌梅养阴生津补肝木之气。患儿坚持治疗近4月，终获效验。

7. 湿热蕴毒案

张某，男，11岁。2010年12月23日初诊。

主诉：全身皮疹反复发作7年。

患儿7年前全身布发红色斑丘疹，初为丘疹，瘙痒剧烈，抓破后疼痛，破溃后流黄水或脓液，以四肢为主，局部融合成片状。曾在外院住院治疗，诊断为湿疹，予雷公藤、开瑞坦及外用药治疗，仍反复不愈，转来诊治。刻诊：全身满布红色斑丘疹、丘疱疹，有破溃，部分湿烂流水、糜烂，边缘结黄痂，皮肤瘙痒难忍，有瘙痕，皮损灼热，纳差，心烦，大便1～2日行、质干，小便尚调，舌质红，舌苔黄，脉滑数。有哮喘病史。诊断：湿疹（异位性皮炎），湿热蕴毒证。辨证为湿热蕴毒，夹伏风泛于肌肤。治当利湿清热、凉血解毒。方取萆薢渗湿汤合泻心汤施之。

处方：黄芩10g，黄连4g，紫花地丁15g，萆薢10g，土茯苓10g，白鲜皮10g，蒺藜10g，野菊花10g，大黄6g，苍术10g，焦山楂10g，甘草3g。7剂。每日1剂，水煎服。

12月30日二诊：服药7剂，患儿全身皮疹略见好转，瘙痒稍减，背部散在斑丘疹新现，色红，全身其他部位皮疹呈片状融合，纳可，大便转调、日行，小便正常，舌苔薄黄。证候如前，风热毒盛。此为顽疾，其效隐现即可守方。

处方：黄芩10g，黄连5g，紫花地丁15g，生地黄12g，紫草10g，土茯苓10g，白鲜皮10g，野菊花10g，地肤子10g，豨莶草10g，大黄6g，甘草3g。14剂。每日1剂，水煎服。

2011年1月13日三诊：药后患儿近1周未见新发皮疹，背部原有小皮疹已消退，片状皮疹略有好转，但瘙痒仍剧，纳食可，夜寐欠安，二便尚调，舌苔薄黄。患儿疱疹渗液已消，伏风血分热毒未清，继予前方减燥湿之品，予凉血消风解毒治疗。

处方：水牛角片 30g（先煎），生地黄 12g，牡丹皮 10g，丹参 10g，紫草 10g，赤芍 10g，虎杖 12g，黄芩 10g，紫花地丁 15g，豨莶草 10g，土茯苓 10g，甘草 3g。每日 1 剂，水煎服。

后以前方加减诊治共 1 年，期间有新发皮疹少量出现，坚持服药后皮疹消退，终至缓解。

按语： 本例患儿热、湿、风三证俱见，而以湿热为重，故治疗以利湿清热、凉血解毒为主，兼以消风，坚持长期治疗，获得效验。

小儿湿疹常因先天特禀体质，伏风潜于体内，后天调护失宜为发物所诱而发病。多由风湿毒三者交互为病，郁蒸于肌肤而发。其风胜者皮疹痒甚、起屑；湿胜者皮疹糜烂、渗出；热胜者皮疹色红、肤热。并可结合全身症状辨证。治疗多依其证候选方用药：如风胜者以消风散为主方，常用防风、蝉蜕、苦参、蒺藜、乌梢蛇、地肤子等；湿胜者以萆薢渗湿汤为主方，常用萆薢、白鲜皮、薏苡仁、苍术、土茯苓、豨莶草等；热甚者以泻心汤为主方，常用黄芩、黄连、大黄、紫花地丁、虎杖、野菊花等；血热者以犀角地黄汤为主方，常用水牛角、生地黄、牡丹皮、赤芍药、紫草、玄参等；阴虚者以沙参麦冬汤为主方；常用沙参、麦冬、生地黄、白芍、乌梅、五味子、甘草等。湿疹与特禀质有关，为久病顽疾，不可一曝十寒，需坚持较长时间治疗，方能取得效验。

九　荨麻疹

1. 伏风肺热案

宋某，男，7 岁。2013 年 7 月 15 日初诊。

主诉：反复发作周身风团 5 年。

患儿 5 年前出现周身"风团块"，反复发作，痒甚，眼痒、耳痒揉擦，有时口唇肿、痒。曾予西替利嗪糖浆服用 2 月，未见效。就诊时见患儿胸背部皮肤有"风团块"，瘙痒，揉眼，揉耳，咽稍红，扁桃体Ⅲ度肿大，舌苔薄黄腻。自幼过敏体质，幼时有湿疹病史。皮肤过敏原测试：屋尘螨（＋），菠菜（＋）。诊断：瘾疹（荨麻疹），伏风肺热证。辨证乃伏风内潜，肺咽结热。治当清肺消风。方取消风散意加减。

处方：金银花 10g，野菊花 10g，防风 10g，蒺藜 10g，地龙 6g，紫草 10g，牡丹皮 10g，黄芩 10g，乌梢蛇 10g，地肤子 10g，生地黄 10g，甘草 3g。14 剂。每日 1 剂，水煎服。

8 月 1 日二诊：服上药后较前显著好转，现一般情况可，无新起"风团块"，纳可，大便干、日行，夜寐磨牙，晨起有时口臭，寐时俯卧，咽稍红，扁桃体Ⅱ度肿大，舌苔薄腻。家长要求继续巩固治疗，遂以原方加减，增消食之品再进。

处方：金银花 10g，野菊花 10g，牡丹皮 10g，紫草 10g，板蓝根 12g，枳实 6g，槟榔 10g，地肤子 10g，乌梢蛇 10g，五味子 6g，焦山楂 10g，焦六神曲 10g。14 剂。每日 1 剂，水煎服。

此后患儿未再来诊。

按语： 本例患儿自幼为过敏体质，幼时有湿疹病史，平素周身易起"风团块"，是伏风内蕴之象，而咽稍红，扁桃体Ⅲ度肿大，舌苔薄黄腻，是肺咽结热表现。所以，认证为肺热伏风，给予清肺消风治疗，方以消风散加减。服用之后，一周显效，两周后已无新发皮疹。

2. 肺经风热案

刘某，男，2 岁。2019 年 5 月 27 日初诊。

主诉：全身皮疹泛发 2 月余。

患儿 2 月前无明显诱因下自颜面、双手臂至双腿出现全身泛发性皮疹，高出皮面，瘙痒明显，尚可自退，但常有反复。刻诊：患儿全身泛发斑丘疹，色红，以颜面及双下肢为重，瘙痒时作，纳食一般，二便调，恶热，夜寐打鼾，盗汗明显，咽红，舌苔薄白。诊断：瘾疹（荨麻疹），肺经风热证。辨证为肺经风热、泛于肌肤，治以清肺热、平伏风。

处方：金银花 10g，连翘 10g，白芷 10g，牡丹皮 10g，紫草 10g，蒺藜 10g，地肤子 10g，生地黄 12g，玄参 10g，广地龙 6g，蒲公英 15g，甘草 3g。14 剂。每日 1 剂，水煎服。

6 月 10 日二诊：患儿服上药后荨麻疹渐退，症状较前减轻。6 月 4 日因不慎被家犬咬伤，当日行狂犬疫苗注射后出现发热，次日即退，余症尚平稳。刻诊：患儿全身无皮疹，纳食欠佳，进食量少，时有恶心，无呕吐，夜寐打鼾较前减轻，二便调，恶热，咽红，舌苔黄腻。患儿皮疹渐退、湿热内困，继以消风巩固，同时清化湿热。

处方：苍术 10g，黄芩 10g，青蒿 10g，金银花 10g，连翘 10g，牡丹皮 10g，紫草 10g，蒺藜 10g，生地黄 10g，地肤子 10g，六一散 12g（包煎），焦山楂 15g，焦六神曲 15g。14 剂。每日 1 剂，水煎服。

按语： 本案全身泛发红色斑丘疹、瘙痒，恶热，夜寐打鼾，咽红，其他症状不多。按肺主皮毛、咽喉论，辨证为肺经风热，给予清肺、消风、凉血之品取效。

3. 气虚外感案

罗某，男，10 岁。2015 年 3 月 21 日初诊。

主诉：荨麻疹病史 5 年。

患儿自 5 年前起，每于外感后出现四肢及躯干部块状皮疹，色淡红，时隐时现，瘙痒，无痛，伴发热、咽痛等症。每年至少发作一次，每次均持续 2～3 个月，每予酮替芬或西替利嗪口服后皮疹好转，但随后又起。现患儿周身散在淡红色风团，瘙痒明显，咳嗽偶作，晨起有时喷嚏，纳、寐欠佳，多汗，咽红，舌淡红，苔薄白。家长诉患儿自幼易感，平均每两个月感冒一次，常予小儿感冒颗粒、头孢克肟等口服。诊断为瘾疹（荨麻疹）。辨证为：肺卫不固、伏风内蕴、外风引发，治以补肺固表、消风宣肺。

处方：炙黄芪 15g，白术 10g，防风 5g，煅龙骨 20g（先煎），煅牡蛎 20g（先煎），菊花 10g，前胡 10g，炙百部 10g，黄芩 10g，蒺藜 10g，地肤子 10g，焦六神曲 10g。7 剂。每日 1 剂，水煎服。

3 月 28 日二诊：患儿服上药后荨麻疹发作次数减少，出汗较前好转。但近一周来患儿咳嗽，无痰，鼻流浊涕，鼻塞，晨起喷嚏阵作，未发热，后背及颜面部散在豆粒大小红色皮疹、瘙痒，咽红，舌红，舌苔薄黄。证属外感风热、引动伏风，治以疏散风热、消风宣窍。

处方：金银花 10g，连翘 10g，桔梗 6g，辛夷 6g，炙款冬花 6g，蒺藜 10g，防风 10g，地肤子 10g，胆南星 6g，地龙 6g，板蓝根 12g，甘草 3g。7 剂。每日 1 剂，水煎服。

4 月 4 日三诊：药后诸症悉平。但患儿经常感冒，咳嗽、喷嚏、流涕、多汗。家长要求继续调理，改善患儿体质。以患儿肺脾气虚、伏风内潜，治以补益肺脾、固表御风。

处方：炙黄芪 15g，白术 10g，防风 5g，辛夷 6g，蝉蜕 6g，五味子 6g，蒺藜 10g，地肤子 10g，忍冬藤 10g，煅龙骨 20g（先煎），煅牡蛎 20g（先煎），甘草 3g。每用 5 剂，加水 1200mL，浸泡 2 小时后，武火煮沸，文火煎煮 1 小时，倾出药液，药物再加水煎煮 1 次，弃去药渣，将两次药液合并，再文火煎煮浓缩至 600mL，加入蜂蜜、白糖各 150g，搅匀，煮一沸，冷却，熬成糖浆 600mL，贮广口瓶，冰箱冷藏。每服 20mL，1 日 3 次。

此后间断服药。半年后随访，患儿很少患病，皮疹未起。

按语： 本案为肺气亏虚、卫表不固患儿，常因罹患外邪引发伏风而发为瘾疹。其本在气虚卫表不固、伏风内潜，其标在外感风热。按发时标本兼顾、平时治本为主处理，临床效果满意。

4. 气阳不足案

曹某，男，12 岁。2012 年 11 月 26 日初诊。

主诉：躯干四肢风团时现 1 月。

患儿近 1 月来躯干四肢时起风团，以后背和双肩为甚，瘙痒明显，数小时后能够自行消退，食用鱼虾后易复作，纳食佳，大便干燥，2～3 日 1 行，小便调，夜寐偶有惊惕，皮肤瘙痒起风团时易作，汗出正常，畏寒肢冷，平素易感冒，面颊唇红，咽红，舌苔薄白，脉弱。心肺听诊阴性。诊断：瘾疹（荨麻疹）。辨证为气阳不足、郁热伏风，食用异物诱发，治以益气温阳、祛风清肺。以黄芪桂枝五物汤加减。

处方：炙黄芪 15g，桂枝 4g，白芍 10g，甘草 3g，地肤子 10g，豨莶草 10g，蒺藜 10g，广地龙 6g，瓜蒌皮 10g，黄芩 10g，虎杖 12g。14 剂。每日 1 剂，水煎服。

并嘱患儿近几月勿食鱼虾。

患儿服用上药后，皮疹已消，随诊 1 月未见复发。

按语： 本案患儿因禀有异质，夙有伏风，又气虚营弱，营卫不和，卫外不固，冒触异物，风邪乘虚而入，引动伏风，热郁肺经而发病。诚如《医宗金鉴·外科心法要诀》所云："此证俗名鬼饭疙瘩。由汗出受风，或露卧乘凉，风邪多中表虚之人。初起皮肤作痒，次发扁疙瘩，形如豆瓣，堆累成片。"风为百病之长，善行而数变，故患儿一旦感触异物，风团此起彼伏，瘙痒剧烈，且易反复发作。组方中以黄芪桂枝五物汤为基础，意在益气固表、调和营卫，加用地肤子、豨莶草、蒺藜、广地龙以祛风止痒，瓜蒌皮、黄芩、虎杖相配清疏肺经郁热。诸药合用，标本兼治，收得良效。

十　痈　疽

1. 毒结颈痈案

张某，男，3 月。2018 年 1 月 21 日初诊。

主诉：颈部包块 10 天。

患儿 10 天前出现声音嘶哑，不伴发热，咳嗽，先至南京市某保健院，未予特殊治疗。后出现颈部包块，再至南京市某医院就诊，予"头孢地尼分散片"口服。7 天前包块化脓，予排脓处理后包块减小。刻诊：患儿无声音嘶哑，偶有咳嗽，喉中有痰，喷嚏，鼻塞，无流涕，偶有呃逆，纳奶可，盗汗、额部汗多，前额湿疹，瘙痒甚，大便日行 3 至 4 次、质地稀、矢气多。1 月 16 日查血常规：白细胞总数 11.34×10^9/L，中性粒细胞 26.3%、淋巴细胞 71.4%，血小板 409×10^9/L。CRP ＜ 8mg/L。1 月 19 日甲状腺 B 超示：未见明显占位病变；1 月 10 日颈部包块 B 超示：下颌部不均质低回声伴周围软组织增厚；1 月 19 日颈部包块 B 超示：颈部正中皮下低回声区。查体示：颈部正中有炎性包块约 1.5×1cm，色红，质稍硬，咽部淡红。心肺听诊无异常。诊断为外痈（颈部皮下脓肿），证属热毒壅结，治以清热解毒消痈。

处方1：金银花6g，连翘6g，牡丹皮6g，紫花地丁8g，蒲公英8g，浙贝母3g，皂角刺5g，生甘草3g，辛夷4g。14剂。每日1剂，水煎服。

处方2：如意金黄散30g。水调，外敷。

2月4日二诊：患儿药后颈部包块已消。刻诊：流清涕，鼻塞，喷嚏时作，无咳嗽，喉间有痰声，纳可，寐安，二便调，咽稍红，舌苔薄白。颈部炎性包块已消。刻诊以鼻塞流涕为主，治以消风宣窍。

处方：炙麻黄2g，防风6g，辛夷4g，苍耳子4g，黛蛤散6g（包煎），浙贝母4g，菊花6g，金银花6g，生甘草3g。7剂。每日1剂，水煎服。

按语： 本案患儿年方3月，患颈部脓肿，经头孢地尼口服及切开排脓后包块减小而未消，辨证属热毒壅结，治以清热解毒消痈，给五味消毒饮加减内服、如意金黄散外敷，迅速获愈。余20世纪七十年代在农村工作期间类似病例曾治疗多例，皆以中药内服、外敷为主，有脓者切开排脓收效。以个人经验，中药辨证复方因其多靶点效应，治疗疮疖痈肿类疾病效果优于西药抗菌药物。

2. 热毒壅颊案

张某，男，7岁。2019年1月20日初诊。

主诉：面部肿胀间作伴咳嗽1月余。

患儿于2018年12月10日无明显诱因下出现咳嗽伴右面颊肿胀，未见明显发热，至当地医院就诊，诊断为"鼻窦炎伴支原体感染"，予药物口服治疗，夜间咳嗽较前加重，再予阿奇霉素静脉滴注治疗6日，咳嗽仍未见明显好转，期间伴发热1次，体温38.9℃，于当地医院查血常规未见明显异常，肺炎支原体抗体IgM 160U/L，继予阿奇霉素静脉滴注治疗，面部肿胀较前减轻而咳嗽仍作。2019年1月1日颜面肿胀再作，至江苏省某医院就诊，以"颜面间隙感染"收住入院，住院期间予阿奇霉素、氨曲南静脉滴注治疗，于1月11日出院。刻诊：患儿右侧颧部软组织肿胀，偶作咳嗽、无痰，无鼻塞流涕，纳可，二便调，夜寐尚安，咽红，舌苔薄黄。患儿平素体质较差，易患肺炎支原体感染，有"鼻窦炎"病史。诊断：面颊疽（颜面间隙感染）。辨证为毒热壅结，治以解毒消肿，予五味消毒饮加减。

处方：金银花10g，连翘10g，辛夷6g，白芷10g，牛蒡子10g，苍耳子6g，生地黄 10g，黄芩 10g，败酱草 15g，蒲公英 15g，紫花地丁 15g，牡丹皮 10g，甘草 3g。7 剂。每日 1 剂，水煎服。

1 月 27 日二诊：患儿服上药后，右侧面部肿胀已消，咳嗽亦止。咽后壁红、淋巴滤泡增生，舌苔薄白。治予前法出入，增利咽之品再进以巩固。

处方：桑白皮 10g，桔梗 6g，蝉蜕 6g，辛夷 6g，白芷 10g，浙贝母 6g，制僵蚕 6g，牡丹皮 10g，黄芩 10g，蒲公英 15g，紫花地丁 15g，芦根 15g。8 剂。每日 1 剂，水煎服。

此后病情痊愈。

按语： 目前临床儿童疔、痈、疽、发等疮疡类疾病发病率已经下降，但仍偶尔可见。此类病证，中医药常用清热解毒、消肿散结类药物治疗，有良好的效果。

十一 癥积

痰瘀癥积案

何某，男，2014 年 10 月 20 日生。2015 年 10 月 10 日初诊。

主诉：发现右颈部锁骨上肿块 4 月余。

家长 4 个多月前发现患儿右颈部肿块，于 9 月 13 日到某大学医学院附属某医院住院，查颈部增强 CT 示：①纵隔占位。②颈部肿物（性质待查）。9 月 17 日家长携患儿至南京市某医院住院。9 月 21 日胸部 MRI 平扫报告（图 1）：右颈部至后纵隔可见较大实性包块影，最大截面大小约 46×69×128mm，颈部及右侧腋下可见多发性淋巴结肿大，气管受压向左侧推移，甲状腺可见一肿块与部分后肋关系紧密，右侧后胸膜下可见多发结节影，右侧胸腔内可见弧形长 T_2 信号影，考虑神经源性肿瘤（神经母细胞瘤）可能；压脂后所及肝内可见多发结节样高信号影，转移不排除。于 9 月 25 日行纵隔肿瘤部分切除术，术中见血性胸腔积液，肿瘤从胸顶延伸至第八肋间，不规则类圆形，表面光滑呈菜花状，基底部宽大，与胸顶、脊椎紧密相连，切开肿瘤外膜，沿肿瘤周围解剖，游离切除部分肿瘤组织送快速病理，同时游离切除下部肿瘤组织，上纵隔胸顶处肿瘤予以部分切除。病理回报（图2）：神经母细胞瘤（分化差型）；免疫组化：NSE（＋）、Syn（＋）、CgA（＋）、S-100（＋）、CD99（－）、LCA（－）、Ki-67（约50%⁺）。术后建议化疗，家长不同意，出院后来我处求治。检查右锁骨上方触及约20×40mm肿块，下部坚硬，颈部、腋下多个淋巴结肿大，面部左侧出汗、右侧不出汗，呼吸气促。诊断：癥积（神经母细胞瘤）。因先天禀赋有异、痰毒血瘀阻滞、凝积成岩而成。治以消痰解毒，化瘀消癥。

处方1：桃仁6g，牡丹皮6g，丹参6g，法半夏6g，虎杖8g，浙贝母6g，炙鳖甲10g（先煎），制僵蚕4g，半枝莲10g，白花蛇舌草10g。每日1剂，水煎服。

处方2：三七粉、山甲粉，等量，混匀。每服1.5g，1日3次。

12月5日二诊：服用前药至今，右颈部肿块如鸡蛋大，尚无明显缩小。病程中曾肿块瘀紫，后消失。宗前法出入继续治疗。

处方1：桃仁6g，牡丹皮6g，丹参6g，虎杖8g，浙贝母6g，红花5g，玄参10g，煅牡蛎10g（先煎），炙鳖甲10g（先煎），制僵蚕4g，半枝莲10g，白花蛇舌草10g。每日1剂，水煎服。

处方2：三七粉、山甲粉，等量，混匀。每服2g，1日3次。

2016年5月7日复诊：患儿坚持以上方治疗，颈部肿块逐渐变软变小。5月3日在某医院作胸部MRI平扫报告：双肺尖软组织团状，右侧约40×30mm、左侧约20×20mm，右侧胸腔内见少量弧形长T_2液性信号，肝实质内见小量圆形长T_2信号影，边界清，右腋窝多发性淋巴结肿大。精神、饮食可，出汗减少，平时呼吸正常，走路平稳，已会跑。治疗宗前法出入。

处方1：赤芍8g，牡丹皮8g，丹参8g，虎杖10g，川贝母5g，炙鳖甲10g（先煎），半枝莲10g，白花蛇舌草10g，煅牡蛎12g，玄参8g，甘草3g。每日1剂，水煎服。

处方2：三七粉、山甲粉，等量，混匀。每服2g，1日3次。

8月2日复诊：服药后颈部肿块持续缩小。右侧锁骨上仅触及淋巴结一枚，未触及肿瘤组织，两侧腋窝未触及淋巴结，右侧有少量出汗，咽部淡红，舌苔薄腻。心肺听诊（－）。身长83cm，体重11.3kg。辨证仍属痰瘀阻滞，继予前法出入，增益气通络之品治疗。

处方1：黄芪15g，桂枝3g，桃仁10g，牡丹皮10g，丹参10g，川贝母5g，炙鳖甲10g（先煎），煅牡蛎15g（先煎），玄参10g，半枝莲10g，白花蛇舌草10g，甘草3g。每日1剂，水煎服。

处方2：三七粉、山甲粉，等量，混匀。每服2g，1日3次。

11月5日复诊：患儿病情稳定，精神、体力好。大声啼哭时气促，右手温度偏低。治法如前出入，方中增川芎、桂枝加量以增行气活血温阳之功。

处方1：黄芪15g，桂枝4g，川芎10g，桃仁10g，丹参10g，炙鳖甲10g（先煎），煅牡蛎15g（先煎），玄参10g，半枝莲10g，白花蛇舌草10g，甘草3g。每日1剂，水煎服。

处方2：三七粉150g、山甲粉150g、川贝粉60g，混匀。每服2g，1日3次。

12月31日诊：患儿于12月10日作胸部MRI平扫报告：右肺尖肿块影20×14mm，与2016年5月3日片对比肿块明显缩小，右侧腋窝淋巴结减少、变小。右臂温度略低，出汗少。今年下半年有3次感冒，其中两次发热，均1～2天可退热。治疗仍予前方出入。

处方1：炙黄芪15g，桃仁10g，丹参10g，浙贝母6g，炙鳖甲10g（先煎），煅牡蛎15g（先煎），玄参10g，半枝莲10g，白花蛇舌草10g，甘草3g。每日1剂，水煎服。

处方2：三七粉210g、山甲粉210g、川贝粉120g，混匀。每服2g，1日3次。

2017年5月31日诊：5月28日胸部MRI平扫报告：原有神经母细胞瘤体已消失。现右侧肺尖部压脂序列片状高信号，肝右叶似见小片状长T_2信号影（图3）。患儿性情活泼，形体渐丰，饮食正常，很少感冒。拟前方出入再进以巩固。

处方1：炙黄芪15g，牡丹皮10g，丹参10g，炙鳖甲10g（先煎），煅牡蛎15g（先煎），全当归10g，玄参10g，半枝莲10g，白花蛇舌草10g，地骨皮10g，甘草3g。每日1剂，水煎服。

处方2：三七粉210g、山甲粉210g、川贝粉120g，混匀。每服2g，1日3次。

9月30日诊：患儿精神可，纳寐均佳，二便自调，近4月仅感冒一次，经治疗迅速痊愈。右侧肢体仍较凉，出汗较少，查体未及异常。身高95cm，体重14.5kg。9

月 28 日胸部 MRI 平扫报告：右侧肺尖斑片压脂稍高信号影，较 5 月 29 日片有所减低，颈部 MRI 平扫未见异常，胸椎及所见脊髓未见明显异常。患儿自一个月前开始已停服汤剂，唯服散剂。拟前方散剂加味再服以巩固。

处方：三七粉 100g，山甲粉 100g，炙鳖甲粉 100g，川贝粉 60g。混匀。每服 2g，1 日 3 次。

2018 年 4 月 2 日诊：患儿已完全停药 1 个多月，生长发育正常，身无所苦，仅右侧肩部、上肢出汗较少，颈部、腋下等处均未触及肿大淋巴结，体检正常。3 月 31 日复查胸部 MRI 平扫报告：右侧胸膜项部增厚，信号异常，两侧胸廓欠对称。患儿经 2 年多治疗，神经母细胞瘤已痊愈，遗留右侧胸膜项部增厚，右侧胸廓较左侧略小，不影响功能。右侧肩部、上肢出汗较少分析与手术时神经损伤有关。嘱停止用药观察。

2019 年 9 月 26 日诊：家长带患儿再次来诊，诉患儿一切如常，曾于 2018 年 10 月 2 日、2019 年 9 月 24 日复查 MRI 平扫报告：颈部、胸椎及所见脊髓未见明显异常。询问是否还需要采取何种措施，答复家长患儿神经母细胞瘤已经治愈，不需再作治疗。

按语： 神经母细胞瘤（neuroblastoma，NB）是儿童最常见的颅外实体肿瘤，多起源于交感－肾上腺系统，占儿童恶性肿瘤的 7%～10%。90% 以上在 5 岁以内发现，男孩多见。本病最多见于腹部（75%），其次为纵隔（20%）和颈部（5%）。15 岁之下儿童发病率为 10.54/1000000，在因恶性肿瘤致死的儿童病例中，本病占 15%。儿童神经母细胞瘤的西医治疗方法包括手术、化疗、放疗、造血干细胞移植及免疫靶向治疗等，目前认为采用手术后化疗是治疗 NB、巩固手术效果、预防或减少复发的主要方法。但由于化疗周期较长、强度较大，不良反应一般较为显著。按国际神经母细胞瘤分期系统（international neuroblastoma staging system，INSS），NB 分为 I、II、III、IV 期。目前国内 I 期、II 期的预后相对较好，术后生存率可达 90%，但 III 期、IV 期患儿国际上有报道 5 年总生存率可达 35%～50%，国内目前 5 年总生存率不足 30%。

本例患儿手术前胸部 MRI 平扫示：右颈部至后纵隔可见较大实性包块影，最大截面大小约 46×69×128mm，经术中快速病理证实神经母细胞瘤诊断，属于 INSS 分期 4 期。本例患儿肿瘤在颈部、纵隔相连，在神经母细胞瘤中较为少见，术后家长拒绝化疗而前来求治，经过 2.5 年治疗，肿瘤组织全部消失，随访至 4 年，患儿生长发育正常，获得痊愈，是为少见验案。

中医儿科古籍未有对于本病的记载，现代中医药对本病治疗的报道亦少见。我在跟随江育仁教授攻读硕士学位期间，曾于 1980 年见江老治疗一例腹部膨隆患儿，手术所见及肝脏标本病理证实为左腹膜后神经母细胞瘤肝转移，采用化瘀消癥、攻坚破积法治疗 3 年获得痊愈。[江育仁，纪凤鸣，汪受传 . 治疗神经母细胞瘤肝转移 1 例 [J]. 江苏中医药，1982，3（3）：28.] 得到体验。

分析本病，为质硬而推之不移的有形之积，属于中医"癥积"范畴，诚如《景岳全书·杂证》所云："凡汁沫凝聚，旋成癥块者，皆积之类，其病多在血分，血有形而静也。"病因在于患儿先天禀赋有异，痰毒内聚，留滞机体，气机不畅，痰瘀相结，凝积成岩而为癥积。痰、瘀是本病的致病主因，故治疗予以消痰解毒，化瘀消癥之法。方用浙贝母、制僵蚕、法半夏化痰散结，半枝莲、白花蛇舌草、虎杖解毒消肿，桃仁、红花、牡丹皮、丹参、炙鳖甲活血通络，再加三七粉、山甲粉化瘀消癥。初两月瘤体尚未见到明显消减，但坚持治疗 7 个月则颈部瘤体渐见缩小，10 个月时颈部肿块消失。后在消痰化瘀基础上增益气通络之品。胸部 MRI 检查，就诊 14 个月时胸内肺尖处瘤体明显缩小，20 个月时颈胸部瘤体均消失。后停汤剂仅用散剂口服巩固，约 30 个月时完全停药，再 17 个月后复诊无复发，获得满意的效果。

在本病治疗过程中，始终以消痰解毒化瘀消癥之法为宗，后期加益气养血之品以扶正气。痰、瘀相结的病理产物神经母细胞瘤是本病主要表现，故治法上始终坚守消痰化瘀之法。在遣方用药上，所用主药有三七粉、山甲片磨粉服用，炙鳖甲初入汤剂后亦研粉合用。张锡纯《医学衷中参西录·药物·三七解》记载"三七，诸家多言性温，然单服其末数钱，未有觉温者。善化瘀血，又善止血妄行，为血衄要药。病愈后不至瘀血留于经络，证变虚劳（凡用药强止其血者，恒至血瘀经络成血痹虚劳）。"穿山甲片，张锡纯谓其："味淡性平，气腥而窜，其走窜之性无微不至，故能宣通脏腑，贯彻经络，透达关窍，凡血凝、血聚为病皆能开之。"《本草从新·卷十七虫鱼鳞介部》载穿山甲片"善窜，专能行散通经络，达病所"。两药配伍使用，行气化瘀活血通络消癥效力确著，久用亦无伤损正气之忧。炙鳖甲，《神农本

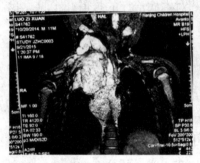

草经·中经》云："主心腹癥瘕坚积、寒热，去痹、息肉、阴蚀，痔、恶肉。"在诸如囊肿、肿瘤等增生类疾病的治疗中，注重甲壳类血肉有情之品的应用，既护其阴，又借此善窜通透之性有利于瓦解病灶。

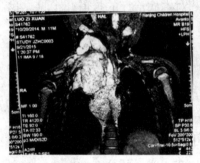

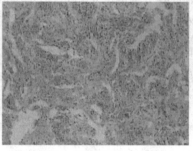

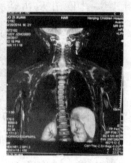

图1 术前MRI（2015年9月21日术前胸部MRI平扫示：右颈部至后纵隔可见较大实性包块影，最大截面大小约46×69×128mm）

图2 术中病理切片（2015年9月25日行纵膈神经母细胞瘤部分切除术，病理示：分化差型神经母细胞瘤）

图3 七诊前复查颈胸MRI（2017年5月28日胸部MRI平扫示：原有神经母细胞瘤体已消失）

参考文献

[1] 汪受传，江育仁.应用运脾法为主治疗小儿泄泻－附 68 例住院病例总结 [J].南京中医学院学报，1982（1）：32-35.

[2] 汪受传.运用《伤寒论》方治疗重症温病 [J].南京中医学院学报，1982（4）：56-57.

[3] 汪受传.小儿急性肾炎、肾病综合征证治体会 [J].南京中医学院学报，1985（3）：22-24，10.

[4] 汪受传.雷公藤为主治疗儿童肾病综合征 [J].浙江中医杂志，1985；20（9）：405.

[5] 汪受传.凉血法为主治疗小儿过敏性紫癜 [J].南京中医学院学报，1985，（三十周年院庆特刊）：135-136.

[6] 汪受传.过敏性紫癜的辨证治疗 [J].乡村医学，1986（3）：22-23.

[7] 汪受传.解毒活血消痈法治愈小儿肝痈一例 [J].新疆中医药，1987（2）：59.

[8] 朱先康，汪受传，尤汝娣，等.运脾法治疗小儿"疳气"证 54 例临床分析 [J].江苏中医，1988（5）：6-7.

[9] 汪受传，卞同琦.开肺化痰法治疗小儿喘型肺炎 32 例 [J].重庆中医药杂志，1990（2）：18-19.

[10] 汪受传.流行性脑脊髓膜炎辨证治疗体会 [J].辽宁中医杂志，1990（11）：24-25.

[11] 汪受传.滋脾养胃法在儿科临床上的运用 [J].中医函授通讯，1993（4）：36-37.

[12] 汪受传，姚惠陵.胎怯辨证论治探析 [J].南京中医学院学报，1994（4）：5-6.

[13] 汪受传，姚惠陵，王明明.补肾健脾法治疗胎怯的临床研究 [J].南京中医药大学学报，1999，（05）：23-25.

[14] 王文革，孟宪军，汪受传.汪受传治疗小儿多发性抽动症的经验 [J].辽宁中医杂

志，2004，（03）：181-182.

[15] 白美茹，汪受传. 汪受传教授从寒热论治小儿 Hp 相关性胃炎临证选粹 [J]. 中医
药学刊，2004，（11）：1987-1989.

[16] 陈璇，汪受传. 汪受传教授治疗小儿幽门螺杆菌感染的经验 [J]. 新疆中医药，
2005，（03）：42-43.

[17] 汪受传. 补肺固表、调和营卫法治疗小儿反复呼吸道感染 [J]. 江苏中医药，2006，
（02）：11-12.

[18] 陈超，汪受传. 汪受传治疗小儿脑积水验案 1 则 [J]. 中医药临床杂志，2006，
（06）：602.

[19] 白凌军，汪受传. 汪受传论治咳嗽变异型哮喘经验 [J]. 中医杂志，2008，（08）：
695.

[20] 陈梅，汪受传. 汪受传教授治疗 21- 三体综合征 1 例总结报告 [J]. 中医儿科杂
志，2010，6（03）：40-41.

[21] 张永春，汪受传. 汪受传从风痰论治儿童多发性抽动症经验 [J]. 中华中医药杂志，
2010，25（04）：549-550.

[22] 吴艳明，汪受传. 汪受传从风痰论治小儿过敏性咳嗽 [J]. 山东中医药大学学报，
2011，35（01）：50-52.

[23] 吴艳明，汪受传. 汪受传教授治疗小儿支原体肺炎经验 [J]. 中华中医药杂志，
2012，27（03）：649-651.

[24] 李萌，徐珊，汪受传. 汪受传教授从伏风论治小儿鼻衄经验 [J]. 中华中医药杂志，
2013，28（11）：3278-3280.

[25] 李涛，汪受传. 汪受传治疗小儿癫痫经验 [J]. 中医杂志，2013，54（17）：1458-
1460.

[26] 孟欣，汪受传. 汪受传教授防治小儿高热惊厥的临证经验 [J]. 中医儿科杂志，
2014，10（02）：8-10.

[27] 徐珊，郭晓明，康安，等. "温运颗粒" 治疗小儿脾虚泻 52 例临床研究 [J]. 江苏
中医药，2014，46（08）：26-27.

[28] 林丽丽，汪受传. 汪受传治疗小儿神经性尿频经验 [J]. 中医杂志，2014，55（23）：

1988-1989.

[29] 魏肖云，李萌，汪受传，等. 汪受传教授以消风法为主治疗小儿变应性鼻炎的经验 [J]. 时珍国医国药，2015，26（01）：214-215.

[30] 魏肖云，汪受传. 汪受传教授从风论治小儿咳嗽变异型哮喘经验 [J]. 中华中医药杂志，2015，30（07）：2403-2405.

[31] 林丽丽，汪受传. 汪受传消风化湿解毒法治疗异位性皮炎 [J]. 中国中医基础医学杂志，2015，21（08）：1027-1028+1035.

[32] 张志伟，汪受传. 汪受传以补肺固表、调和营卫法治疗小儿汗证经验 [J]. 中医杂志，2016，57（03）：196-198.

[33] 汪受传. 江氏中医儿科学术流派温阳学说的认识与临证应用 [J]. 中医儿科杂志，2016，12（04）：6-8.

[34] 徐珊，汪受传. 汪受传温运脾阳法治疗小儿脾虚泻的学术观点与临床经验 [J]. 中华中医药杂志，2016，31（08）：3150-3152.

[35] 李维薇，汪受传. 汪受传从伏风论治小儿荨麻疹经验 [J]. 山东中医杂志，2016，35（10）：897-898+920.

[36] 林丽丽，汪受传. 汪受传从祛邪安正辨证论治小儿发热 [J]. 中华中医药杂志，2016，31（11）：4556-4558.

[37] 汪受传. 从风论治儿童过敏性疾病 [J]. 中医杂志，2016，57（20）：1728-1731.

[38] 李维薇，汪受传. 汪受传从伏风瘀热论治小儿过敏性紫癜经验 [J]. 中医杂志，2017，58（07）：556-558.

[39] 汪受传. 小儿哮喘从消风豁痰论治 [J]. 江苏中医药，2018，50（5）：1-4.

[40] 陶嘉磊，袁斌，汪受传. 汪受传运用黄芪桂枝五物汤儿科治验举隅 [J]. 中医杂志，2018，59（6）：464-466.

[41] 邹建华，汪受传，陶嘉磊. 汪受传从伏风论治小儿湿疹经验 [J]. 中华中医药杂志，2018，33（7）：2888-2890.

[42] 王雷，丁玉蓉，汪受传. 汪受传辨治孤独症心脾两虚证的经验 [J]. 中华中医药杂志，2018，33（08）：3393-3395.

[43] 董盈妹，赵霞，汪受传. 汪受传三期论治小儿哮喘经验 [J]. 中医杂志，2018，59

（8）：646-648.

[44] 汪受传. 小儿鼻鼽辨证论治探析. 江苏中医药，2018，50（11）：1-4.

[45] 安黎，刘玉玲，张雅婷，等. 清瘟解毒法论治儿童流行性感冒 [J]. 南京中医药大学学报，2019，35（01）：106-108.

[46] 安黎，汪受传. 汪受传教授运用泄浊通腑法治疗儿童功能性便秘经验 [J]. 新中医 2019，51（4）：305-307.

[47] 汪受传、潘立群、张月萍. 新编中医儿科学 [M]. 北京：人民军医出版社，2000.

[48] 汪受传. 儿科名医证治精华 [M]. 上海：上海中医药大学出版社，2004 年.

[49] 万力生. 汪受传儿科医论医案选 [M]. 北京：学苑出版社，2008 年.

[50] 汪受传. "十一五" 国家重点图书·中医药学高级丛书·中医儿科学 [M]. 北京：人民卫生出版社.

[50] 汪受传，虞坚尔. 普通高等教育 "十二五" 国家级规划教材·中医儿科学 [M] 北京：中国中医药出版社，2012 年.

[52] 汪受传. 汪受传儿科学术思想与临证经验 [M]. 北京：人民卫生出版社，2014 年.

[53] 方祝元、翟玉祥、汪悦. 江苏省中医院 名医验案医话精萃 [M]. 南京：江苏凤凰科学技术出版社，2014 年.

[54] 万力生. 汪受传儿科临证医论医案精选 [M]. 北京：人民卫生出版社 2017 年.